Anmerkung zu den amerikanischen Titeln:

Ph.D. : Doktor der Naturwissenschaften
M.A.   : Magister (master of arts)
R.D.   : Ernährungswissenschaftler
M.D.   : Doktor der Medizin
M.P.H. : Magister (dipl. Naturwissenschaftler)
N.D.   : Doktor der Naturheilkunde
D.C.   : Doktor der Chemie

Jünger in nur 20 Tagen

durch die Phytonährstoffdiät

Jeffrey Bland, Ph. D. und
Sara H. Benum, M. A.

Jünger in nur 20 Tagen
durch die Phytonährstoffdiät

Jeffrey Bland, Ph. D.
und Sara H. Benum, M.A.

(Übersetzung: Axel Berendes, Bramsche)

Impressum

Deutsche Erstausgabe im April 2001
Copyright 1997, 1999 Jeffrey Bland
Veröffentlicht in Zusammenarbeit mit Keats Publishing,
Los Angeles, USA
Copyright 2001 der deutschsprachigen Ausgabe
Vier Flamingos Verlag, Münsterstrasse 86, D-48431 Rheine
All Rechte einschließlich der Übersetzung in Fremdsprachen vorbehalten. Keine Teil des Werkes darf in irgendeiner Form (Druck, Fotokopie, Mikrofilm oder einem anderen Verfahren) ohne die schriftliche Genehmigung des Verlages reproduziert, vervielfältigt oder verbreitet werden.

Umschlaggestaltung: Burkhard Sievers, Rheine
Layout & Satz: Burkhard Sievers & Axel Berendes
Übertragung aus dem Amerikanischen: Axel Berendes

ISBN 3-928- 306-25-1

Druck: Koninklijke Wöhrmann,
           Zutphen, Niederlande

Dieses Buch dient informativen und erzieherischen Zwecken. Es kann und will eine individuelle Untersuchung oder Beratung durch einen Arzt nicht ersetzen. Bitte informieren Sie Ihren Arzt immer dann, wenn Sie zusätzliche gesundheitsfördernde Maßnahmen planen.

Danksagungen

Dieses Verjüngungsprogramm, das Ihre Jahre mit zusätzlichem Leben versieht und Ihr Leben um zusätzliche Jahre verlängern kann, stammt – was seinen Ursprung und seine Entwicklung betrifft – aus vielen verschiedenen Quellen. Zuerst danke ich meiner Mutter für ihre Verbundenheit zur Gesundheit und gesunder Ernährung während der Zeit, in der meine Schwester und ich aufgewachsen sind. Eine Reihe guter Lehrer, mit denen ich während meiner Schulzeit, meines Studiums und meiner klinischen Ausbildung in Kontakt gekommen bin, weckten in mir die Liebe zur Wissenschaft und meine Begeisterung für die methodische Arbeitsweise. Die Studenten, denen ich gegenüberstand, als ich Dozent an der *„University of Puget Sound"* war, motivierten mich, auch auf schwierige Fragen Antworten zu finden. Wissenschaftliche Assistenten, die zu unterschiedlichen Zeiten während der letzten 20 Jahre unter meiner Aufsicht gearbeitet haben, verhalfen diesem Konzept zusätzlich zur Glaubwürdigkeit. Hunderte von wissenschaftlichen, medizinischen und gesundheitsorientierten Tagungen, an denen ich in den vergangenen 30 Jahren teilgenommen habe, erweiterten meinen Horizont und regten mich weiter an.

Außerdem habe ich von den wertvollen Anregungen Tausender von Gesundheitspraktikern profitiert, die im Laufe der letzten zwei Dekaden geholfen haben, dieses Programm zu formen. Sie unterstützten mich als ausgezeichnete Beobachter und Erneuerer. Von ihnen lernte ich auch, dass Wissenschaft immer mit Beobachtung beginnt; aus der Beobachtung entsteht dann eine Hypothese, die getestet werden kann und die schließlich in Form eines neuen Konzepts Gültigkeit erlangt.

Meine Kollegen am „HealthComm Inc.", der Institution zur Förderung und Entwicklung auf dem Gebiet der Gesundheitswissenschaften, die ich vor nunmehr 12 Jahren gegründet habe und als einer deren Direktoren ich wirke, leisteten mir die professionelle Unterstützung, die ich zur Entwicklung dieses Programms benötigte. Außerdem bot sich uns mit dem „HealthComm Clinical Research Center" die Gelegenheit, sowohl über eine Klinik als auch über eine Forschungsabteilung zu verfügen, in der wir unsere Konzepte den

Bedürfnissen zahlreicher „realer" Personen anpassen konnten, um zu erkennen, welche von ihnen funktionieren würden und welche nicht.

Die Worte und Ideen, die Sie in diesem Buch lesen werden, sind mit großer Akribie von meiner engen Freundin und Kollegin am HealthComm, Sara Benum, aufgeschrieben und kommentiert worden. Sara hat mit Sorgfalt jedes einzelne der hunderttausend Wörter bearbeitet, die im Verlauf der letzten zehn Jahre in meinen Büchern, Artikeln, Übersichtsarbeiten, Monographien, wissenschaftlichen Texten und Berichten an die Regierung abgedruckt wurden. Sie war die treibende Kraft hinter der Übertragung meiner Konzepte in eine leserfreundliche Sprache. Ich bin für den Ursprung und die wissenschaftliche Präzision der Ideen verantwortlich, die in diesem Buch abgedruckt wurden; wenn aber diese Konzepte für Sie hilfreich sein werden und Sie bei deren Durchführung erfolgreich sind, war es Sara, die diese Gedanken für Sie zugänglich gemacht hat.

Debora Robinett, M.A., R.D. leitete die Schaffung des zwanzigtägigen Diätprogramms und sorgte dafür, dass jede einzelne Mahlzeit den hohen Standards entspricht, die wir uns selbst gesetzt hatten und dass diese Mahlzeit außerdem noch wohlschmeckend und ausgewogen ist.

Weiter möchte ich meinen tief empfundenen Dank an jene Kollegen von HealthComm Inc. leisten, die zu diesem Buch beigetragen haben: Darrell Metcalf, Ph.D., Eleanor Barrager, R.D. (Australien), Trula Thompson, M.D./M.P.H., Buck Levin, R.D./Ph.D., David Jones, M.D., Scott Rigden, M.D., Mark Swanson, N.D., Jerold Morantz, D.C, Michael Schmidt, D.C. sowie meine großartigen Assistenten Nancy Schwartz und Debbie Vosburgh. Außerdem habe ich – sowohl persönlich als auch beruflich – sehr von den Beiträgen meiner Söhne Kelly, Kyle und Justin Bland zu diesem Buch profitiert, die während ihrer Beschäftigung bei HealthComm Inc. entstanden sind.

Schließlich muss ich der Vizepräsidentin von HealthComm Inc., meiner liebenden Ehefrau und Partnerin, Susan Bland danken, die mich während der Entwicklung der Konzepte im Rahmen des Verjüngungsprogramms und der Erstellung dieses Buches in jeder Art und Weise durch ihr intellektuelles Streben nach höchsten Maßstäben angeregt und unterstützt hat. Allen genannten Personen gebührt Anerkennung für dieses Programm. Ich danke ihnen für ihre Geduld und Unterstützung.

Die Phytonährstoffdiät auf einen Blick

Die zwanzigtägige Phytonährstoffdiät mit Rezepten für jeden einzelnen Tag stellt einen der wichtigsten Bestandteile des Verjüngungsprogramms dar. Wenn Sie versuchen werden, diese Kost so durchzuführen, wie es in diesem Buch steht, könnten Sie die Erfahrung machen, dass dieses Vorhaben zu schwierig, die Rezepte zu aufwendig und manche Zutaten in Ihrer Umgebung zu schwer zu erhalten sind.

Mit den folgenden Anregungen wollen wir Ihnen helfen, diese Diät Ihren Möglichkeiten anzupassen und trotzdem davon zu profitieren.

1. Sie können während der zwanzig Tage ohne Weiteres einzelne Tagespläne oder Rezepte gegeneinander austauschen.
2. Verwenden Sie Reste einer Mahlzeit als Zutaten eines Gerichts für den folgenden Tag. Dadurch können Sie Lebensmittelkosten und Zubereitungszeit sparen.
3. Achten Sie darauf, niemals hungrig zu sein. Nutzen Sie daher die vorgeschlagenen Zwischenmahlzeiten und verwenden Sie Essensreste, um Ihren Hunger zu stillen.
4. Wenn es Ihnen an Zeit fehlt, das Frühstück vorzubereiten, setzen Sie als Alternative eine Obst- oder Gemüsemahlzeit ein.
5. Wenn Sie Vegetarier sind, ersetzen Sie Gerichte, die Fleisch enthalten, durch ein vegetarisches Gericht eines anderen Tages.
6. Am allerwichtigsten: Sie müssen nicht unbedingt alle Vorschriften Punkt für Punkt befolgen. Verwenden Sie die Speisevorschläge mehr als eine Art Wegweiser durch die zwanzig Tage: Tauschen Sie Tagespläne beliebig aus, wiederholen Sie die Gerichte von Tagen, die Ihnen geschmeckt haben und kombinieren Sie andere Gerichte nach Ihrem Vergnügen. Freuen Sie sich auf die Speisen, die Sie mögen und genießen Sie diese Erfahrung.

Inhaltsverzeichnis

Danksagungen 7
Die Phytonährstoffdiät auf einen Blick 9
Vorwort 11

Abschnitt 1: Das Programm – Warum?

Kapitel 1. Grundlagen des Verjüngungsprogramms 17
Kapitel 2. Warum Sie das Verjüngungsprogramm brauchen 35
Kapitel 3. Die Phytonährstoffdiät 55
Kapitel 4. Phytonährstoffe – Verjüngende Nahrungsmittel 83

Abschnitt 2: Das Programm – Wie es wirkt

Kapitel 5. Wie man das Altern und freie Radikale bekämpft 103
Kapitel 6. Entgiftung – Verjüngung 133
Kapitel 7. Wie man Endotoxine beseitigt 153
Kapitel 8. Das Immunsystem stärken, Erschöpfung vorbeugen 177
Kapitel 9. Wie man seine Hormone ausbalanciert 195
Kapitel 10. Schmerz und Entzündung überwinden 209
Kapitel 11. Verbessern Sie Ihre Gehirnleistung 227
Kapitel 12. Nehmen Sie Ihre Verjüngung selbst in die Hand 247

Anhang

Anhang 1: Rezepte der Phytonährstoffdiät 263
Anhang 2: Der Fragebogen zum Verjüngungsprogramm 293
Referenzen 297
Index 306

Vorwort

Bereits seit 1973, als eine Forschungsgruppe unter meiner Leitung die Rolle entdeckte, die Vitamin E beim Schutz der roten Blutzellen spielt, suche ich nach einer Antwort auf die Frage, warum manche Menschen erkranken, andere gesund bleiben und wie Ernährung, Lebensstil und Umwelt diesen Prozess beeinflussen.

Dieser Aufgabe habe ich mich in der Zeit von 1971 – 1983 gewidmet, als ich einen Lehrstuhl für Biochemie an der Universität von Puget Sound innehatte, während ich von 1975 bis 1982 als Präsident der *„Northwest Academy of Preventive Medicine"* wirkte. Sie begleitete mich in meiner Zeit als Direktor des Forschungslabors für Ernährungswissenschaften am *„Linus Pauling Institute of Science of Medicine"* von 1982 bis 1985, schließlich und endlich als Direktor des HealthComm – Forschungszentrums von 1990 bis heute, während ich im Laufe der Zeit zusätzlich das monatlich weltweit erscheinende Audiomagazin für Gesundheitsspezialisten, *„Preventive Medicine Update"*, herausgegeben habe.

Warum verlieren manche aus einer Gruppe von Personen, die unter vollkommen identischen Umständen leben, zunehmend an Gesundheit, während andere vollständig gesund bleiben? Ist dies tatsächlich wirklich nur das Glück, über „gute Gene" zu verfügen? Intuitiv habe ich immer schon geglaubt, dass dies nicht die ganze Antwort sein kann, zumal ich selber oft genug Menschen beobachtet habe, die im besten Alter an einem Herzinfarkt oder einer Krebserkrankung verstarben, obwohl diese Erkrankungen in ihren Familien noch nie zuvor aufgetreten waren. Die richtige Antwort, da war ich mir sicher, musste mehr enthalten, als nur die erbliche Anlage für eine Erkrankung. Tatsächlich beweisen wissenschaftliche Untersuchungen gerade heute, dass eine genetische (geerbte) Prägung für die Krankheits- oder Gesundheitsmuster jedes Einzelnen nur eine unbedeutende Rolle spielt. Die Ernährung oder der Lebensstil scheinen daher weitaus wichtiger zu sein.

Das Verjüngungsprogramm nutzt alle diese Komponenten, um ein individuell „maßgeschneidertes" Konzept für jeden Einzelnen zu schaffen, das Ihnen ein Leben mit Energie, Vitalität und maximalem

Wohlbefinden garantiert.

Der Entstehung dieses Programms ist ein Zeitraum von zwanzig Jahren vorausgegangen, in dem meine Kollegen und ich fast schon mit Besessenheit gearbeitet haben. Wir habe klinische Verfahren erarbeitet, therapeutisch wirkende Nahrungsergänzungsmittel entwickelt und Forschungsgruppen ins Leben gerufen, um diese Verfahren in der Praxis zu testen. Wir gründeten ein Institut mit Namen *„Body Total Center"*, nur um drei Jahre später damit aufzuhören, uns dort mit einzelnen Patienten zu beschäftigen und es in das *„HealthComm Clinical Research Center"* umzuwandeln, in dem meine Kollegen und ich noch heute ständig neue nahrungs- und ernährungsbezogene Verfahren entwickeln, um die „funktionelle Gesundheit" unserer Patienten zu verbessern. Die Mitarbeiter unseres Instituts setzen sich aus Ärzten, Naturwissenschaftlern, Naturheilkundlern, Chiropraktikern, Ernährungsexperten und Krankenschwestern zusammen.

Damit stellt das *„HealthComm Clinical Research Center"* weltweit die einzige privat finanzierte Einrichtung für klinische Humanmedizin dar, deren Hauptaufgabe darin besteht, sich mit der Auswirkung der Ernährung auf die Funktion des menschlichen Organismus zu beschäftigen. Unsere Forschungsarbeit führte zur Entwicklung von Verfahren und therapeutischen Nahrungsergänzungsmitteln, die bei Tausenden von Patienten mit positiven Ergebnissen eingesetzt worden sind. Medizinische Fachleute aus der ganzen Welt treffen sich halbjährlich im Rahmen von Forschungsveranstaltungen sowie einmal jährlich zu einem Symposion, um die neuesten Resultate und klinische Erfahrungen mit ihren Patienten sowie die Zukunft der funktionellen Medizin zu diskutieren.

Dieses Verjüngungsprogramm, das Sie selber ohne die Hilfe eines Arztes oder den Einsatz von speziellen Nahrungsergänzungsmitteln durchführen können, stellt eine Adaption jener Verfahren dar, die wir für Therapeuten und deren Patienten entwickelt haben. Das Programm für den „Endverbraucher" ist so angelegt, dass es die Gesundheit und die Vitalität jedes Durchschnittsbürgers verbessern kann, der befürchtet, zu schnell zu altern, der über zu wenig Energie verfügt oder der tagtäglich unter Schmerzen oder anderen Beschwerden leidet. Sollte Ihre Gesundheit bereits ernsthaft bedroht sein, empfehle ich Ihnen, die Hilfe eines geübten Therapeuten zu suchen, der mit einer intensiveren Form dieses Programms arbeitet.

Während Sie dieses Buch lesen, sollten Sie immer daran denken, dass auch eine klinische Version dieses Programms existiert, die sie zusätzlich bei der (Wieder)gewinnung Ihrer optimalen Gesundheit unterstützen kann.

Ich selbst bin auf dieses Werk und die Möglichkeiten, die es Ihnen bei der Verbesserung Ihrer Gesundheit und Lebensqualität bieten kann, sehr stolz.

Abschnitt 1

Das Programm -

Warum?

… Kapitel 1

Grundlagen des Verjüngungsprogramms

Die 10 Prinzipien des Verjüngungsprogramms

1. Jede Person ist biochemisch gesehen einmalig
2. Nicht krank sein ist nicht gleichbedeutend mit „gesund" sein
3. Eine individuell maßgeschneiderte Ernährung kann Einzelnen helfen, ihre persönlichen gesundheitlichen Probleme zu bewältigen
4. Pflanzliche Nahrungsmittel und deren Bestandteile (Phytonährstoffe) besitzen gesundheitsfördernde Eigenschaften
5. Ernährung und Lebensstil können helfen, den Alterungsprozess umzukehren
6. Die Ernährung kann helfen, die Auswirkungen unserer Existenz in einer toxischen (= giftigen) Umwelt zu lindern
7. Oxidativem Stress kann durch richtige Ernährung und Nährstoffe vorgebeugt werden
8. Viele schwere Erkrankungen sind ernährungsbedingt und können durch die Ernährung beeinflusst werden
9. Krankheit entsteht im Zusammenhang mit Problemen der Entgiftungssysteme von Darm und Leber sowie deren Einfluss auf die Funktion von Immun-, Nerven- und endokrinem System
10. Sie selbst sind Ihr bester Krankenversicherer

Mein Weg zum Verständnis von verbesserter Funktion, Vitalität und Gesundheit begann vor mehr als 25 Jahren, als ich über zwei Jahre lang eine Reihe traumatischer Erfahrungen durchmachen musste. Im Jahre 1968 näherte ich mich dem Ende meines Biochemiestudiums und arbeitete nachts und an den Wochenenden, um meine Diplomarbeit fertig zu stellen. Ich war verheiratet und Vater eines kleinen Jungen, den ich betreute, wenn meine Frau, die wieder schwanger war, abends arbeiten ging, um uns finanziell zu unterstützen. Es war

Abschnitt 1. Das Programm - Warum?

eine äußerst hektische Zeit, und es mag daher kaum überraschen, dass unsere Essgewohnheiten mangelhaft waren: Meine Frau und ich stopften in uns hinein, was gerade zur Hand war, bevor wir zu unserem nächsten Termin eilten. Trotzdem: Wir waren kurz vor dem Ziel, schon bald würde ich meine Ausbildung beenden und meine erste Stelle antreten.

Bis dahin hatte ich meine Gesundheit als etwas Selbstverständliches betrachtet. Wie zahlreiche andere junge Leute, die wie ich Hochschul- oder Universitätssport betrieben, bildete ich mir ein, gegenüber den Gebrechen und gesundheitlichen Problemen „anderer Leute" immun zu sein.

Nach einem anstrengenden Basketballspiel an einem Sonnabendmorgen im Jahr 1969 begann ich planmäßig meinen Dienst im Biochemielabor. Nach kurzer Zeit aber begann ich mich unwohl zu fühlen. Ich versuchte eine Zeit lang, diesen Zustand zu ignorieren, fühlte mich aber schon nach wenigen Stunden so schlecht, dass meine Frau mich mit dem Auto abholen und in die Notaufnahme der Uniklinik bringen musste. Ich verbrachte sieben Tage im Krankenhaus, wo ich notfallmäßig wegen eines durchgebrochenen Blinddarms operiert werden musste, verlor 20 Pfund Körpergewicht und musste Wochen später noch einmal operiert werden.

Trotz dieser Vorfälle und der Tatsache, dass meine Frau hoch schwanger war, fuhren wir fort, die offensichtlichen Bedürfnisse unserer Körper zu ignorieren und hielten an unserem hektischen Lebenswandel fest, der nur von meinem zweiten Krankenhausaufenthalt und der Geburt unseres zweiten Sohnes unterbrochen wurde. Sobald ich mein Examen beendet hatte, siedelten wir nach Tacoma, Washington um, wo ich meinen ersten „richtigen" Job als Fakultätsmitglied der *„University of Puget Sound"* antrat.

Fünf Tage, nachdem wir in Tacoma eingetroffen waren, verloren wir unseren jüngsten Sohn als Folge des *„Sudden Infants Death Syndrome"* (SIDS = Krippentod), und mein Glauben an die Unbesiegbarkeit meines Körpers und meiner Familie wurde aufs Tiefste erschüttert.

Wie alle Eltern, die mit dem Tode eines Kindes leben müssen, stellten auch wir uns die Frage, warum das passiert war. Mich quälte der Verdacht, dass die Art und Weise, mit der wir unsere Körper im vergangenen Jahr behandelt hatten, möglicherweise die Schwangerschaft meiner Frau beeinflusst und somit den Tod meines Sohnes verursacht hatte. Es bestand für uns kein Zweifel, dass unsere Art der Stressbewältigung, unsere Ernährung und die Lebensumstände während der neunmonatigen Schwangerschaft und der ersten drei Lebensmonate unseres Sohnes sehr zu wünschen übrig gelassen hatten. Auch wenn es keine zufriedenstellende Erklärung für den plötzlichen Krippentod gibt, fragte ich mich immer, ob ein besseres medizinisch vorbeugendes Handeln den Tod unseres Sohns hätte vermeiden können.

Diese Erfahrung veränderte mein Leben vollkommen. Ich begann mich zu fragen, warum Menschen krank werden können. Die Untersuchung ernährungsbedingter, umweltabhängiger und durch die Lebensumstände geprägter Muster, die das Auftreten idiopathischer Erkrankungen (Erkrankungen unbekannter Herkunft) beeinflussen, wurde zu meinem persönlichen und beruflichen Interessengebiet.

Meine Suche führte mich weit über das Verständnis von Krankheit in Bereiche hinaus, die erklären sollten, warum sich manche Menschen gesund und vital fühlen, während andere durch chronische Beschwerden und Probleme gequält werden, die sie um ihre Lebensfreude bringen können, obwohl diese Personen nicht im eigentlichen Sinne als „krank" zu bezeichnen sind.

Die Art, wie wir fragen, beeinflusst häufig die Antworten, die wir erhalten. Sobald ich begonnen hatte zu fragen, warum manche Personen krank werden, welche Beziehung zwischen Ernährung, Umwelt, Lebensstil und persönlichem Wohlbefinden besteht, sah ich mich einer Reihe von weiteren Fragen gegenüber, die ich mit meinem medizinischen Wissen nicht ausreichend beantworten konnte – bis ich Hilfe durch einen meiner Studenten erhielt.

Im ersten Jahr meiner Lehrtätigkeit, in dem ich vor Studenten der vorklinischen Semester Vorlesungen über die Biochemie der Ernährung zu halten hatte, widersprach mir einer meiner Studenten wegen etwas, was ich über Vitamine gesagt hatte. Als Arzt, so der Student, müsse er später Fragen seiner Patienten über Vitamine, Mineralstoffe oder Spurenelemente beantworten und die Informationen, die ich hier böte, reichten dafür nicht aus. Er fragte, ob ich die Bedeutung von Vitaminen und Mineralstoffen für den menschlichen Stoffwechsel und die Rolle, welche Nahrungsergänzungsmittel in diesem Kontext spielten, nicht etwas ausführlicher erklären könnte.

Nach dem, was ich selber während meiner eigenen Ausbildung über Vitaminsupplemente gelernt hatte, war meine Antwort darauf klar: „So lange Sie eine ausgewogene Kost verzehren und genügend Kalorien aufnehmen um Ihren Bedarf zu decken, erhalten Sie alle wichtigen Nährstoffe mit Ihrer Nahrung und müssen keine zusätzlichen Supplemente einnehmen".

Diese Auskunft befriedigte meinen Studenten nicht. Diese Information könne man aus jedem Lehrbuch erhalten, aber sie reiche nicht aus, um seinen Patienten eine überzeugende Antwort erteilen zu können, war seine Reaktion. Da ich mich immer schon gerne intellektuellen Herausforderungen gestellt habe, sagte ich ihm, die nächste Vorlesung am kommenden Freitag würde sich ausschließlich mit Nährstoffsupplementen befassen. Da es erst Dienstag war, ging ich davon aus, dass einige Stunden in der Bibliothek reichen würden, um einige Journale und wissenschaftliche Arbeiten zusammenzustellen, die beweisen würden, dass eine ausgewogene Ernährung ausreicht, um den Bedarf an Nährstoffen zu decken.

Mein geplanter Kurzaufenthalt in der Universitätsbibliothek ist inzwischen zu einem nunmehr zwanzigjährigen Forschungsprozess geworden. Denn was ich in der Bibliothek fand, waren nicht nur einige wenige Artikel, die den Nutzen von Vitamindosen jenseits der empfohlenen Zufuhrmengen belegten, sondern Tausende solcher Studien, die alle in renommierten wissenschaftlichen Zeitschriften erschienen waren. Zuerst ärgerte ich mich darüber, dass meine Lehrer mir diese Informationen offensichtlich vorenthalten hatten. Dann aber erkannte ich, dass mein Ärger grundsätzlich nicht berechtigt war, da es schwierig ist, etwas zu vermitteln, was man selber nicht kennt.

Wissenschaftliches Lehren verläuft gewissermaßen in „akademischen Stammbäumen", wobei das Wissen vom Lehrer an den Schüler, von einer Generation an die nächste weitergegeben wird. Dabei werden bestimmte Informationen als wichtig betrachtet, andere wiederum nicht. Während der Zeit meiner Ausbildung wurde das Thema „Ernährung" als nicht so wichtig betrachtet und diesem Thema in den Lehrplänen wenig Raum gelassen.

Kapitel 1: Grundlagen des Verjüngungsprogramms

Am darauffolgenden Freitag hielt ich meine Vorlesung über Vitamine und Mineralstoffe, aber sie verlief ganz anders, als ich es anfangs geplant hatte.

Der Student aber, der mich vor dem Auditorium herausgefordert hatte, wurde mein erster Forschungsassistent und er arbeitete mit mir an der Vitamin E-Studie, die ich zwischen 1975 und 1978 publizierte und die meine Karriere im Bereich der Ernährungsforschung begründete.

Warum werden Menschen krank?

Nach wie vor aber blieb die Frage unbeantwortet, warum manche Personen unter nachlassender Gesundheit oder Vitalität leiden, während andere Menschen im gleichen Zeitraum vitaler, energiegeladener oder funktionsfähiger werden. Die Suche, mit der ich vor über 20 Jahren begonnen habe , hat beinahe zwangsläufig zu dem geführt, was als „funktionelle Medizin" bekannt geworden ist, einem Bereich der Gesundheitsfürsorge, der sich der rechtzeitigen Diagnose und Intervention bedient, um die physiologischen, geistig-seelischen und körperlichen Funktionen zu verbessern.

Die funktionelle Medizin entstand durch die Integration einer ganzen Reihe medizinischer Philosophien, wie der allopathischen, der homöopathischen, der ganzheitlichen und der vorbeugenden Medizin sowie den Bereichen Wellness und Umweltmedizin. Jede einzelne dieser Betrachtungsweisen macht einen Teilaspekt aus dem Konzept der funktionellen Medizin aus, wobei keiner der Aspekte das Konzept vollständig vertreten kann. Funktionelle Medizin ist genau das, was der Name ausdrückt: Sie nutzt verschiedene gesundheitsfördernde Verfahren – „konventioneller" und auch „alternativer" Art – um die funktionelle Gesundheit des Einzelnen zu fördern. Die funktionelle Medizin erkennt, dass kein Patient dem anderen gleicht und dass die Behandlung gewissermaßen „maßgerecht" auf die Bedürfnisse des Einzelnen zugeschnitten werden muss. Die funktionelle Medizin entstand parallel zu der Erkenntnis über die Wechselbeziehungen von Gesundheit, Kultur, Umwelt, Demographie, Wissenschaft und neuen Technologien.

In den 70iger Jahren und auch heute noch, finden sich in jeder Buchhandlung Dutzende von Büchern über „die beste Diät" oder

„wie man seine Gesundheit am besten sichert". Es gab Werke über proteinreiche und kohlenhydratarme Diäten, über fettarme Kost, über Saftkost, über makrobiotische und ballaststoffreiche Ernährung, über Trennkost und den Einsatz von komplexen Kohlenhydraten in der Nahrung. Auch wenn jede dieser Kostformen für sich beansprucht, jedem Menschen Vorteile zu bringen, habe ich beobachtet, dass kein Mensch dem anderen gleicht und ich bezweifele daher, dass es <u>eine einzige</u> Kost geben kann, die gleichzeitig den Ansprüchen <u>aller</u> Menschen gerecht wird.

Die Amerikaner sind ein heterogener Haufen mit zu unterschiedlicher Kost und verschiedenen Bedürfnissen, um eine optimale Gesundheit und Leistungsfähigkeit erreichen zu können. Der amerikanische Gen-Pool stellt eine erstaunliche Mischung dar. Einwanderer aus der ganzen restlichen Welt haben dieser Mixtur ihr eigenes genetisches Erbe hinzugefügt. Historisch gesehen besaß jede einzelne der Volksgruppen eigene Stoffwechselcharakteristika. Orientalische Kulturen waren an eine Kost gewöhnt, die weniger Proteine enthält, während Skandinavier in der Regel mehr Proteine verzehren. Europäer essen mehr Wintergemüse, Getreideprodukte und Wild, wohingegen Personen aus den tropischen Breiten sich vornehmlich von Mais und zahlreichen Obst- oder Gemüsesorten ernähren.

Über die Jahrhunderte haben unsere Vorfahren bestimmte physiologische Prozesse entwickelt, die in Einklang mit ihrer Kost und Umwelt stehen. Als Einzelpersonen aus diesen unterschiedlichen Kulturen im Laufe von Jahrhunderten zusammentrafen und die amerikanische Bevölkerung bildeten, vereinten sich diese unterschiedlichen Vorgaben. Und das geschieht weniger in einem Schmelztiegel, in dem sich die Personen immer mehr ähneln, sondern eher wie in einem Sandhaufen, in dem jedes Korn eine individuelle Einheit darstellt, die unterschiedlich auf die Nahrungsmittel reagiert, die er oder sie zu sich nimmt. Wen wundert es da, dass Kulturanthropologen, Forscher, Ärzte und Ernährungswissenschaftler beginnen, die Existenz einer einzigen „optimalen Kost" für alle zu bezweifeln?

Die Erkenntnis über individuelle Bedürfnisse bringt uns zu einem Punkt, der jenseits der traditionellen Betrachtungsweise liegt, nach der nämlich eine ausgewogene Ernährung mit ausreichender Kalorienmenge genügend Nährstoffe liefert und ein Einsatz vor

Kapitel 1: Grundlagen des Verjüngungsprogramms

Nahrungsergänzungsmitteln somit überflüssig ist. So kam auch ich zu der Einsicht, die später das erste Prinzip des Verjüngungsprogramms werden sollte: **Jede Person ist biochemisch betrachtet einmalig!**

Ihr Stoffwechsel hängt in hohem Maße von Ihrem genetischen Hintergrund, Ihrem Alter, Ihrer Umwelt, Ihrer Aktivität und der Nahrung ab, die Sie Ihrem Körper bieten. Eine Kost, die Ihnen alle Bedürfnisse einer optimalen Funktion bietet, kann und wird sich vollkommen von der Ernährung unterscheiden, die den gleichen Effekt bei Ihrem besten Freund, ja sogar Ihrem Bruder erreicht. Des Einen Brot kann – buchstäblich gesehen – des Anderen Tod sein!

Heutzutage ist es einfacher als je zuvor, Ihren persönlichen Nährstoffbedarf zu ermitteln. Jedes Jahr erscheinen Tausende von Artikeln, in denen die besonderen biochemischen Anforderungen beschrieben werden, die gewisse Personen für spezielle Vitamine, Spurenelemente oder Mineralstoffe besitzen. Die Menge dieses Wissens ist so überwältigend, dass Sie fast den Eindruck gewinnen müssen, Sie könnten all diese Informationen gar nicht aufnehmen. Dennoch kann dieses gesamte Wissen in verständliche und einfach durchzuführende Konzepte implementiert werden. Dies ist die Aufgabe, die ich mir gestellt habe, als ich das Verjüngungsprogramm entwickelt und dieses Buch verfasst habe.

Die RDAs und das Verjüngungsprogramm

Beim Studium der folgenden Kapitel wird Ihnen auffallen, dass es keine Diskussionen über die Zufuhrempfehlungen von Nährstoffen und deren Bedeutung für die Bewertung der Nahrungsmittelqualität geben wird. Die amtlich empfohlenen täglichen Zufuhrmengen oder RDAs (= „*Recommended Daily Allowances*") beschreiben die Menge an Vitalstoffen, die benötigt werden, um den „Bedarf aller praktisch gesunden Personen" zu decken und einem Mangelzustand vorzubeugen. Die Vorstellung von den „praktisch gesunden Personen" bezieht sich auf den „Durchschnittsmenschen" und steht im Widerspruch zum Konzept der „biochemischen Individualität" (s. erstes Prinzip des Verjüngungsprogramms). Auch wenn die Gerichte des Verjüngungsprogramms mehr als ausreichende Mengen der Vitalstoffe enthalten, um einem Nährstoffmangel vorzubeugen, besteht das eigentliche Ziel

Abschnitt 1. Das Programm - Warum?

dieser Kost darin, Ihnen zu helfen, eine optimale Gesundheit zu erlangen und nicht nur eine Kost zu bieten, die ausreicht, um Mangelsituationen vorzubeugen.

RDAs finden im Rahmen des Verjüngungsprogramms keine Anwendung. Alle Nährstoffmengen, die in diesem Buch erwähnt werden, basieren auf den Ergebnissen aktueller medizinischer Forschung und bewegen sich in Größenordnungen, in denen die Funktion des menschlichen Organismus sicher und effektiv gesteigert werden kann. Die Wissenschaftler der Abteilung für Ernährung bei der FDA (*Federal Drug Administration* = Arzneimittelbehörde der USA) haben sichere und wirksame Dosierungen für zahlreiche Nährstoffe festgelegt, damit diese Nahrungsbestandteile - sicher und ohne Nebenwirkungen – zur Steigerung der Gesundheit eingesetzt werden können. (1) Alle im Verjüngungsprogramm vorgeschlagenen Nährstoffe bewegen sich im Rahmen der Empfehlungen, die von dieser und anderen wissenschaftlichen Institutionen im Laufe der letzten Dekade erstellt worden sind.

Das zweite Prinzip des Verjüngungsprogramms besagt, dass nicht krank sein das gleiche bedeutet wie Gesundheit. Mit dieser Anschauung verlassen wir den Weg, wie Medizin im Verlauf dieses Jahrhunderts praktiziert worden ist. Denn anstatt sich auf die Verbesserung der Funktion zu konzentrieren, hat sich diese Art Medizin mehr mit der Diagnose und Therapie von Krankheiten befasst und den Gedanken vertreten, dass Sie gesund sind, wenn Sie keine fassbare Krankheit aufweisen.

Sie werden vermutlich selbst instinktiv ahnen, dass diese Einstellung nicht richtig sein kann. Es gibt auch in Ihrem Leben immer wieder Tage, an denen Sie aufwachen und wissen, dass Sie sich nicht optimal fühlen, obwohl Sie nicht „wirklich krank" sind. Sie haben vielleicht Kopfschmerzen, Muskelreißen, wenig „Pep", sind erschöpft, haben schlecht geschlafen, leiden unter Magenschmerzen oder anderen chronischen Beschwerden. Auch wenn diese Probleme nicht ernst genug sind, um Krankheitswert zu haben, können Sie diese Beschwerden trotzdem Ihre Vitalität oder Lebensfreude berauben.

Eine maßgeschneiderte Kost kann dem Einzelnen helfen, seine individuellen gesundheitlichen Probleme zu überwinden. Das dritte Prinzip des Verjüngungs-

Kapitel 1: Grundlagen des Verjüngungsprogramms

programms, das sich aus den Prinzipien 1 und 2 herleiten lässt, beweist, dass eine Ernährungsumstellung dort erfolgreich sein kann, wo Medikamente scheiterten: zur Wurzel der Beschwerden bzw. zur Ursache der Funktionsstörung zu gelangen. Die meisten Medikamente, die heute verordnet werden, heilen nicht wirklich, sie bewirken lediglich eine Veränderung der Beschwerden. Das gesundheitliche Problem, das zur Verordnung des Medikaments geführt hat, schreitet weiter voran, während das Medikament die Anzeichen dieser Störung nur verschleiert.

Was also können Sie tun, wenn Sie unter Beschwerden leiden, die Ihre Lebensqualität beeinträchtigen? Bestimmte Nahrungsmittel und Nährstoffe, die im Verjüngungsprogramm verwendet werden, können Ihre Gesundheit und Vitalität bessern, indem sie die physiologischen Funktionen des Körpers optimieren. Diese Nahrungsmittel werden von Wissenschaftlern als *„Biological Response Modifiers"* bezeichnet, also als Stoffe, welche die biologische Reaktion unseres Körpers in beliebiger Art und Weise beeinflussen können. Richtig eingesetzt können diese Stoffe unserem Körper helfen, seine gesundheitlichen Defizite eigenständig zu verändern, ohne dazu pharmakologische Substanzen zu benötigen, welche die natürlichen Funktionen künstlich beeinflussen würden.

Die Mehrzahl der Nährstoffe, die Sie nutzen können, um Ihre physiologischen Funktionen zu verändern, kommen natürlich in pflanzlichen Nahrungsmitteln vor. Das vierte Prinzip des Verjüngungsprogramms lautet dann auch, dass pflanzliche Nahrungsmittel und deren Bestandteile (Phytochemikalien) über gesundheitsfördernde Wirkungen verfügen.

Das Verjüngungsprogramm verwendet bestimmte Gemüsesorten und Leguminosen (Hülsenfrüchte) wegen ihres hohen Gehalts an *Phytonährstoffen*. Phytonährstoffe sind Substanzen, die im Laufe des letzten Jahrzehnts als bedeutende *Biological Response Modifiers* in Nahrungsmitteln identifiziert worden sind. Der Begriff „Phyto" leitet sich aus dem griechischen Wort für Pflanze ab. Gesundheitsfördernde Phytonährstoffe, deren Wirkung weit über die von Vitaminen oder Mineralstoffen hinausreicht, finden sich in bestimmten Pflanzen, wel-

Abschnitt 1. Das Programm - Warum?

Tabelle 1.1:
Progression (Zunahme) chronischer Erkrankungen

Alter	Status	Atherosklerose	Krebs	Arthrose	Diabetes	Emphysem	Zirrhose
20	Beginn	Erhöhte Cholesterinwerte	Exposition mit Krebsgiften	Vermehrte Belastung der Knorpel	Fettsucht	Raucher	Trinker
30	Erkennbar	Kleine Plaques	Zelluläre Metaplasie	Verschmälerung der Gelenkspalte	Abnorme Glukosetoleranz	Leichte Atemwegsprobleme	Fettleber
40	Subklinisch	Größere Plaques	Vermehrte Metaplasie	Knochensporen	Erhöhter Nüchternblutzucker	Überblähung der Lunge im Röntgenbild	Lebervergrößerung
50	Schwelle	Schmerz bei Belastung	Krebs *in situ*	Leichter Gelenkschmerz	Zucker im Urin	Kurzatmigkeit	Magenblutungen
60	Schwer	Angina pectoris	Klinischer Krebs	Mittelstarker Gelenkschmerz	Benötigt Blutzuckermedikation	Ständige Krankenhausaufenthalte	Aszites
70	Ende	Herzinfarkt Schlaganfall	Metastasierender Krebs	Behindert, in der Bewegung eingeschränkt	Erblinden, Neuropathien, Nierenversagen	Ständiger Sauerstoffmangel	Gelbsucht, Leberkoma

che die Fähigkeit entwickelt haben, diese Stoffe als Teil ihrer biologischen Funktion herzustellen. Als Resultat ihrer wissenschaftlichen Fortschritte konnten Botaniker und Pflanzentechnologen eine ständig wachsende Anzahl dieser Phytonährstoffe identifizieren und isolieren, um deren spezifische gesundheitsfördernde Wirkungen zu bestimmen.

Im Alter immer besser

Einige Vorurteile, die bei Ihnen hinsichtlich des Alterns und der Gesundheit bestehen, könnten durch die Informationen in diesem Buch widerlegt werden. So haben Sie vermutlich immer angenommen, dass Sie an einem Rennen teilnehmen, das Sie verlieren müssen, da Ihr Gegner das Alter ist. Ich glaube fest daran, dass dies nicht der Fall ist! Ich glaube ferner, dass es Wege gibt, um die biologische Uhr zurückzustellen und wieder eine optimale Funktion zu erreichen. Das fünfte Prinzip des Verjüngungsprogramms lautet daher, dass Ernährung und Lebensführung helfen können, den Alterungsprozess umzukehren.

In Ihrem Buch „*Vitality and Aging*" weisen die Autoren, James Fries und Lawrence Capo darauf hin, dass viele Menschen typischerweise verschiedene Entwicklungsstadien einer Erkrankung durchmachen, in denen die Symptome zu- und die Funktionen der Organe abnehmen, bis sie an einer klar umschriebenen Erkrankung leiden. (s. Tabelle 1.1) (2)

Die Tabelle 1.1 zeigt die Progression gewöhnlicher chronischer Leiden, von koronaren Herzkrankheiten bis hin zum Krebs, die für einen Großteil der Todesfälle verantwortlich sind. Wie Sie sehen können, nimmt fast jede Erkrankung mit beginnendem Nachlassen der Funktion im Alter um von ca. 20 Jahren ihren Anfang , um 10 Jahre später, im Alter um die 30 zu einer diagnostizierbaren Erkrankung zu werden. Mit 30 Jahren wird ein Mann, der auf dem Wege ist, ein Herzleiden zu entwickeln, nach dem Sport vielleicht etwas müder und ausgelaugter sein, als dies mit 20 Jahren der Fall war; wenn er morgens erwacht, etwas weniger ausgeruht oder etwas weniger widerstandfähiger gegenüber Stress sein. Mit Beginn des vierten Lebensjahrzehnts bemerkt er dann, dass er „älter" wird, was durch zunehmende Beschwerden und verringerte Funktion belegt werden kann.

Abschnitt 1. Das Programm - Warum?

Nähert er sich seinem fünfzigsten Geburtstag, wird er immer weniger Sport treiben können und leidet häufiger unter Schmerzen in der Brust, die als Anzeichen einer Herzerkrankung gedeutet werden und so wird er schon recht bald zum Kandidaten für einen Herzinfarkt oder eine koronare Bypassoperation.

Das Verjüngungsprogramm und die funktionelle Medizin, auf der dieses Programm aufbaut, gehen davon aus, dass es einer Person besser gehen kann, wenn er (oder sie) altert. Es ist „regressionsorientiert", was bedeutet, dass die verlorenen Funktion unter den richtigen Voraussetzungen wiedererlangt werden können und eine „Regression" (ein Rückgang) der Erkrankung stattfinden kann. Dieser Prozess wird durch die Abb. 1.1 erläutert, in der sich der vollständige Funktionsverlust (der Tod) und die optimale Funktion gegenüberstehen.

Ab dem Alter von 40 Jahren nehmen bei den meisten Menschen Kraft, Flexibilität, cardiovasculäre Funktion, Gehör, Sehvermögen, Hautelastizität, Nierenfunktion, Kurzzeitgedächtnis, Reaktionszeit und Lungenfunktion ab. Das alles sind für Personen, deren Ernährung nicht optimiert ist, natürliche Veränderungen. Bei gesunden älteren Menschen hingegen tritt dieser Funktionsverlust im Bereich dieser Biomarker nur in verhältnismäßig geringem Umfang auf. Trotz der Zahl ihrer Jahre bleiben sie dennoch jugendlich. Wie Untersuchungen an gesunden Hundertjährigen gezeigt haben, unterscheiden sich deren Blutwerte - Cholesterin-, Blutzucker- und Harnsäurespiegel - nur unwesentlich von denen jüngerer Männer und Frauen und der Blutdruck lag bei Werten, wie sie im Alter von 30 Jahren üblich sind. Untersucht man den Lebensstil dieser Personen, zeigt sich typischerweise, dass sie körperlich aktiv sind, eine ausgewogene Kost verzehren und den Kontakt mit toxischen Substanzen wie Medikamenten oder exzessivem Alkoholkonsum meiden. Auch Sie werden vielleicht mit einer Reihe solch chronischer gesundheitlicher Beschwerden leben, die Sie Ihrem Alter zugeschrieben haben. Ich persönlich glaube, dass die meisten dieser Beschwerden in Wirklichkeit aus einer Fehlfunktion einiger Ihrer Körpersysteme resultieren und dass viele dieser Probleme korrigiert werden könnten.

Vieles von dem was bewirkt, dass Menschen schneller altern und sich älter fühlen, als sie es tatsächlich sind, muss als das Resultat einer Existenz in der ständig enger werdenden und stressigen Welt amEnde

Kapitel 1: Grundlagen des Verjüngungsprogramms

Abb. 1.1:

Diagramm der Gegensätze von funktioneller und traditioneller Medizin

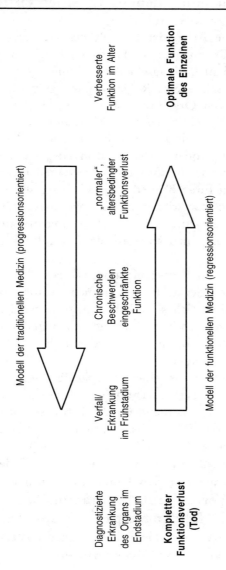

des 20. Jahrhunderts gesehen werden. Das sechste Prinzip des Verjüngungsprogramms lautet daher, dass es Wege gibt, auf denen man seine Ernährung nutzen kann, um die Auswirkungen eines Lebens in einer giftigen, belasteten Umwelt zu überwinden.

Verschiedene Arten der Umweltbelastung, der weit verbreitete Gebrauch von Chemikalien in Landwirtschaft und Nahrungsmittelverarbeitung und auch die rasche Ausbreitung von Seuchen, die durch einfacheres und schnelleres Reisen begünstigt wird, summieren sich und setzen unseren Organismus heutzutage mehr Toxinen aus, als dies je zuvor in der Geschichte der Menschheit der Fall gewesen ist.

Außerdem sind wir alle an jedem einzelnen Tag unseres Lebens Stress in der einen oder anderen Form ausgesetzt. Jeder Stressor – vom Alltagsärger bis hin zum Tode eines nahen Freundes oder Angehörigen – belastet Ihren Körper, wenn dieser versucht, diese Belastungen auszugleichen bzw. wieder ins Gleichgewicht zu gelangen. Exzessiver Stress muss als eine Art toxischen Angriffs auf Ihren Körper gesehen werden, und Ihr Nährstoffbedarf wird durch Stress nachhaltig verändert.

Funktioniert Ihr Körper nicht so, wie er sollte und werden seine Bedürfnisse nicht gedeckt, da Sie sich nicht richtig ernähren oder Ihre Lebensgewohnheiten sich schädlich auswirken, werden auch Sie bald jene ersten Warnzeichen bemerken, die sich später zu einer manifesten Erkrankung auswachsen, die einer medizinischen Intervention bedarf, wenn sie ignoriert werden.

Erstaunlicherweise ist einer jener Stoffe, die in Ihrem Körper als Gift wirken können, der Sauerstoff (O_2). Sauerstoff ist ebenso lebenswichtig, wie er auch zerstörend für das Leben sein kann. Obwohl der Sauerstoff für Ihren Stoffwechsel notwendig ist, können bestimmte Sauerstoffverbindungen den Zusammenbruch von Geweben, Krankheitsprozesse und beschleunigtes Altern auslösen. Wieder einmal ist es Ihre Ernährung, die hier den Unterschied ausmacht. Das siebte Prinzip des Verjüngungsprogramms lautet daher: Ernährung und Nahrungsergänzungsmittel können Ihrem Organismus dabei helfen, oxidativen (sauerstoffabhängigen) Stress zu überwinden.

Kapitel 1: Grundlagen des Verjüngungsprogramms

Eng verbunden mit dieser Option, oxidativen Stress durch die Ernährung zu verringern, ist das achte Prinzip des Verjüngungsprogramms: Viele schwere Erkrankungen sind ernährungsbedingt und durch die Ernährung zu beeinflussen.

Das regressionsorientierte Modell der funktionellen Medizin, auf der dieses Verjüngungsprogramm basiert, hat mehrfach unter Beweis gestellt, dass Personen, die eine durchgreifende Ernährungsumstellung durchgeführt haben, einen Rückgang ihrer Beschwerden verzeichnen konnten, von denen man dachte, sie seien irreversibel oder unvermeidlich. So kann die Ernährung beispielsweise die Symptome von Herzerkrankungen positiv beeinflussen. Dean Ornish, M.D. und seine Mitarbeiter vom *„Preventive Medicine Research Institute"* in Sausalito, Kalifornien haben gezeigt, dass Patienten mit stark verengten Herzkranzgefäßen, die auf eine fettarme, vegetarische Kost gesetzt wurden, und ein moderates aerobes Trainingsprogramm durchführten, das mit stressverringernden Maßnahmen kombiniert wurde, einen Rückgang der gefäßverengenden Plaques und eine Abnahme ihrer Herzbeschwerden verzeichnen konnten (3).

Das Ornish-Programm kann nur unter intensivem persönlichen Einsatz des Patienten durchgeführt werden. Es beinhaltet eine therapeutische Diät, bei der weniger als 10 % der Kalorien durch Fette gedeckt werden. Einer so massiven Einschränkung ihrer Kost werden sich kaum viele Menschen unterwerfen wollen. Tatsächlich – und wenn die Herzerkrankung noch nicht allzu weit fortgeschritten ist, wie dies bei den von Dr. Ornish betreuten Patienten der Fall war – scheint dies auch nicht unbedingt notwendig zu sein. Trotzdem lautet die Botschaft des Ornish-Programms, dass eine entsprechend konzipierte Diät und eine Änderung der Lebensgewohnheiten dazu beitragen kann, auch ernste Erkrankungen zu heilen, von denen jeder annimmt, sie seien nur durch Medikamente oder chirurgische Eingriffe zu bewältigen.

Je schwerwiegender ein gesundheitliches Problem, desto radikaler muss das Programm zu seiner Bewältigung gestaltet werden. Eine frühe Identifikation der chronischen Probleme bzw. der Symptome einer verringerten Funktion, über die Sie in diesem Buch mehr erfahren werden, kann ein solches Ergebnis schon mit einem deutlich weniger radikalen Ernährungsprogramm garantieren. Häufig können ernsthafte gesundheitliche Probleme sogar nur durch eine rechtzeitige Intervention vermieden werden. Viele Krankheiten werden durch eine mangelnde Funktion des Entgiftungsapparates von Verdauungssystem und Leber verursacht.

Nach Aussage des neunten Prinzips des Verjüngungsprogramms entstehen Krankheiten durch Probleme der Entgiftungssysteme von Leber und Verdauungstrakt und deren Einfluss auf das Immunsystem, das Nervensystem und die endokrinen Funktionen. Die Phytonährstoffdiät leistet den Selbstheilungskräften des Körpers eine ernährungsbedingte Unterstützung und fördert die regelrechte Entgiftung des Organismus durch die Leber sowie eine korrekte Funktion des Gastrointestinaltrakts.

Das zehnte Prinzip des Verjüngungsprogramms lautet, dass Sie selber Ihr bester Fachmann für gesundheitliche Vorsorge sind. Das Verjüngungsprogramm ermutigt Sie, Ihre Gesundheit selber in die Hand zu nehmen und Ihre Funktionsfähigkeit über ein „ausreichend" hinaus zu optimieren. Eine ausreichende Gesundheit kann oft eben nur „ungenügend" sein, wenn es darum geht, Ihr gesundheitliches Ziel zu erreichen. Auch eine „ausreichende" Gesundheit kann immer noch mit ständigen Beschwerden einhergehen, die Sie Ihrer produktiven Lebensfreude beraubt.

Ich vertrete nicht die Meinung, dass die konventionelle Medizin wertlos ist oder dass eine Person es als persönliches Versagen betrachten sollte, wenn er oder sie medizinische Hilfe in Anspruch nehmen muss. Viele Erkrankungen müssen einfach konventionell medizinisch behandelt werden, und wir können von Glück sagen, dass die medizinische Technologie so weit fortgeschritten ist, dass sie uns ermöglicht, Krankheiten zu überstehen und dass sie einen Anteil an unserer heutigen Lebenserwartung von 70 und mehr Jahren hat. Die Frage darf nicht lauten, ob die Medizin bei einer Behandlung von Erkrankungen sinnvoll ist, sondern es geht vielmehr darum, unsere Gesundheit so weit zu bessern und zu schützen, dass unser Bedarf für konventionelle medizinische Behandlungsverfahren so niedrig wie möglich angesetzt werden kann.

Kapitel 1: Grundlagen des Verjüngungsprogramms

Die Mehrzahl der Amerikaner leidet eindeutig unter gesundheitlichen Problemen, obwohl der US-Bürger mehr Mittel für seine Gesundheit ausgibt und über mehr medizinische Möglichkeiten verfügt, als die Bürger jedes anderen Landes der Welt. Was die Lebenserwartung betrifft, liegen die USA unter allen Ländern der westlichen Welt auf dem neunten Platz. Trotzdem hat sich die durchschnittliche Lebenserwartung von Menschen unter 40 Jahren im Laufe der letzten Jahre nur wenig verändert; gleichzeitig leidet die amerikanische Wirtschaft sehr unter dem hohen Krankenstand und dem Produktivitätsverlust als Folge chronischer Erkrankungen.

Scheinbar unbeeinflusst von den explodierenden Ausgaben für das Gesundheitswesen befinden sich immer noch zahlreiche Kinderkrankheiten, verschiedene Krebsformen und der Altersdiabetes weiter auf dem Vormarsch. Am Bedenklichsten aber stellt sich die Tatsache dar, dass sich die Zahl der Lebensjahre, die eine Durchschnittsperson in gutem gesundheitlichen Zustand verbringt, in den letzten 20 Jahren nicht wesentlich verändert hat. Heutzutage kann jeder Amerikaner damit rechnen, nur vier Fünftel seines Lebens wirklich gesund zu sein. Mit dieser Zahl liegen die Amerikaner weltweit hinter den Kanadiern, Japanern, Engländern, Franzosen, den Australiern und den Niederländern. Hier stimmt ganz offensichtlich etwas nicht. Auch wenn es uns gelingt, 70 oder 80 Jahre alt zu werden, mangelt es doch offensichtlich deutlich an Lebensqualität, wenn wir 20 % unseres Lebens als Kranker verbringen müssen. Viele Menschen werden bestätigen, dass es keinen Sinn macht, unser Leben endlos zu verlängern, und dabei nicht die Zahl der gesunden oder produktiven Jahre unseres Lebens zu steigern.

Die Option, die Zahl Ihrer „gesunden" Jahre zu erhöhen, hängt davon ab, wie wirksam Sie Ihren Körper befähigen, seine biologischen Reaktionen auf umweltbedingte Faktoren – Bakterien, Viren, Gifte, Traumen und Verletzungen – zu verändern. Zu den bedeutendsten Systemen Ihres Körpers, die helfen, diese biologischen Reaktionen auf Umwelt und Lebensumstände zu beeinflussen und die in der Lage sind, Gesundheit und Vitalität zu fördern, gehören der Entgiftungsapparat der Leber, das Immunsystem, die endokrinen Drüsen, das Nervensystem und der Verdauungstrakt. Das Verjüngungsprogramm ist angelegt, um alle dieses Systeme zu optimaler Effektivität und

Leistung zu führen.

Ihre Gene und Ihre Gesundheit

Der Schlüssel zum Erfolg liegt darin, ein Programm zu schaffen, das Ihren Bedürfnissen entspricht, wobei die jüngsten Erkenntnisse über den genetischen Code des Menschen diesen Erfolg immer wahrscheinlicher werden lassen. In ihrem Buch „*Genome*" (4) schreiben die Autoren Jerry Bishop und Michael Waldholtz:

„Die Identifizierung jener Gene, die eine Person für alle jene chronischen und schwächenden Krankheiten empfänglich machen, unterscheidet sich vollkommen von dem Wissen, welche Medikamente nötig sind, um diese Erkrankungen zu behandeln. Diese Gene werden selber niemals die Ursache einer Erkrankung werden. Ihr Einfluss auf die individuelle Gesundheit ist eher gering bis zu dem Zeitpunkt, an dem eine Person schädlichen Umwelteinflüssen ausgesetzt wird. Ein Mensch, der eine Störung des Cholesterinhaushalts geerbt hat, wird davon wenig spüren, so lange sie oder er nicht beginnt, regelmäßig fettreiche Nahrungsmittel zu verzehren. Da dieser Mensch genetisch nicht in der Lage ist, ein Überangebot an Nahrungsfetten effizient zu verstoffwechseln, werden sich seine Arterien mit cholesterinhaltigen Ablagerungen verstopfen, das Endergebnis kann dann bereits in jungen Jahren ein – möglicherweise tödlich verlaufender – Herzinfarkt sein. Ebenso ist aber auch denkbar, dass eine Person, die eine Anlage für eine Krebserkrankung „geerbt" hat, niemals an Krebs erkranken wird. Wenn diese Person hingegen zu rauchen beginnt, bestimmte Nahrungsmittel verzehrt (oder meidet) bzw. mit krebsauslösenden Stoffen in Kontakt kommt, dann sind ihre oder seine Chancen, an Krebs zu erkranken, um ein Vielfaches höher, als die Risiken einer erblich nicht vorbelasteten Person."

Die Identifizierung Ihrer eigenen, ererbten Vorbelastungen wird Sie in die Lage versetzen, Ihre Ernährung, Ihren Lebensstil zu verändern, um diejenigen Ihrer individuellen Bedürfnisse zu decken, die notwendig sind, um die Funktionsfähigkeit Ihres Organismus zu optimieren, Ihr Erkrankungsrisiko zu senken und dem funktionellen Altern entgegenzuwirken. Das Verjüngungsprogramm bietet Ihnen den praktischen Führer zu eben diesem Ziel.

Kapitel 2
Warum Sie das Verjüngungsprogramm brauchen

Warum – so stellt sich die Frage – leiden Menschen unter den Beschwerden chronischer Leiden oder verminderter Funktion? Können sie vielleicht ihren Organismus nur unzureichend entgiften? Waren sie vermehrt Stoffen ausgesetzt, die eine metabolische (stoffwechselbedingte) Vergiftung auslösen? Reagieren sie etwa – bedingt durch ihre individuelle Biochemie – anfälliger auf Giftstoffe? Alle diese Fragen haben zur Schaffung unseres Verjüngungsprogramms geführt, das alle drei der vorgenannten Möglichkeiten abdeckt.

Der Schwerpunkt des Verjüngungsprogramms besteht darin, Ihr Leben mit mehr Energie zu versehen, Ihren Aktivitätsgrad wiederherzustellen und Ihnen neue Lust am Leben zu geben. Lassen Sie mich dies ausführlicher am Beispiel einer Patientin demonstrieren, die sich der klinischen Variante des Verjüngungsprogramms unterzogen hat.

Eines Nachmittags betrat Anne die Praxis eines unserer klinischen Mitarbeiter, setzte sich hin und förderte aus ihrer Handtasche eine „Einkaufsliste" mit ihren Beschwerden zu Tage. Nachdem sie alle ihre Probleme aufgelistet hatte, beschrieb Anne sich als ein Mitglied der sog. „Walking Wounded" (= Leichtverletzten). Sie schilderte, dass sie sich eigentlich ständig erschöpft fühle, länger schliefe, als je zuvor und trotzdem an jedem Morgen müde aufwachte. Sie sei unfähig, sich zu konzentrieren und wäre häufig verwirrt oder desorientiert. Außerdem litt sie unter Verdauungsstörungen, vertrug viele Nahrungsmittel, die sie früher geliebt hatte nicht mehr und reagierte besonders heftig auf Alkohol.

Jede Erkältung, jede Grippe, die „vorbeikam", machte auch prompt bei ihr Halt. Sie hatte das Gefühl, schneller alt zu werden und zusehends ihre Gesundheit zu verlieren. Anne hatte bereits mehrere Ärzte konsultiert und eine ganze Reihe unterschiedlichster Verfahren und Methoden ausprobiert, aber nichts hatte ihr so richtig helfen können. Schon machte man ihr Vorhaltungen, alle ihr Probleme seien nur „in ihrem Kopf" vorhanden, und was schlimmer war: langsam begann sie selber, auch daran zu glauben. Schließlich hatte einer von Annes Nachbarn ihr vorgeschlagen, sich an unser Forschungsinstitut zu wenden. Obwohl sie eigentlich wenig Hoffnung hatte, dass wir ihr helfen würden, wusste sie keinen anderen Ausweg mehr.

Annes Situation ist weder neu noch ist sie besonders ungewöhnlich. Es hat schon immer Menschen gegeben, die oberflächlich gesund zu sein scheinen und bei denen ein Arzt nichts finden kann, die sich aber dennoch irgendwie nie gesund fühlen. Vielleicht trifft die Beschreibung dieses Zustandes, den ich als *„Walking Wounded-Syndrom"* bezeichnen möchte, ja auch auf Sie zu.

Im Laufe der letzten 25 Jahre hat man eine Reihe von unterschiedlichen Begriffen geprägt, um Personen mit chronischen Beschwerden und ihren Zustand zu beschreiben bzw. eine einzelne umfassende Lösung für alle Probleme zu finden. Noch vor einigen Jahren wurden Mitglieder der „Walking Wounded Gruppe" als Opfer eines „Distress-Syndroms" bezeichnet, ein Begriff, der von dem Pionier der Stressforschung, Dr. Hans Selye, geprägt worden ist. Man ging davon aus, dass die Organe einer so erkrankten Person die Fähigkeit verloren hatten, dauerndem Stress zu widerstehen. (1)

Zu einem anderen Zeitpunkt hätte man einen Patienten mit Problemen wie Anne einer „Adrenaltherapie" unterzogen, da man annahm, die Funktionen ihrer Nebennieren seien erschöpft. Diagnosen wie „Hypoglykämie" (oder zu niedrige Blutzuckerspiegel), eine „funktionelle Hypothyreose" (Schilddrüsenunterfunktion), eine „Nahrungsmittelallergie" oder eine „Candidiasis" (Infektion mit dem Hefepilz *Candida albicans*) waren andere Versuche, einen solchen Zustand zu erklären. Und obwohl jede dieser Diagnosen und die dazugehörigen Therapien manchem Patienten helfen konnten, wirkten sie nicht immer oder nicht in allen Fällen.

In neuerer Zeit haben einige Kliniker und medizinische Forscher sich zu der Einstellung durchgerungen, es komme zum Entstehen von chronischen Leiden, weil bei einzelnen Personen die Fähigkeit des Immunsystems effektiv zu funktionieren, durch eine Virusinfektion beeinträchtigt sei, und dass dieser Zustand die Ursache der

Kapitel 2: Warum Sie das Verjüngungsprogramm brauchen

Mykosen (Pilzerkrankungen), Nahrungsmittelallergien, Schilddrüsenstörungen, Blutzuckerstörungen oder Stress darstellte. Als verantwortliches Virus wurde verschiedentlich das „Epstein-Barr-Virus" bezeichnet, die Erkrankung auch als *„virusbedingtes Erschöpfungssyndrom"*, *„myelitische Enzephalitis"* oder *„Yuppie-Grippe"* bezeichnet. Eine Infektion mit dem Epstein-Barr-Virus führt zum „Chronischen Erschöpfungssyndrom" (CFS), wodurch das körpereigene Immunsystem geschwächt und die Gefahr einer Candidainfektion gesteigert wird, das Risiko einer Nahrungsmittelallergie steigt, die Regelungsorgane des Körpers für den Blutzuckerspiegel und die Schilddrüsenhormone überlastet und die Nebennieren erschöpft werden und schließlich und endlich eine ganze Phalanx von Beschwerden ausgelöst wird. Viele Betroffene stellten ihre Ernährung um oder veränderten ihre Lebensgewohnheiten, um die Virusinfektion bzw. ihr Erschöpfungssyndrom in den Griff zu bekommen – und dies oft genug ohne Erfolg.

Parallel zur Erforschung des „Chronischen Erschöpfungssyndroms" hat sich das neue medizinische Fachgebiet der *Umweltmedizin* entwickelt. Wir alle, so die Einschätzung der Umweltmediziner, haben unsere Umwelt mit Tausenden unterschiedlicher Chemikalien verpestet und belastet, und alle diese Stoffe besitzen die Fähigkeit, unser Abwehrsystem negativ zu beeinflussen. Dieses Wissen hat zur Entwicklung des rasch wachsenden Forschungsbereichs der *„Immuntoxikologie"* oder *„klinischen Ökologie"* geführt, in dem Wissenschaftler die kumulativen Auswirkungen bestimmter, schwach konzentrierter Umweltschadstoffe auf das Immunsystem untersuchen. Diese vielfältigen Belastungen, so konstatieren sie, erklären das wachsende Vorkommen von Virusinfektionen, Pilzerkrankungen, Schilddrüsenfunktionsstörungen, Glukoseintoleranz und Erschöpfungssymptomen der Nebennieren.

Andere Fragen, andere Antworten

Schon seit längerer Zeit habe ich mich über ein Phänomen gewundert, das ich als das „Fehlen eines gemeinsamen Nenners" bezeichnen möchte, einer Ursache dafür, warum ähnliche Beschwerden einer chronischen Erkrankung bei verschiedenen Personen auf eine unterschiedliche Therapie vollkommen anders ansprechen.

Abschnitt 1: Das Programm - Warum?

Die Fragen, die man stellt, beeinflussen die Antworten, die man erhält. Indem wir, meine Mitarbeiter und ich, die Frage etwas anders formulierten, entwickelten wir eine Theorie, die erklären könnte, warum manche Menschen unter einer chronischen Erkrankung leiden. Ein persönliches Erlebnis soll Ihnen helfen, diese Theorie zu verstehen.

Vor einiger Zeit wachte ich eines Sonnabends früh auf. Das Wetter war schön und ich hatte an diesem Tag keine festen Termine. Ich fühlte mich fit und energiegeladen und beschloss, eine lange Fahrradtour zu machen. Nach meiner Rückkehr aß ich etwas und betätigte mich dann im Haus und im Garten. Ich war gerade mit meiner Arbeit fertig, als mein 21jähriger Sohn kam und vorschlug, gemeinsam Wasserski zu fahren. Also verbrachten wir die nächsten Stunden damit, abwechselnd das Boot zu steuern oder Wasserski zu fahren. Doch das war noch nicht alles. Am Nachmittag begannen wir mit einem Hanteltraining und ließen ein Kraft- und Konditionstraining folgen. Ungefähr nach einer Stunde Training fühlte ich mich ganz plötzlich sehr müde und erschöpft. Im Laufe eines einzigen Tages – so merkte ich – hatte ich mich von der gesunden und fitten Person, die ich noch am Morgen gewesen war, in einen Menschen verwandelt, der sich sehr krank fühlte. Abends litt ich unter Muskelkater, Kopfschmerzen, starker Müdigkeit und einer Reihe weiterer Beschwerden, die sich anfühlten, als hätte ich eine leichte Grippe. Ich erkannte sehr schnell, dass dies ein geradezu klassisches Beispiel dafür war, wie man „toxisch" wird, wenn man die metabolischen und funktionellen Reserven seines Körpers und seiner lebenswichtigen Organe erschöpft hat.

Ich musste mich selber dafür tadeln, dass ich meinen gesunden Körper so weit überfordert und kurzfristig krank gemacht hatte. Gleichzeitig erkannte ich auch, dass viele Menschen dieses Gefühl des Unwohlseins ebenfalls kennen und das nicht etwa hin und wieder, nein *jeden Tag!* Jeden Morgen wachen diese Menschen auf und haben in der Nacht nicht die Giftstoffe aus ihrem Körper abbauen können, die sich im Laufe des vorausgegangenen Tages angesammelt haben. Jeden Tag häufen sie so mehr und immer mehr dieser Toxine an, bis sie eines Tages dann „richtig" krank werden.

Kapitel 2: Warum Sie das Verjüngungsprogramm brauchen

Obwohl sich meine eigenen Erfahrungen nur auf diesen, einen Tag beschränkten, halfen sie mir bei der Erkenntnis, dass Menschen schon durch einfache Veränderungen ihre Umwelt oder ihrer Lebensgewohnheiten chronisch erkranken können. Ich hatte mir nur an diesem einen Tag zu viel zugemutet; andere Menschen aber, die ständig einer ganzen Reihe von Toxinen ausgesetzt sind oder die über mangelhafte Entgiftungsmechanismen verfügen, können durchaus unter Symptomen leiden, die weniger ausgeprägt sein mögen, deren Auswirkungen aber viel länger anhalten können.

Haben Sie je einen Muskelkater gehabt, nachdem Sie ausführlich trainiert haben? Wissen Sie auch, warum Ihre Muskulatur so geschmerzt hat? Die wissenschaftliche Erklärung des Muskelkaters lautet, dass ein Muskel, der nach starker Beanspruchung zu schmerzen beginnt, „aerobisch" geworden ist, seine Sauerstoffkapazität überschritten hat, d. h. Leistung bringt, ohne dabei Sauerstoff zu verbrennen. Als Folge dieser Leistung ohne ausreichendes Sauerstoffangebot bauen sich in der Muskulatur toxische Stoffwechselprodukte auf, die den Schmerz auslösen.

Menschen, die körperlich leistungsfähig, „fit" sind, entwickeln seltener Muskelkater, da ihre „aerobe Kapazität" größer ist. Und wenn die Muskulatur dieser Personen wirklich einmal schmerzen sollte, erholt sie sich schneller. Bei Menschen mit schlechter körperlicher Kondition kommt es schon bei mäßiger Beanspruchung zu einem Muskelkater, der dann mehrere Tage anhalten kann.

Ein Muskelkater ist schmerzhaft, und Schmerzen sind einer der zwei häufigsten Beschwerden, die Menschen dazu bringen, einen Arzt aufzusuchen. (Das zweite der Symptome ist das – ebenso häufig auftretende – Symptom der „Abgeschlagenheit" oder „Erschöpfung".) Wir können also ein Symptom, das häufig im Rahmen chronischer Erkrankungen auftritt, ganz einfach provozieren, indem wir – wie ich es getan habe – unseren Körper in ungewohnt heftiger Art und Weise belasten. Exzessive körperliche Belastung steigert die Konzentration von Toxinen im Muskel, und unser Körper muss sich entgiften oder Giftstoffe abbauen können, bevor wir uns wieder „gut" fühlen können.

Nehmen wir ein anderes Beispiel. Sie alle werden sicher jemanden kennen, der schon einmal einen „Filmriss" hatte, dessen Erinnerung an einen Abend komplett verschwunden ist, weil sie oder er zuviel Alkohol getrunken hat. Was, glauben Sie, hat diese Erinnerungslücke bewirkt? Nach Meinung der Neurophysiologen vergiften Alkohol und seine Abbauprodukte die Stoffwechselprozesse im Gehirn und sind für den Verlust der Erinnerung verantwortlich. Dieser Vorgang ist eine Hinweis darauf, dass das Gehirn – zumindest teilweise – durch den Alkohol vergiftet wurde. Zu den Symptomen eines Alkoholkaters gehören Muskel- und Kopfschmerzen, Magenbeschwerden, leichte Veränderungen der Körpertemperatur, Durst, vermehrter Harndrang, Depressionen. Müdigkeit und ein Verlust der Vitalität. Sicher ist es kein Zufall, dass diese Beschwerden ebenfalls häufig mit anderen chronischen Leiden in Zusammenhang gebracht werden.

Eine weitere „andere" Frage die meine Kollegen und ich uns stellten, betraf die Gemeinsamkeit zwischen dem Muskelkater nach körperlicher Belastung und dem Kater am „Morgen danach". Die Antwort auf diese Frage lautet, dass beide Beschwerden ein Beispiel für die gleiche Form einer Toxizität darstellt, die auch chronische Beschwerden auslösen kann. Für die Meisten von uns sind schmerzende Muskeln oder ein Kater vorübergehende Ereignisse; toxisch bedingte Beschwerden, unter denen die Mitglieder der Walking Wounded Gruppe leiden, sind dies nicht.

Toxine von innen, Toxine von außen

Fast jede Substanz, die sich außerhalb unseres Körpers befindet, kann für einzelne Personen und unter bestimmten Voraussetzungen als ein Toxin (Gift) wirken. Da diese Toxine von außerhalb des Körpers stammen, bezeichnet man sie auch als *Exotoxine*, (die Vorsilbe „exo" bedeutet „außen"). Und fast alle Stoffe, die in unserem Körper produziert werden (Substanzen wie z. B. Stoffwechselprodukte oder „Metabolite", Hormone, Antikörper oder bakterielle Abfallprodukte in unserem Darm) können ebenfalls toxisch wirken, wenn sie sich vermehrt anhäufen. Da sie aus dem Körper selbst stammen, nennt man diese Stoffe *„Endotoxine"* („endo" bedeutet „innen").

Als ich nach einer Erklärung für die chronischen Beschwerden des „Walking Wounded-Syndroms" suchte, kam mir der Verdacht, dass chronische Leiden das Resultat einer Häufung von Endo- und

Kapitel 2: Warum Sie das Verjüngungsprogramm brauchen

Exotoxinen in Verbindung mit einer verminderten Fähigkeit des chronisch Kranken sein könnten, diese Stoffe effektiv zu entgiften und unschädlich zu machen.

Die Ergebnisse des Kontakts mit diesen Giftstoffen unterscheiden sich von einer Person zur nächsten und sie hängen von der genetischen Einzigartigkeit jedes Individuums ab. Manche Menschen reagieren auf die verschiedenen Endo- und Exotoxine äußerst empfindlich und entwickeln rasch Beschwerden. Andere sind da weitaus widerstandsfähiger, sei es, weil die Verteidigungslinien ihres Körpers (wie z. B. Haut oder Schleimhäute) stark genug sind, um die Aufnahme solcher Stoffe aus der Umwelt zu verhindern. es ist auch denkbar, dass ihr Verdauungstrakt, die Leber und die Nieren über große metabolische Reserven verfügen und sie so in der Lage sind, diese Stoffe zu entgiften und auszuscheiden. Das Gleichgewicht zwischen Toxinaufnahme und der Geschwindigkeit, mit der diese entschärft und ausgeschieden werden können, bestimmt die Anfälligkeit jedes Einzelnen für den Vergiftungsprozess, der zu den chronischen Beschwerden einer gestörten Gesundheit führt.

Im gewissen Sinn „blockiert" eine metabolische Toxikose (Stoffwechselvergiftung) den energieproduzierenden Apparat unseres Körpers. Toxikologische Fachbücher bezeichnen nachlassende Energie, Erschöpfung, Schwäche der Muskulatur, Konzentrationsstörungen und Magenbeschwerden als erste Anzeichen einer schleichenden Vergiftung. Diese Symptome entsprechen praktisch denen chronisch kranker Personen. Das Konzept der metabolischen Toxikose erklärt, warum Chemikalien, Viren, bakterielle Infektionen, Allergien, Luftschadstoffe, Magen-Darm-Infekte, Stoffwechselfunktionsstörungen, Drogen oder Alkohol die Funktion verschiedener Organe des Körpers negativ beeinflussen können und zu jener verringerten metabolischen Leistung führen und eben jene Symptome des „Walking Wounded Syndroms" auslösen, unter denen auch Anne litt.

Sobald meine Kollegen und ich begannen, körperliche Zustände von mangelnder Gesundheit unter dem Aspekt einer solchen chronischen Vergiftung zu betrachten, fanden wir einen Weg zur Überwindung dieser Anzeichen von verringerter Gesundheit und Vitalität. Einfach ausgedrückt, besteht der Weg, den wir im Verjüngungsprogramm nutzen darin, die Belastungen durch Endo- und Exotoxine, für die der Einzelne empfänglich ist, zu identifizieren und diese in ungiftiger Form auszuleiten sowie darin, die Funktion des Immunsystems jedes Einzelnen zu unterstützen.

Wir benötigten fünf Jahre, um ein Verständnis dafür zu entwickeln, wie unser Körper sich gegen die Endo- und Exotoxine schützt und um den optimalen Weg zu finden, auf dem man mit Hilfe eines individuell angepassten, nährstofforientierten Ernährungsprogramms den natürlichen Abbau dieser Toxine durch den Stoffwechsel beeinflussen kann.

Um ein derartiges Programm zu entwickeln, mussten wir zuerst eine Möglichkeit schaffen, um die individuellen Reaktionen jedes einzelnen Patienten zu erfassen und eindeutig die Zusammenhänge mit den chronischen Krankheitssymptomen und dem Funktionsverlust zu erkennen.

Zur Bestimmung des individuellen Gesundheitszustandes im Rahmen der klinischen Version des Verjüngungsprogramms lassen wir jeden Patienten an einer Reihe von Tests teilnehmen, durch welche die persönlichen biologischen Stärken und Schwächen identifiziert werden können. Wir betrachten die Testergebnisse in Zusammenhang mit den Antworten unserer Patienten auf einen einzigartigen Fragebogen, um zu entscheiden, wie wir unser Programm am besten der individuellen Situation anpassen können. Dieser Weg bietet zudem die beste Möglichkeit für jene Ärzte, welche die funktionelle Medizin bei ihren Patienten einsetzen möchten. Aber auch ohne die klinischen Möglichkeiten, mit denen wir diese funktionellen Tests durchführen, hat sich herausgestellt, dass sich dieser Fragebogen als ein ausgezeichneter Bewertungsmaßstab für die Notwendigkeit einer funktionellen Unterstützung des Gesundungsprozesses erwiesen hat.

Bei der Erstellung dieses Fragebogens haben wir zuerst eine Reihe anderer Testmethoden untersucht und dabei besonders auf die Bezüge dieser Testverfahren auf die Krankengeschichte, den körperlichen Untersuchungsbefund und die Resultate biologischer Testverfahren geachtet. Wir fanden heraus, dass der Verjüngungsprogramm-Fragebogen ausgezeichnet mit den Resultaten anderer Testverfahren, wie z. B. dem *Medical Outcome Survey* (MOS) übereinstimmte, einem Testverfahren, das vom *New England Medical Center* entwik-

Kapitel 2: Warum Sie das Verjüngungsprogramm brauchen

kelt wurde und das schon längere Zeit als Standard bei der Bewertung der Lebens und Gesundheitsqualität gilt und dessen Relevanz als hinlänglich belegt gilt. Der Fragebogen für das Verjüngungsprogramm bietet den Vorzug, dass er einfacher und schneller auszufüllen ist und einige Informationen über die Fähigkeit jedes Einzelnen liefert, Endo- und Exotoxine zu eliminieren. Wir setzen diesen Fragebogen bereits seit einigen Jahren ein und halten ihn für äußerst effektiv.

Alltägliche Einflüsse auf die Toxizität

Wie die meisten von uns wusste Anne nicht einmal, welche Faktoren in ihrem Leben ihre gesundheitlichen Probleme beeinflusst haben könnten. Der Verjüngungsprogramm-Fragebogen half ihr dabei, ein neues Verständnis von Gesundheit zu entwickeln. Die Auswertung der Ergebnisse ihres Fragebogens und der Resultate der funktionellen Tests, denen sie sich unterziehen musste, ermöglichten es ihr, gemeinsam mit ihrem Therapeuten ein Programm zur Veränderung ihrer Ernährungs- und Lebensgewohnheiten zu entwickeln, das die regelrechten Funktionen ihres Körper wieder herstellte, indem es Toxine eliminierte und die Gesundheit regenerierte.

Ein noch krasseres Beispiel für die Wirkung von Toxinen stellt der Fall eines Mannes dar, der Thomas Latimer heißt und dessen Leidensgeschichte nationales Aufsehen erregt hat. Seine Geschichte illustriert die Auswirkungen von Medikamenten und die Effekte von toxischen Belastungen auf die Gesundheit. Mr. Latimer war ein erfolgreicher Petrochemiker und ein gesunder, sportlicher Vierzigjähriger. Nach dem Bericht des „Wall Street Journal" (4) wollte Mr. Latimer an einem Tag im Jahr 1985 seinen Rasen mähen, den er früher an diesem Tage mit einem Produkt gedüngt hatte, das *Diazinon* enthielt, ein Pestizid, das bereits ohne sichtbare Probleme von Millionen Gartenfreunden eingesetzt worden war. Nachdem Mr. Latimer seine Arbeit beendet hatte, fühlte er sich plötzlich schwindlig, ihm war übel und er litt unter starken Kopfschmerzen. Noch Wochen später war er krank und er hat sich bis heute nicht vollständig von seiner rätselhaften Krankheit erholt.

Toxikologen, Neurologen und Augenärzte, die Mr. Latimer untersucht hatten, kamen alle zu dem Ergebnis, dass er offensichtlich durch das Pestizid in seinem Rasendünger vergiftet worden und es dadurch zu Krampfanfällen und anderen neurologischen Störungen gekommen war.

Warum traten diese Symptome bei Thomas Latimer auf, obwohl schon so viele Menschen vor ihm den gleichen Dünger angewendet hatten, ohne dabei ähnliche Probleme zu haben? Im gleichen Zeitraum, in dem er mit dem pestizidhaltigen Dünger in Kontakt gekommen war, hatte Thomas Latimer ein Medikament eingenommen, das *Tagamet®* heißt und den Wirkstoff *Cimetidin* enthält. Tagamet wird (übrigens auch in der BRD) zur Behandlung von Magenbeschwerden eingesetzt. Der Wirkstoff Cimetidin beeinträchtigt die Fähigkeit der Leber, Giftstoffe regelrecht abzubauen. Wenn solche Toxine nicht abgebaut werden konnten, werden sie schneller im Körper angereichert, wodurch sich die schädliche Wirkung potenziert.

Beim Schutz vor schädlichen Umweltgiften muss sich jeder Einzelne auf seine Leber verlassen können. Unsere Leber stellt die erste Verteidigungslinie unseres Körpers gegen Giftstoffe dar, die in den Blutkreislauf gelangt sind. Stellt die Leber ihre Funktion ein, erkranken wir sehr rasch durch die Ansammlung von Endo- und Exotoxinen in unserem Organismus, denen wir tagtäglich ausgesetzt sind. Im Fall von Mr. Latimer hinderte das Medikament, das er einnahm, seine Leber, effektiv zu arbeiten, und so wurde er äußerst empfänglich für die giftigen Bestandteile des Rasendüngers. Das Buch *„Physician´s Desk Reference"*, das Wirkung und Nebenwirkungen aller in den USA verordnungspflichtigen Medikamente auflistet, weist darauf hin, dass Tagamet den Abbau bestimmter anderer Medikamente und Drogen durch die Leber erschwert, wodurch die Eliminierung dieser Substanzen verlangsamt und die Blutspiegel erhöht werden können (5). Das bedeutet, dass die Einnahme eines Medikaments die regelechte „Entsorgung" anderer Stoffe verlangsamen und die Blutspiegel dieser Substanzen auf toxische Werte ansteigen lassen kann.

Das in den USA populäre Antihistaminikum „Seldane" (in der BRD als *Terfenadin* bekannt, d. Übers.) kann ebenfalls zu lebensbedrohlichen Situationen führen, wenn es zusammen mit bestimmten Antibiotika von Patienten mit Leberfunktionsstörungen eingenommen wird. Die Ursache hierfür ist darin zu suchen, dass Seldane – ähnlich wie Cimetidin und auch Alkohol – die Fähigkeiten der Leber

Kapitel 2: Warum Sie das Verjüngungsprogramm brauchen

beeinträchtigt, Toxine zu neutralisieren und auszuscheiden. (6)

Sogar das in den USA häufig verwendete und frei verkäufliche Schmerzmittel *Acetaminophen* (Paracetamol) löst deutlich mehr Schäden aus, wenn es von Personen eingenommen wird, die gleichzeitig große Mengen von Alkohol konsumieren, da auch Alkohol die Entgiftungsfunktionen der Leber beeinträchtigt und die schädigende Wirkung des Medikaments dadurch potenziert (7).

Zusammenfassend ist zu sagen, dass die Leber, der Verdauungstrakt und unsere Nieren immer dann eine äußerst wichtige Rolle spielen, wenn es darum geht, uns vor Stoffwechselschlacken aus unserem Körper bzw. Substanzen aus unserer Umwelt zu schützen, die eine metabolische Toxikose und dadurch chronische oder akute Symptome einer Erkrankung hervorrufen können. Der Fall Latimer stellt hierfür ein besonders gutes Beispiel dar. In der Mehrzahl der Fälle werden sich die Resultate weitaus subtiler darstellen, weil es im Laufe von Monaten oder Jahren zu einer Vergiftung der energieproduzierenden Mechanismen unseres Körpers gekommen ist. Die Symptome einer solchen schleichenden Vergiftung umfassen Erschöpfungszustände, Energieverlust, Kraftlosigkeit, Kopfschmerzen, morgendliche Steife unserer Gelenke und die Art von Schmerz, die alle aus der Gruppe der „Walking Wounded" ertragen müssen.

Die Strategien des Verjüngungsprogramms

Wir alle sind jeden Tag Exotoxinen aus Umweltgiften, Toxinen aus unseren Nahrungsmitteln, Medikamenten, Alkohol sowie Endotoxinen ausgesetzt, zu denen auch jene schädlichen Bakterien gehören, die in unserem Darm ansässig sind und die Abfallprodukte unseres Stoffwechsels darstellen. Je mehr dieser Toxine sich in unserem Körper ansammeln, desto mehr belasten wir unsere Leber mit deren Neutralisation. Enthält unsere Ernährung nicht die ausreichenden Mengen der Nährstoffe, die unsere Leber benötigt, um ihre Aufgaben zu erfüllen und diese Gifte als ungiftige Endprodukte auszuscheiden, kann dieses Organ überlastet werden. Ist aber die Leber nicht mehr in der Lage, Toxine zu entsorgen, werden diese in anderen Organen und Geweben „zwischengelagert", was natürlich auch die Leistungsfähigkeit dieser Organe beeinträchtigt, die Struktur und Funktion von

Abschnitt 1: Das Programm - Warum?

Zellen schwächt und somit die Symptome einer chronischen Vergiftung heraufbeschwört.

In der nun folgenden Liste finden Sie alle Faktoren, die zum Entstehen des Walking Wounded – Syndroms führen, die gesundheitlichen Probleme, die sie hervorrufen sowie eine Erklärung dafür, wie das Verjüngungsprogramm diesen Prozess unterbinden kann.

Progression des Walking Wounded – Syndroms

1. Die Auslöser umfassen eine mangelhafte Ernährung, eine überwiegend inaktive, sitzende Lebensweise, Rauchen, Alkohol, Stress, Umweltschadstoffe, genetische („ererbte") Faktoren, Traumen (Verletzungen), Dysbiose, Altern, Allergien und Nahrungsmittelallergien.
2. Alle genannten Faktoren steigern die Freisetzung innerer Toxine (Endotoxine) und die Belastung durch Exotoxine.
3. Die Summe dieser Giftstoffe löst eine metabolische Toxikose aus.
4. Diese metabolische Vergiftung bewirkt eine Verringerung der Abwehrbereitschaft und der Funktionsfähigkeit der Leber.
5. Dadurch kommt es zu einer abnehmenden Leistungsfähigkeit und Funktion anderer Organsysteme *.
6. Sie werden diese Fehlfunktionen als chronische Beschwerden bemerken, die besonders im Bereich des Gastrointestinaltrakts, des Nervensystems, des Immunsystems und der endokrinen Drüsen auftreten. *
7. Behandelt man die nun auftretenden Beschwerden mit herkömmlichen Arzneimitteln, wirken diese Substanzen ihrerseits als zusätzliche Giftstoffe, die wiederum am Punkt (2) dieser Entwicklung einsetzen und die Entwicklung eines Walking Wounded – Syndroms weiter in Gang halten werden (s. Abb. 2.1).

(*) Bei den Entwicklungsschritten 5 oder 6 kann man diesen Teufelskreis mit Hilfe des Verjüngungsprogramms unterbrechen. Das Verjüngungsprogramm beseitigt einige der Faktoren, die das Walking Wounded – Syndrom begünstigen und unterstützt die regelrechte Funktion der Leber und des Gastrointestinaltrakts.

Kapitel 2: Warum Sie das Verjüngungsprogramm brauchen

Die Abbildung 2.1 zeigt den Vorgang in einer vereinfachten Darstellung

Abbildung 2.1:

Progression des „Walking Wounded Syndroms"

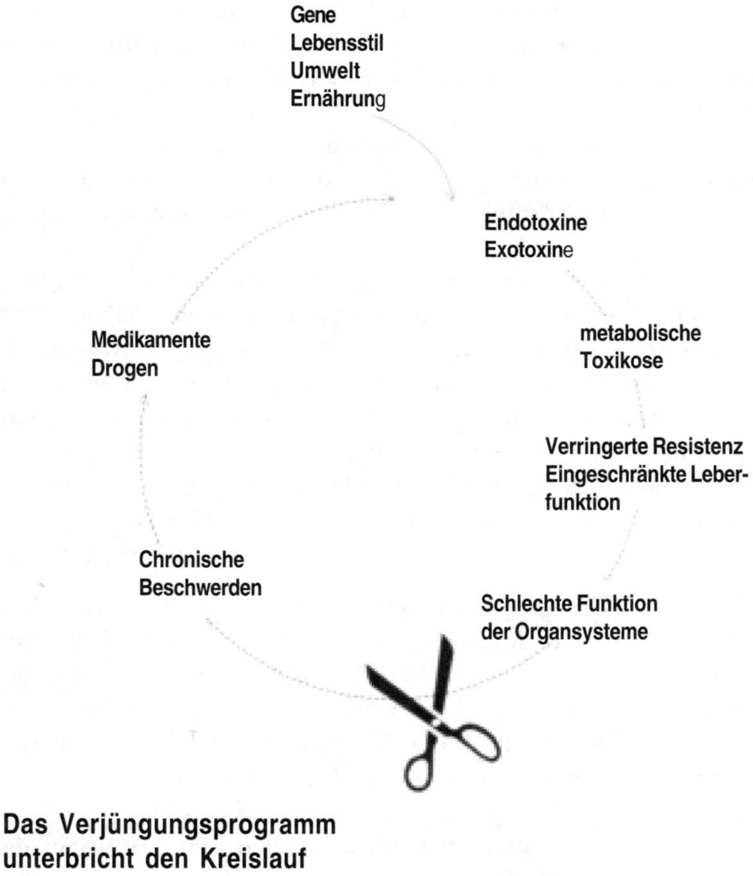

Gene
Lebensstil
Umwelt
Ernährung

Endotoxine
Exotoxine

Medikamente
Drogen

metabolische
Toxikose

Verringerte Resistenz
Eingeschränkte Leberfunktion

Chronische
Beschwerden

Schlechte Funktion
der Organsysteme

**Das Verjüngungsprogramm
unterbricht den Kreislauf**

Dies alles in einem Zeitraum von nur 20 Tagen erreichen zu wollen, ist sicher ein hoch gestecktes Ziel, aber mit Hilfe des Verjüngungsprogramms wird die Belastung durch die Toxine gemindert, die unser Immun-, Nerven und Endokrinsystem beeinträchtigen; das Ergebnis ist eine deutliche Verbesserung von Funktion und Vitalität.

Da jeder einzelne von uns genetisch einzigartig ist, wird auch jeder auf toxische Belastungen unterschiedlich reagieren. Das ist einer der Gründe, warum die meisten Ärzte chronische Störungen der Stoffwechselfunktionen oder des Entgiftungsapparates erst dann erkennen können, wenn diese schwerwiegend genug sind, um eindeutige Symptome zu entwickeln, die man dann diagnostizieren kann. So wird mancher Patient jahrelang unter den Symptomen eines Walking Wounded-Syndroms leiden, ohne dass ihm sein Arzt helfen kann. In der medizinischen Terminologie leidet eine solcher Mensch dann unter „idiopathischen Symptomen" d. h. unter Beschwerden unbekannter Herkunft.

Durch die Möglichkeit, die metabolischen Toxikosen einzelner Personen über mehrere Jahre beobachten zu können, haben meine Mitarbeiter und ich gelernt, dass weitaus mehr Variationen der Entgiftungsfunktionen bei „augenscheinlich gesunden" Personen existieren, als vorher je bekannt war. Es kann durchaus vorkommen, dass zwei Personen unter ganz identischen Umweltverhältnissen leben, die bei dem einen die Symptome einer chronischen Vergiftung auftreten lassen, währen ein anderer vollkommen beschwerdefrei ist.

Testen Sie Ihre Funktion

Der Verjüngungsprogramm-Fragebogen stellt den ersten Schritt dar, mit dem Ihnen bei der Klärung der Frage geholfen wird, ob auch Sie unter den Folgen einer solchen Vergiftung leiden und wie sich diese Folgen auswirken. Das Wissen über die Intensität, Schwere und Dauer Ihrer Beschwerden ist bei der Konzeption eines individuell angepassten Programms zur Senkung Ihrer Toxinbelastung und zur Förderung Ihres Entgiftungsapparates äußerst hilfreich.

Nehmen Sie sich ruhig etwas Zeit, um den Fragebogen auf den nächsten Seiten auszufüllen. Ihre Antworten werden Ihnen in den folgenden Kapiteln helfen, wenn Sie das Verjüngungsprogramm Ihren individuellen Bedürfnissen zur Steigerung Ihrer Funktion und der Linderung jener Beschwerden anpassen, die Ihre Lebensqualität beeinträchtigen können. Vergeben Sie bei jeder Frage - je nachdem, wie

Kapitel 2: Warum Sie das Verjüngungsprogramm brauchen

stark Ihre Beschwerden sind, wie lange und wie häufig sie auftreten – null bis vier Punkte. Vier Punkte geben Sie den Symptomen, die am schwersten sind, am häufigsten auftreten und am längsten anhalten, drei, zwei oder einen Punkt jenen Beschwerden, die weniger stark, seltener oder kürzer auftreten. Abschließend addieren Sie alle Punkte, die Sie erreicht haben. In den folgenden Kapiteln werden wir dann näher auf die einzelnen Bereiche des Fragebogens eingehen, Ihre erreichten Punktzahlen in diesen Rubriken werden Ihnen weitere Hinweise auf die Notwendigkeit bestimmter zusätzlicher Supplemente oder Programme geben.

Der Fragebogen zum Verjüngungsprogramm *

Name: Datum:

Woche

Bewerten Sie jedes der folgenden Symptome entsprechend Ihres Zustandes im folgenden Zeitraum:

Anfangstest: die letzten sieben Tage

Wertung: 0 Punkte = Ich habe dieses Symptom nie oder nur sehr selten
1 Punkt = Ich habe dieses Symptom gelegentlich, nur geringe Beeinträchtigung
2 Punkte = Ich habe dieses Symptom gelegentlich, deutliche Beeinträchtigung
3 Punkte = Ich habe dieses Symptom häufig, nur geringe Beeinträchtigung
4 Punkte = Ich habe dieses Symptom häufig, deutliche Beeinträchtigung

---

* Dieser Fragebogen wurde mit Erlaubnis der Firma Immunolabs Inc., Fort Lauderdale, Florida modifiziert

Abschnitt 1: Das Programm - Warum?

KOPF	___ Kopfschmerz
	___ Mattigkeit
	___ Schwindel
	___ Schlafstörungen Summe: ___

AUGEN   ___ Tränende oder juckende Augen
___ Geschwollene, rote oder klebrige Augenlider
___ Tränensäcke oder Augenringe
___ Verschwommene Sicht, „Tunnelblick" (gilt nicht für Kurz- oder Weitsichtige)   Summe: ___

OHREN   ___ Juckende Ohren
___ Ohrenschmerzen, Ohrinfektionen
___ Ausfluss aus den Ohren
___ Ohrgeräusche, Hörverlust   Summe: ___

NASE   ___ Stockschnupfen
___ Nebenhöhlenprobleme
___ Heuschnupfen
___ Niesattacken
___ Vermehrte Schleimsekretion   Summe: ___

MUND/   ___ Chronischer Husten
RACHEN   ___ Ständiges Bedürfnis, sich zu räuspern
___ Halsschmerzen, Heiserkeit, Verlust der Stimme
___ Geschwollene oder verfärbte Zunge, Zahnfleisch oder Gaumen
___ Geschwüre der Schleimhaut   Summe: ___

HAUT   ___ Akne
___ Nesselsucht, Ausschlag, trockene Haut
___ Haarausfall
___ Hautrötung, Hitzewallungen
___ Starkes Schwitzen   Summe: ___

Kapitel 2: Warum Sie das Verjüngungsprogramm brauchen

HERZ	___ Unregelmäßiger Herzschlag
	___ Herzrasen, starker Herzschlag
	___ Brustschmerzen Summe: ___

LUNGEN	___ Stauungsgefühl in der Brust
	___ Asthma, Bronchitis
	___ Kurzatmigkeit
	___ Atembeschwerden Summe: ___

MAGEN/	___ Übelkeit, Erbrechen
DARM	___ Durchfall
	___ Verstopfung
	___ Blähungen
	___ Aufstoßen, regelmäßiges Abgehen von Darmwinden
	___ Sodbrennen
	___ Bauch- oder Magenschmerzen
	Summe: ___

MUS-	___ Gelenkschmerzen
KELN/	___ Arthrose
GELEN-	___ Steifigkeit oder Bewegungseinschränkung der
KE	Gelenke
	___ Muskel- oder Weichteilschmerzen
	___ Gefühl von Mattigkeit oder Erschöpfung
	Summe: ___

KÖRPER-	___ Anfälle von Heißhunger
GE-	___ Sucht nach bestimmten Nahrungsmitteln
WICHT	___ Übergewicht
	___ „Lustesser", unvernünftige Essgewohnheiten
	___ Flüssigkeitseinlagerungen
	___ Untergewicht Summe: ___

Abschnitt 1: Das Programm - Warum?

ENER-	___	Erschöpfung, Schläfrigkeit
GIE,	___	Apathie, Lethargie, Lustlosigkeit
AKTI-	___	Hyperaktivität
VITÄT	___	Ruhelosigkeit Summe: ___

GE-   ___   Schlechtes Erinnerungsvermögen
DÄCHT-   ___   Verwirrtheit, vermindertes Begriffsvermögen
NIS,   ___   Schlechte psychische Koordination
PSYCHE   ___   „Schwierigkeit bei Entscheidungen"
            ___   Stottern, Stammeln
            ___   Verwaschene Sprache
            ___   Lernstörungen   Summe: ___

EMOTIO- ___   Stimmungsschwankungen
NEN   ___   Angst- oder Furchtzustände, Nervosität
         ___   Ärger, Reizbarkeit, Aggressivität
         ___   Depressionen   Summe: ___

SONSTI- ___   Ständige Krankheit
GES   ___   Regelmäßiger Harndrang
         ___   Juckreiz oder Ausschlag im Genitalbereich
         ___   „Lustesser", unvernünftige Essgewohnheiten
                                     Summe: ___

GESAMTERGEBNIS   SUMME: ___

Wenn Ihr Gesamtergebnis unter 25 Punkten liegt, leiden Sie nur wenig unter Beschwerden, die langfristig gesundheitliche Konsequenzen befürchten lassen. Die allgemeinen Vorschläge, die in diesem Buch beschrieben werden, können Ihnen helfen, Wege zu finden, auf denen

Kapitel 2: Warum Sie das Verjüngungsprogramm brauchen

auch in der Zukunft kaum Probleme auftreten werden. Ist Ihre Gesamtpunktzahl höher als 25 Punkte oder haben Sie in einer einzelnen Kategorie des Fragebogens mehr als 10 Punkte erzielt, können Sie davon ausgehen, dass sich Ihre Beschwerden durch das zwanzigtägige Verjüngungsprogramm deutlich bessern werden. Eine Punktzahl über 100 lässt darauf schließen, dass Ihre Beschwerden schwerwiegender, länger anhaltend oder stärker beeinträchtigend sind. In diesem Fall sollten Sie einen Arzt oder Therapeuten aufsuchen, um sicherzustellen, dass diese Beschwerden nicht durch eine manifeste medizinische Erkrankung bedingt sind. Die grundlegenden Konzepte des Verjüngungsprogramms, die in diesem Buch beschrieben werden, sollten Ihnen - zusätzlich zu anderen Behandlungsverfahren - auch eine deutliche Linderung Ihrer Beschwerden bringen.

> Wenn Sie unter eindeutigen Beschwerden leiden, können Sie durchaus unter einer manifesten Erkrankung leiden, die einer gezielten medizinischen Behandlung bedarf. Daher sollten Sie jedes Programm mit einem Besuch bei einem Arzt beginnen und im Ihre Krankengeschichte schildern bzw. sich untersuchen lassen. Das Programm, auf dem dieses Buch beruht, geht von der Voraussetzung aus, dass Sie einen Arzt oder Therapeuten konsultiert haben und das Vorhandensein einer spezifischen Erkrankung ausgeschlossen wurde!

Wie man die Informationen dieses Fragebogens nutzen kann

Sobald Sie diesen Fragebogen durchgearbeitet haben, können Sie selbst Angaben über die Stärke, Dauer und Häufigkeit Ihre Beschwerden machen, und Sie wissen, wie Sie auf äußere und innere Umstände reagieren. Im dritten Kapitel werden Sie die „*Phytonährstoffdiät*" kennen lernen, die einen zentralen Bereich unseres Verjüngungsprogramms ausmacht. Die weiteren Kapitel werden Ihnen zeigen, wie das Programm auf unterschiedliche Aspekte von Gesundheit und Funktion wirkt. Sie werden außerdem lernen, wie Sie das Programm Ihrer persönlichen Situation anpassen können. Sie wer-

Abschnitt 1: Das Programm - Warum?

den die speziellen Antworten, die Sie in Ihrem Fragebogen gegeben haben, einsetzen, um Ihr eigenes, persönliches Programm zu entwikkeln. Sie sollten also sicherstellen, dass Sie den Fragebogen sorgfältig ausgefüllt haben. Außerdem raten wir Ihnen, diesen Fragebogen im Laufe der nächsten drei Wochen einmal pro Woche neu zu bearbeiten, um Ihre Entwicklung zu dokumentieren. Für diesen Zweck befindet sich im Anhang II noch einmal der Fragebogens als Kopiervorlage.

Kapitel 3
Die Phytonährstoffdiät

Die Phytonährstoffdiät verlangt einiges an Engagement sowie die Bereitschaft für Veränderungen, wobei sich diese Veränderungen aber rasch in Form einer verbesserten Funktion, Vitalität und Energie sowie im Nachlassen jener Beschwerden bemerkbar machen, von denen Sie gedacht haben, sie seien ein unabdinglicher Bestandteil Ihres Alterungsprozesses. Die ersten paar Tage dieses Programms können für Sie recht strapaziös sein, da Sie auf Kaffee, Alkohol und einige andere fett- und zuckerreiche Speisen verzichten müssen, die Sie bisher geliebt haben. Aber lassen Sie sich dadurch nicht beirren. Der Lohn, der sich in gesteigerter Vitalität zeigen wird, ist die Mühe wert.

Ich hoffe, dass inzwischen Ihr Interesse geweckt worden ist und Sie bereit sind, zu beginnen. Wenn Sie wollen, können Sie noch heute mit der Phytonährstoffdiät anfangen. Ich würde Ihnen aber raten, trotzdem die folgenden Kapitel zu lesen. Zu Beginn jedes dieser Kapitel werde ich erklären, wie die Symptome aus Ihrem Fragebogen mit den Informationen dieses Kapitels zusammenhängen. Am Ende eines Kapitels erhalten Sie weitere Empfehlungen über zusätzliche Supplemente und Nährstoffe, die Ihnen helfen, das Verjüngungsprogramm Ihren Bedürfnissen anzupassen.

Wir haben uns besonders darum bemüht, die Phytonährstoffdiät abwechslungsreich und interessant zu gestalten und sie so konzipiert, dass sie rasch zu einem Ergebnis führt. Es ist eine so gesunde Ernährung, dass Sie diese Diät durchaus auch länger als 20 Tage einhalten können, wenn Sie wünschen. Dennoch muss Sie diese Ernährungsform nicht notwendigerweise für den Rest Ihres Lebens begleiten. Sie stellt vielmehr einen Ernährungsplan dar, auf den Sie so oft wie möglich zurückgreifen können, wenn Sie bemerken, dass Ihre Beschwerden zurückkehren oder dass Sie wieder in alte Ess- und Lebensgewohnheiten zurückgefallen sind, von denen Sie wissen, dass diese nicht gut für Ihre Gesundheit sind bzw. wenn Sie sich mal wieder „aufladen" oder regenerieren wollen, um sich besser zu fühlen. Wenn Sie diesem Speiseplan folgen, kann es durchaus sein, dass Sie einige Ihrer liebgewordenen Gewohnheiten langfristig verändern, bei denen Sie merken, dass sie mit für Ihre Beschwerden verantwortlich gewesen sind. Wenn das passiert – um so besser, denn das wird Ihre allgemeine Gesundheit deutlich optimieren.

Ein Ernährungsfahrplan zur Gesundheit

Die Phytonährstoffdiät nutzt bestimmte Nahrungsmittel und Nährstoffe, welche die einzigartige Fähigkeit besitzen, die Funktion Ihrer Organe und Organsysteme zu verbessern. Sie basiert auf Ernährungsprinzipien, die mit den Empfehlungen übereinstimmen, welche von den *„National Institutes of Health"*, der *„Federal Drug Administration"* (FDA), dem amerikanischen Landwirtschaftsministerium und der *„American Dietetic Association"* erstellt worden sind. Die Kost enthält stärkehaltige, komplexe Kohlenhydrate aus Reis und anderen Getreiden, Hülsenfrüchte, frisches Obst und Gemüse sowie – in geringen Mengen – fettarme tierische Proteine. Bedingt durch die nahezu einzigartigen Möglichkeiten von Reis, die Funktion Ihrer Organe wieder herzustellen, enthält diese Kost besonders hohe Anteile von Reis und Reisprodukten. Reis wird von den meisten Menschen gut vertragen, leicht verdaut und vom Körper gut genutzt. Reis enthält keine allergieauslösenden Stoffe wie Kasein (aus Molkereiprodukten) oder Gluten, das in anderen Getreidesorten und Körnern enthalten ist.

Die Phytonährstoffdiät entspricht in etwa der „neuen" Nahrungsmittelpyramide des US-Landwirtschaftsministeriums (s. Abb. 3.1), welche die Verteilung der unterschiedlichen Nahrungsmittel demonstriert, die eine „gesunde Kost" ausmachen, wobei es einen wichtigen Unterschied gibt: Wir haben die Hülsenfrüchte der gleichen Kategorie zugeordnet, wie das Fleisch. Hülsenfrüchte enthalten deutlich weniger Fett und mehr Ballaststoffe als Fleisch. Obwohl sie zu den proteinreichen Nahrungsmitteln gehören, ähneln die Hülsenfrüchte mehr den stärkehaltigen Gemüsen, als Fleisch oder anderen Tierprodukten. Daher haben wir in unseren Gerichten mehr Hülsenfrüchte als tierische Proteinquellen verwendet.

Die im Folgenden abgedruckten Speisepläne und Gerichte für einen Zeitraum von 20 Tagen machen den Kern des Verjüngungsprogramms aus. Sie sind sorgfältig ausgewählt, um Ihnen die Wirkung zu garantieren, welche durch die kombinierte Forschung und Erfah-

Kapitel 3: Die Phytonährstoffdiät

rungen der „HealthComm" – Mannschaft und anderen Kollegen aus dem Fachgebiet der funktionellen Medizin erkannt worden ist. Wie ich bereits erwähnt habe, hat uns diese Forschung in die Lage versetzt, therapeutische Produkte und ein Programm zu entwickeln, die von Praktikern der funktionellen Medizin in der USA und der restlichen Welt eingesetzt wurden. Das Verjüngungsprogramm stellt eine „Vollwertvariante" dieses klinischen Programms dar.

Abbildung 3.1:

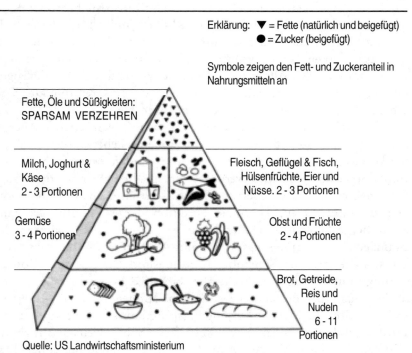

Die Nahrungsmittelpyramide – Ein Führer zur gesunden Ernährung

Quelle: US Landwirtschaftsministerium

Da sich eine ganze Reihe von Faktoren der Vollwertkost (Frische der Nahrungsmittel, Anbaumethoden, Bodenqualität, Einsatz von Chemikalien, Verarbeitungsverfahren) unserer Kontrolle entziehen, kann eine vollwertige Ernährung nicht im gleichen Ausmaß standardisiert

Abschnitt 1: Das Programm - Warum?

werden, wie eine Kost, die ausschließlich aus industriell verarbeiteten Nahrungsmitteln besteht. Wir haben daher die verwendeten Nahrungsmittel, deren Zubereitung und Portionsgröße so genau wie möglich beschrieben, um ein gewisses Maß an Einheitlichkeit zu erreichen. Je mehr Sie sich an diesen Vorgaben orientieren, desto erfolgreicher werden Sie vermutlich sein.

Alle Nahrungsmittel, die häufig Allergien oder Unverträglichkeiten auslösen können, wurden aus der Phytonährstoffdiät gestrichen. Da jeder biochemisch einzigartig ist, wird es dennoch unmöglich sein, wirklich alles, auf das einzelne Personen allergisch oder empfindlich reagieren könnten, vollkommen aus einer solchen Diät zu eliminieren. Sollte bei Ihnen eine Überempfindlichkeit gegen ein bestimmtes Lebensmittel - z. B. Reis, Zitrusfrüchte oder Sojaprodukte - bekannt sein, sollten Sie selbstverständlich auf dieses Nahrungsmittel verzichten und es durch eine andere Speise aus der Liste der „akzeptablen Nahrungsmittel und Getränke" ersetzen. Die typischen und häufigen Allergene, auf die Sie während der zwanzigtägigen Phytonährstoffdiät verzichten (müssen), sind Molkereiprodukte, Weizen und andere glutenhaltige Getreide sowie Hefe.

Zusätzlich zu diesen bekannten und weit verbreiteten Allergenen haben wir außerdem eine Reihe weiterer Lebensmittel und Getränke ausgeklammert, die erst entgiftet werden müssen, bevor sie vom Körper ausgeschieden werden können. Wir haben auf diese Stoffe verzichtet, um Ihre Leber und Ihren Gastrointestinaltrakt bestmöglich zu unterstützen, wenn die Funktion dieser Entgiftungsorgane wiederhergestellt wird. Daher legen wir Ihnen nahe, während des zwanzigtägigen Verjüngungsprogramms Koffein, Alkohol, Salz, Zucker sowie künstliche Süßstoffe, Nahrungsmittelzusätze und Konservierungsmittel zu meiden. Sollte Ihre bisherige Kost eine oder mehrere der genannten Bestandteile enthalten, können während der ersten zwei bis drei Tage Ihres Verjüngungsprogramms Entzugssymptome auftreten, während Ihr Körper die Reste dieser Substanzen ausschwemmt. (Trinken Sie beispielsweise regelmäßig Kaffee, können Sie einige Tage vermehrt unter Kopfschmerzen leiden, wenn Sie auf Koffein verzichten müssen). Sie können diese Beschwerden lindern, indem Sie die Aufnahme dieser Stoffe vor Beginn Ihrer Diät schrittweise verringern. Sie sollten allerdings die Zufuhr dieser Nahrungsmittel vollständig beendet haben, bevor Sie mit Ihrer Diät beginnen.

Alle Nahrungsmittel, die im Rahmen der Phytonährstoffdiät eingesetzt werden, bieten den höchsten Gehalt jener Nährstoffe, die Ihr Körper zur Unterstützung seiner Entgiftungsmechanismen benötigt. Wir haben dabei besonderes Augenmerk auf die Anteile und Zusammensetzung der verwendeten Fette, die Spiegel antioxidativer Vitamine und Mineralstoffe und der Qualität der Proteine gelegt. Die Funktion der Leber und des Gastrointestinaltrakts ist bei vielen Menschen, die wir als Mitglieder der Walking Wounded-Gruppe bezeichnen, häufig gestört. Die Nährstoffe der Phytonährstoffdiät fördern die optimale Funktion dieser Organe und anderer Systeme unseres Körpers. Obwohl wir es immer wieder versucht haben, konnten wir bei den geplanten Richtlinien bezüglich der Fett- und Kalorienzufuhr und der Essbarkeit der Gerichte den Gehalt an antioxidativen Vitamine und Mineralstoffen nicht in dem Maße steigern, dass er unseren Vorstellungen entsprach. Daher haben wir in unser Programm zwei zusätzliche Empfehlungen einbauen müssen. Bitte versorgen sie sich zusätzlich mit den Mengen an antioxidativen Vitaminen und Mineralstoffe/Spurenelemente, die auf der Tabelle 11.2 im elften Kapitel erwähnt werden und setzen Sie diese täglich im Rahmen Ihres Verjüngungsprogramms ein.

Gluten ist eine Proteinfragment (Eiweißbruchstück), das in einer Reihe von Getreidearten – besonders im Weizen – vorkommt und auf das viele Menschen allergisch reagieren. Eine der Gründe dafür liegt in der Tatsache, dass Weizen ein Bestandteil fast jeden Nahrungsmittels darstellt. Da so viele Menschen auf Gluten allergisch reagieren, haben wir diesen Eiweißbestandteil vollständig aus der Phytonährstoffdiät eliminiert. Neben Weizen umfassen glutenhaltige Getreide Roggen, Gerste, Hafer, Spelz und Dinkel. Glutenfreie Getreidesorten sind Reis, Mais, Buchweizen, Hirse, Tapioka, Amaranth und Quinoa. (Amaranth, Quinoa und Buchweizen gehören nicht zu den „echten" Getreiden. Trotz seiner Namensähnlichkeit ist Buchweizen noch nicht einmal mit dem Weizen verwandt).

Spelz enthält eine Form von Gluten, die besser verdaulich ist, als Weizengluten. Auch wenn viele Menschen mit Spelz weniger Probleme zu haben scheinen, als mit Weizen, haben wir ihn trotzdem aus der Phytonährstoffdiät gestrichen, da einzelne Menschen, die beson-

Abschnitt 1: Das Programm - Warum?

ders allergisch auf Glutene reagieren, auch bei Spelz Probleme bekommen könnten.

Einige Menüs der Phytonährstoffdiät enthalten Säfte. Säfte sind eine konzentrierte Quelle jener Nährstoffe, die Ihr Körper braucht, um seine Entgiftungsfunktionen zu optimieren. Je frischer ein Saft ist, desto höher ist sein Gehalt an diesen Nährstoffen. Um den Nutzen unseres Programms zu steigern, empfehlen wir Ihnen, sich einen Entsafter anzuschaffen, um Ihre eigenen frischen Säfte pressen zu können. Sie können auch versuchen, an Ihrem Wohnort eine Saftbar zu finden, in der Sie regelmäßig frische Säfte aus biologisch angebauten Produkten erhalten.

Um exakt die Mengen an Kalorien, Fetten, Proteinen und Kohlenhydraten sowie der Nährstoffe zu erhalten, die bei jedem Menü angezeigt werden, sollten Sie sich bei der Zubereitung Ihrer Speisen so genau wie möglich an die Vorgaben aus den Rezepten halten. Auch wenn Sie einzelne Gerichte meiden oder gegeneinander austauschen, Nahrungsmittel aus den Rezepten durch andere Zutaten aus der Gruppe der geduldeten Nahrungsmittel ersetzen oder eigene Speisen aus diesen Nahrungsmitteln zusammenstellen – Sie werden in jedem Fall von dem Verjüngungsprogramm profitieren. Allerdings werden Ihre Erfolge um so geringer sein, je mehr Sie sich von den empfohlenen Nahrungsmitteln und Speisen entfernen. Meiden Sie die verbotenen Nahrungsmittel und integrieren Sie jeden Tag Nahrungsmittel aus der Gruppe der empfohlenen Speisen in Ihre Kost.

Sollte Sie nicht genug zu essen haben, können Sie Speisen aus der Gruppe der erlaubten Nahrungsmittel wählen und diese als Zwischenmahlzeit einsetzen. Dadurch ändert sich natürlich das Verhältnis der einzelnen Nährstoffe sowie die Menge der aufgenommenen Kalorien. Die Phytonährstoffdiät ist keine Reduktionskost. Wenn Sie ein „Vielfrass" sind, der regelmäßig süße oder sahnehaltige Snacks verzehrt, alkoholische Getränke konsumiert oder fette Speisen verzehrt hat, werden Sie vermutlich mit diesem Programm auch Gewicht verlieren. Wenn Sie das Verjüngungsprogramm vorschriftsmäßig durchführen und sich dabei durchschnittlich stark körperlich betätigen (z. B. täglich einen halbstündigen Spaziergang machen), wird alles, was Sie an Körpermasse verlieren, aus Flüssigkeit und überflüssigen oder ungesunden Fettdepots bestehen. Sie dürften keine fettfreie Körpermasse verlieren. Wenn Wassereinlagerungen im Gewebe eines Ihrer gesundheitlichen Probleme dargestellt haben, werden Sie vermutlich durch dieses Programm deutlich an Gewicht verlieren. Das Beste aber ist, dass Sie beginnen werden, sich zunehmend besser zu fühlen. Und das ist das Ziel dieses Programms!

Wir empfehlen Ihnen besonders, in Ihrem Wohnort nach einem Bio- oder Naturkostladen zu suchen. Achten Sie besonders auf Anbieter, die – außer gefrorenen, gekühlten oder abgepackten Nahrungsmitteln – auch Rindfleisch und Geflügel aus artgerechter, biologischer Haltung bzw. eine Auswahl von biologisch angebautem Obst und Gemüse führen. Inzwischen findet man auch in einigen Supermärkten eine recht gute Auswahl naturbelassener Nahrungsmittel.

(Anm. d. Übers.: Darüber hinaus existieren in Deutschland bzw. im deutschsprachigen Ausland zahlreiche Anbieter von biologischen Nahrungsmitteln, die ihre Produkte auch versenden. Eine Liste mit Adressen dieser Anbieter schicken wir Ihnen auf Anforderung gerne zu.).

Es gibt auf dem Markt eine ganze Reihe von seriösen Herstellern natürlicher Nahrungsmittel und Produkte, die gut zu einer solchen Ernährung passen. Wir wollen in diesem Buch keine eindeutigen Empfehlungen für einzelne Hersteller/Anbieter machen, weisen aber darauf hin, dass es sinnvoll ist, nach Anbietern zu suchen, die mit einem der in der EG bekannten Qualitätssiegel (Bioland, Neuform o. ä.) ausgezeichnet worden sind.

Die Bedeutung der körperlichen Aktivität als Bestandteil des Verjüngungsprogramms

Obwohl die Ernährung ein zentrales Anliegen des Verjüngungsprogramms darstellt, wollen wir nicht die Bedeutung der regelmäßigen körperlichen Aktivität für die optimale Wirkung dieses Programms außer Acht lassen. Alle Mitglieder der medizinischen Gemeinschaft stimmen in der Auffassung überein, dass körperliche Aktivität eine wesentliche Komponente für die optimale Funktion des menschlichen Körpers darstellt und dass körperliche Betätigung einer der ersten Schritte ist, mit dem man ein Programm zur Steigerung der Gesundheit beginnen sollte (1).

Wie die Forschung belegt hat, existieren sehr viele Menschen

Abschnitt 1: Das Programm - Warum?

infolge ihrer verringerten körperlichen Aktivität und verminderten Ausdauer am Rande bzw. jenseits ihrer körperlichen Leistungsfähigkeit. Häufig bedarf es nur einer Bagatellerkrankung, um sie vollkommen aus der Bahn zu werfen, da die Organreserven dieser Menschen derartig ausgeschöpft sind, dass sie praktisch keinerlei Widerstandskraft mehr besitzen. Eine ständig wachsende Anzahl von Amerikanern (und auch Westeuropäern) pflegen einen vorwiegend inaktiven Lebensstil und zehren von fetten, nährstoffarmen „Fast Foods", die ihr Übergewicht begünstigen und sie zu Mitgliedern der Walking Wounded Gruppe machen. Regelmäßige körperliche Betätigung während des Verjüngungsprogramms hilft, den Stoffwechsel zu aktivieren und die Ausscheidung jener giftiger Schlacken zu steigern, die von Wissenschaftlern als *„Xenobiotika"* (= Substanzen, die dem Leben fremd sind) bezeichnet werden.

In einer Untersuchung gaben 60 % einer Personengruppe, die man gebeten hatte, Ihre Gesundheit mit der ihrer Eltern zu vergleichen an, gesünder als ihre Eltern zu sein. Die Hälfte der Befragten glaubte hingegen, dass der Gesundheitszustand ihrer Kinder schlechter sei, als ihr eigener im vergleichbaren Alter. Diese Untersuchung lässt den Zustand junger Menschen in einem schlechten Licht erscheinen, zumal man davon ausgehen muss, dass der Gesundheitszustand der Jugendlichen im Laufe der nächsten 10 bis 20 Jahre weiter abnehmen wird, wenn man keine Maßnahmen zur Erhaltung der Gesundheit unternimmt. Ein erster Schritt in diese Richtung muss darin bestehen, mit Hilfe eines Verjüngungsprogramms die körperliche Leistungsfähigkeit, die Belastbarkeit von Herz und Kreislauf sowie die Flexibilität zu bessern. Das erreicht man zum Beispiel, indem man beginnt, wöchentlich mindestens 100 Minuten zu gehen. Regelmäßige körperliche Aktivität hilft unserem Körper, sich besser der Giftstoffe zu entledigen und stellt somit als einen wichtigen Faktor eines umfassenden Entgiftungsprogramms dar.

Erlaubte Nahrungsmittel und Getränke

(Die folgenden Nahrungsmittel und Getränke können als Zwischenmahlzeiten oder zur Ergänzung Ihres täglichen Speiseplans eingesetzt werden)

Reiskuchen, Reiswaffeln
Popcorn (ohne Butter und Salz)
Buchweizen-, Quinoa-, Reis- oder Maisnudeln
Alle frischen Obstsorten (außer Kokosnüssen), möglichst aus biologischem Anbau
Alle frischen Gemüsesorten, möglichst aus biologischem Anbau. Vorsicht bei Avocados *
Reiscreme
Reis-, Mandel- oder Sojamilch, naturbelassen oder mit natürlichen Geschmacksstoffen
Nüsse * (frisch oder geröstet, ohne Salz)
Nussbutter *
Sonnenblumenkerne (trocken geröstet, ohne Salz)
Trockenfrüchte (aus biologischem Anbau, ungeschwefelt)
Reine, ungesüßte Fruchtsäfte
Wasser
Mineralwasser, (auch kohlensäurehaltig aber natriumarm)
Kräutertees

(* verwenden Sie diese Nahrungsmittel nur sparsam, da sie sehr fettreich sind)

Verbotene Nahrungsmittel

Weizen und andere glutenhaltige Getreide (Hafer, Gerste, Roggen, Dinkel)
Milch und Molkereiprodukte
Eier
Zucker
Künstliche Süßungsmittel
Alkohol
Koffein: Kaffee (auch entkoffeinierter Kaffee), Schwarztee, Colagetränke
Limonaden
Nahrungsmittel, die künstliche Zusatzstoffe (Farbstoffe, Süßmittel, Geschmacksverstärker, Konservierungsmittel usw.) enthalten
Fetthaltige Speisen
Salzhaltige oder gesalzene Nahrungsmittel

Abschnitt 1: Das Programm - Warum?

Empfohlene Nahrungsmittel

Karotinreiche Nahrungsmittel (Süßkartoffeln, Karotten, Spinat, Cantaloupen, Kürbisse, Grünkohl)
Vitamin C-reiche Nahrungsmittel (Zitrusfrüchte, Broccoli, Erdbeeren, Tomaten, Melonen, Kartoffeln, Paprikaschoten, Rosenkohl, Weißkohl)
Reines, frisches Wasser (mindestens 2 Liter pro Tag)
Supplemente mit antioxidativen Vitaminen
Supplemente mit Mineralstoffen und Spurenelementen (s. Kapitel 11, Tabelle 11.1)

Die Einkaufsliste

Die Gerichte, die Sie im Laufe der nächsten 20 Tage zu sich nehmen werden, enthalten Zutaten, die Sie nicht ohne weiteres in Ihrer Speisekammer finden werden. Die nun folgende Liste enthält die Mehrzahl dieser Zutaten, die Sie zur Zubereitung Ihrer Mahlzeiten benötigen werden. Vielleicht haben Sie ja die eine oder andere Zutat doch schon in Ihrer Küche. Einfache Zutaten wie Pfeffer, Knoblauch, und Zitronen werden Sie allerdings auf dieser Liste ebenso wenig finden, wie frisches Obst oder Gemüse, das Sie ohnehin regelmäßig einkaufen sollten. Der Einkauf Ihrer Nahrungsmittel wird Ihnen gleichzeitig die Möglichkeit bieten, sich mit dem Angebot „Ihres" Naturkostladens zu beschäftigen.

Schauen Sie sich zu Beginn Ihres Programms alle Rezepte genau an, damit Sie eine Vorstellung davon haben, welche Mengen Sie von jeder Zutat benötigen. Es wird Gerichte geben, die Sie weniger mögen und Speisen, auf die Sie lieber ganz verzichten möchten. Bei manchen Rezepten werden auch Alternativen angeboten wie z. B. getrocknete Äpfel, Papayas oder Rosinen, so dass Sie nicht alle drei Zutaten einkaufen müssen.

Getreide und Körner

Frühstücksflocken aus braunem Reis
Reiscreme

Buchweizencreme
Puffreis
Kasha (Buchweizengrütze)
Hirse
Amaranthflocken
Cornflakes
Reis (versuchen Sie Langkornreis, Basmati und andere Sorten)
Reisnudeln
Quinoa
Trockenerbsen (gelb oder grün)

Mehl, Backzutaten

Pfeilwurz- oder Buchweizenmehl
Kartoffelstärkepulver
Reismehl
Tapiokamehl
Reiskleie
Kaisernatron
Aluminiumfreies Backpulver

Öle und Fette

Safloröl (Distelöl)
Olivenöl
Sonnenblumenöl
Sesam-, Walnuss- oder Sojaöl
Leinöl

Bohnen, Nüsse, Samen

Linsen (alle Arten sind erlaubt)
Schwarze Bohnen
Pintobohnen
Kichererbsen
Kidneybohnen
Gebackene, weiße Bohnen
Haselnüsse
Walnüsse
Sonnenblumenkerne (geröstet, ohne Salz)
Sesamsamen
Mohn
Erdnüsse, trocken geröstet
Mandeln, trocken geröstet
Cashewkerne, roh
Sojanüsse

Suppen, -konzentrate

Schwarze Bohnensuppe
Misosuppe
Hühnersuppenkonzentrat

Fisch, Fleisch- und Eiersatz

Tunfisch in Wasser
Tempeh-Burger
Vegetarischer Burger
Eiersatz

Ersatz für Milch- und Molkereiprodukte

Milchfreier Käse
Milchfreier Joghurt (Sojajoghurt)
Mandelmilch
Sojamilch
Reismilch
Tofu

Säfte, Tees

Apfelmost

Tomatensaft
Frisch gepresster Frucht- oder Gemüsesaft
Kräutertees

Brot, Kräcker
Maistortillas
Reisbrot, -waffeln
Tapiokabrot
Reiskuchen
Popcornkeks
Reiskräcker

Getrocknete Früchte
Äpfel
Papayas
Rosinen
Korinthen
Datteln
Kirschen
Pfirsiche
Aprikosen

Dosenobst
Apfelgelee, ungesüßt
Mandarinen

Brotaufstrich
Mandelbutter
Tahini (Sesambutter)
Apfelbutter

Gewürze
Salsa
Vollkornsenf
Dijonsenf
Tamarisauce

Worchestershiresauce
Tabascosauce

Essig
Apfelessig
Estragonessig
Weinessig
Rotweinessig
Balsamicoessig

Süßmittel
Honig
Reissirup

Würzkräuter
Basilikum
Lorbeerblätter
Senfmehl
Kümmel
Cayennepfeffer
Sellerie
Chilipulver
Zimt
Koriander
Cumin
Currypulver
Ingwer
Muskat
Oregano
Paprika
Rote Pfefferschoten, gemahlen
Salzfreie Würzmischungen
Estragon
Thymian
Gelbwurz
Bourbonvanille
Rosmarin

Kapitel 3: Die Phytonährstoffdiät

Der Speiseplan

Alle mit einem Sternchen gekennzeichneten Rezepte befinden sich im Anhang 1 am Ende des Buches

Erster Tag

<u>Frühstück</u>
1 Tasse Reis-Frühstücksflocken mit ½ Tasse Reismilch, 1 Tasse Aprikosensaft

<u>Mittagessen</u>
Zwei geröstete Maistortillas: mit einer Schere zerteilen. Bei 275 Grad etwa 20 min. backen. (Kann vorbereitet und in einem luftdichten Gefäß aufbewahrt werden
¾ Tasse gekochte, schwarze Bohnen,
30 Gramm milchfreier Schnittkäse,
1 Tasse zerpflückter Salat,
½ Tasse gewürfelte Tomaten,
2 Tl. Salsa,
1 mittlere frische Birne

<u>Abendessen</u>
1 Tasse Misosuppe
1 Portion *„Marinierter Tunfisch mit Gemüse"* *
1 Scheibe geröstetes Reisbrot

Tagesbilanz
1654 Kalorien   17 % Proteine   37, 9 g Ballaststoffe
63 % Kohlenhydrate   20 % Fett

Zweiter Tag

<u>Frühstück</u>
1 Portion *„Frühstücksriegel"* *
1 Portion milchfreier Joghurt

1 „Gebackener Apfel" *

Mittagessen
1 Portion „Roter Kartoffelsalat Vinaigrette" *
1 Tasse frische Erdbeeren oder ein anderes Vitamin C-reiches Obst
3 Popcornkuchen

Abendessen
85 Gramm Hüftsteak,
1 Tasse Blumenkohl, gedämpft und mit Petersilie garniert,
1 Maiskolben gegrillt oder ½ Tasse Tiefkühlmais, gedämpft
Dazu ein gemischter Salat aus:
1 Tasse Eichblattsalat,
3/4 Tasse Romanescosalat
1/2 kleine Paprikaschote, gewürfelt
1 geraffelte Karotte,
4 Radieschen, fein gehackt,
1 Zwiebel, fein gehackt.
Dressing: frischer Zitronensaft

Tagesbilanz
1516 Kalorien   15 % Proteine   28, 9 g Ballaststoffe
66 % Kohlenhydrate   19 % Fett

Dritter Tag

Frühstück
1 ½ Tassen Apfelmost,
1 Portion „Bauernomelett ohne Eier" *
2 Scheiben geröstetes Reisbrot
2 TL Apfelbutter

Mittagessen
Vegetarischer Tacosalat aus:
2 gerösteten Maistortillas (Zubereitung s. Tag 1),
1 Tasse Romanescosalat
1/2 Tasse Tomatenscheiben

1/2 Tasse gebackene Bohnen
30 Gramm geraspelter Käse, milchfrei
2 frische Aprikosen

Abendessen
1 Portion Vegetarischer Burger,
1 Portion „Minzekarotten" *
Zitrussalat aus:
1/2 Orange, filetiert,
1/2 Grapefruit, filetiert,

Tagesbilanz
1715 Kalorien   12 % Proteine   36,7 g Ballaststoffe
68 % Kohlenhydrate   20 % Fett

Vierter Tag

Frühstück
40 Gramm Amaranthflocken,
2 Tl. Rosinen
1 Tasse Sojamilch,
1/2 Papaya

Mittagessen
1 Portion „Rotkohlsalat" *
4 braune Reiskuchen,
80 Gramm Käse, milchfrei
2 frische Aprikosen

Abendessen
1 Portion „Reis mit Erbsen" *
1 Tasse Möhren, gedämpft
Spinatsalat aus:
1 Tasse frischen Spinatblättern,
1/4 Tasse frischen gewürfelten Pilzen
1/2 Tasse Tomatenscheiben,
Balsamicoessig

Tagesbilanz
1511 Kalorien 12 % Proteine 36,6 g Ballaststoffe
70 % Kohlenhydrate 18 % Fett

Fünfter Tag

Frühstück
1 Portion „Müsli" *
¾ Tasse Mandelmilch
400 ml frisch gepresster Saft aus Karotten und Ananas

Mittagessen
1 Portion „Borschtsch" *, mit 1 Tl milchfreiem Joghurt garniert
2 Tassen gemischter grüner Salat aus:
Kopfsalat, Radicchio und Alfalphasprossen.
1 Apfel, mittelgroß

Abendessen
1 Portion „Hühnchen-Broccoli-Pfanne" *
1 Tasse gekochter Salat
Orangen-Romanesco-Salat:
1/2 Orange, filetiert,
1 Tasse Romanescosalat
1 gewürfelte Zwiebel,
„Basilikum-Paprika-Dressing" *

Tagesbilanz
1579 Kalorien 16 % Proteine 39,2 g Ballaststoffe
64 % Kohlenhydrate 20 % Fett

Sechster Tag

Frühstück
1 Portion „Bauernomelett ohne Ei" * (s. dritter Tag),
175 Gramm milchfreier Joghurt
3/4 Tasse Himbeeren
1 Glas Orangensaft

Kapitel 3: Die Phytonährstoffdiät

Mittagessen
1 Portion „Mandarinen-Mandel-Salat" *
4 Reiskuchen
1 Tasse Weintrauben

Abendessen
2 Portionen „Schnelle Quinoakasserole" *
1 Tasse gedämpfte Spargelabschnitte
1 Tasse Melonensalat aus:
1/3 Wassermelone,
1/3 Honigmelone
1/3 Cantaloupe

Tagesbilanz
1780 Kalorien   11 % Proteine   32,7 g Ballaststoffe
67 % Kohlenhydrate   21 % Fett

Siebter Tag

Nehmen Sie sich heute die Zeit, Ihren zweiten Verjüngungsprogramm-Fragebogen zu bearbeiten, um festzustellen, ob sich Ihre Beschwerden bereits gebessert haben!

Frühstück
1 Portion „Gebackener Apfel mit Cashewhaube" *
2 Scheiben Tapioka- oder Reisbrot
1 Tasse Mandelmilch Vanille

Mittagessen
1,5 Portionen „Gesunder Krautsalat" *,
4 Reiscracker
1 mittelgroße Nektarine

Abendessen
85 Gramm gebackene Truthahnbrust,

1 mittelgroße Süßkartoffel, gebacken
1 Tasse Broccoli, gedämpft,
2 frische Pflaumen

Tagesbilanz
1690 Kalorien   13 % Proteine   36, 7 g Ballaststoffe
67 % Kohlenhydrate   20 % Fett

Achter Tag

Frühstück
1 Portion „Soja-Bananen-Shake" *
2 „Würzige Kartoffelmuffins" *
2 TL Apfelbutter

Mittagessen
1 Portion „Gefüllte Tomaten *
4 Reiskuchen

Abendessen
85 Gramm gekochte Hühnerbrust
2 Portionen „Risi Bisi" *
2 Maistortillas, gebacken oder geröstet,
2 Tl Salsa
Obstsalat aus:
1 Kiwi in Scheiben geschnitten
1/2 Tasse Cantaloupen
1/2 Tasse Ananasstückchen
1/2 Tasse Orangen, filetiert

Tagesbilanz
1540 Kalorien   14 % Proteine   27,1 g Ballaststoffe
66 % Kohlenhydrate   20 % Fett

Kapitel 3: Die Phytonährstoffdiät

Neunter Tag

Frühstück
2 Tassen gemischter Obstsalat aus:
1 Tasse Trauben in Scheiben,
1/2 Banane
1/2 Papaya in Scheiben
1 Tasse Kasha Frühstücksflocken,
1 Tasse Reismilch

Mittagessen
1,5 Tassen „*Erbsensuppe*" *,
4 Reiskuchen

Abendessen
140 Gramm geräucherter Lachs mit Zitronenscheiben belegt,
1 Tasse gedämpfter Reis
1 Tasse gedämpfter Blumenkohl oder Broccoli
1 Tasse gemischter grüner Salat mit „*Leinöldressing*" *

Tagesbilanz
1581 Kalorien	17 % Proteine	26,5 g Ballaststoffe
65 % Kohlenhydrate	18 % Fett

Zehnter Tag

Frühstück
1 Portion „*Melonensmoothie*" *
¾ Tassen braune Reisflocken,
1/2 Tasse Mandelmilch

Mittagessen
1 Portion „*Spinatsalat mit Erdbeeren*" *,
4 Popcornkuchen
1 mittelgroßer Apfel

Abschnitt 1: Das Programm - Warum?

Abendessen
1 vegetarischer Burger, gedünstet,
1 Portion „Dünne Pommes frites" *
Salat aus:
1 Tasse Eichblatt,
1 Tasse Romanesco,
1 Stange Sellerie, gewürfelt,
1 geraspelte Karotte,
1 Tomate in Scheiben,
2 Tl Leinöldressing (s. neunter Tag).

Tagesbilanz (10. Tag)
1608 Kalorien   12 % Proteine   41, 9 g Ballaststoffe
70 % Kohlenhydrate   18 % Fett

Elfter Tag

Frühstück
1 Portion „Bauernomelett ohne Ei" (s. dritter Tag)
1 Scheibe geröstetes Reisbrot
2 TL Apfelbutter
1 Tasse Blaubeeren

Mittagessen
1 gebackene Kartoffel,
1/2 Tasse gedünstete Pilze
1/2 Tasse gedünstete Zwiebeln
1 Portion „Karottensalat" *
1 mittelgroßer Apfel

Abendessen
120 Gramm gedünsteter Heilbutt,
4 Tassen Wildreis, gekocht
1 Tasse gedämpfter Broccoli,
1 Portion „Eichelkürbisringe" *

Tagesbilanz
1515 Kalorien 16 % Proteine 30,1 g Ballaststoffe
70 % Kohlenhydrate 14 % Fett

Zwölfter Tag

Frühstück
1 Tasse Puffreiszerealien,
1 Banane in Scheiben,
1 Portion Reismilch
1 Tasse Grapefruitsaft

Mittagessen
1 Tasse Schwarze-Bohnen-Suppe,
4 Popcornkuchen
1 Portion milchfreier Joghurt,
1 frische Orange

Abendessen
1 Portion „Hühner-Gemüse-Topf" *
1,5 Tassen gedämpfter Reis

Tagesbilanz
1523 Kalorien 16 % Proteine 36 g Ballaststoffe
70 % Kohlenhydrate 14 % Fett

Dreizehnter Tag

Frühstück
1 Portion „Himmlisches Quinoa" *
1 Scheibe Reisbrot, getoastet, 1 TL Mandelbutter
1,5 Tassen frischer Saft aus Orangen und Grapefruit

Mittagessen
Gemischter grüner Salat aus:
1 Tasse Romanescosalat ➡

Abschnitt 1: Das Programm - Warum?

1 Tasse geraspelter Weißkohl
3 Radieschen
1/2 Gurke in Scheiben
1/2 geraspelte Karotte
1/2 Tasse Sprossen
1 Portion „*Basilikum-Paprika-Dressing*" (s. fünfter Tag)
4 Reiskuchen
1 Nektarine

Abendessen
115 Gramm gedünstete Hühnerbrust
1 Portion „*Schwarze Bohnen mit Tomaten*" *
2 Maistortillas
1 Tasse zerpflückter Salat,
2 TL Salsa
1 Tasse Cantaloupen in Scheiben

Tagesbilanz (13. Tag)
1505 Kalorien   16 % Proteine   34,1 g Ballaststoffe
64 % Kohlenhydrate   20 % Fett

Vierzehnter Tag

Denken Sie daran, heute Ihren dritten Fragebogen auszufüllen!

Frühstück
1 Portion „*Frühstücksriegel*" (s. zweiter Tag) mit gehackten Datteln
1 Portion Nussmilch
1 Portion „*Bauernomelett ohne Ei*". (s. dritter Tag)
„*Frischer Gemüsesaft*" *

Mittagessen
Chefsalat aus:
1 Tasse roher Spinat
1 Tasse Romanesco
1/2 frische Tomate

1/4 Tasse Wasserkastanien
85 Gramm geraspelter Käse ohne Milch
Balsamico- oder ein anderer Essig
4 Popcornkuchen

Abendessen
2 Tassen „Lüsterne Linsensuppe" *
1 Portion „Eichelkürbisringe" (s. elfter Tag)
1 Tasse gedämpfter Spargel
Obstsalat aus:
1 kleinen Birne
1/2 Tasse Ananasspalten
1/2 Tasse Weintrauben

Tagesbilanz (14. Tag)
1703 Kalorien   12 % Proteine   51,1 g Ballaststoffe
69 % Kohlenhydrate   20 % Fett

Fünfzehnter Tag

Frühstück
1 „Würziger Karottenmuffin" (s. achter Tag),
1 Portion „Bananen-Papaya-Smoothie" *

Mittagessen
1 Portion „Maissalat Santa Fe" *
1 Portion „Tortillachips" *

Abendessen
85 Gramm gebackene Truthahnbrust,
1 Portion „Irish Stew" *
1 Portion Walddorfsalat aus:
1 kleinem Apfel, in Würfel geschnitten
1 Stange Sellerie, in Würfel geschnitten
1 TL Walnüsse, gehackt

1/4 Tasse Joghurt ohne Milch

Tagesbilanz
1747 Kalorien   13 % Proteine   45 g Ballaststoffe
74 % Kohlenhydrate   13 % Fett

Sechzehnter Tag

Frühstück
1 Portion „Müsli" (s. fünfter Tag),
1 Portion Reismilch,
1 Tasse Ananasspalten.
1 Tasse Grapefruitsaft

Mittagessen
1 Portion „Truthahn Sommergarten" *
4 Reiskuchen
1 mittelgroßer Apfel

Abendessen
1 Portion „Würziger Kichererbsentopf" *
1 Tasse grüne Bohnen, gedämpft,
1 Tasse Karotten, gedämpft

Tagesbilanz
1791 Kalorien   12 % Proteine   38, 2 g Ballaststoffe
67 % Kohlenhydrate   21 % Fett

Siebzehnter Tag

Frühstück
2 „Kartoffelpfannkuchen aus dem Ofen" *
1/3 Cantaloupe
1 Tasse Orangensaft, frisch gepresst

Mittagessen
Gemischter Rohkostsalat aus:

1 Tasse Endiviensalat,
1 Tasse Eichblattsalat,
1/2 Tasse Radicchiosalat,
1/2 Tasse gewürfelte, rote Paprikaschoten
1/2 Tomate in Scheiben,
3 geraspelte Karotten,
3 Radieschen in Scheiben,
1/4 Tasse Pilze,
1/4 Tasse Gurkenscheiben,
1 Portion Basilikum-Pfefferdressing (s. fünfter Tag),
4 braune Reiskuchen
¼ Tasse „*Hummousaufstrich* *

Abendessen
170 Gramm „*Muscheln „orientalisch"*, *
85 Gramm gedämpfter Reis
1 Tasse gedämpfter Spargel
1 Portion „*Gesunder Kohlsalat*" (s. siebter Tag)
1 Tasse Mandelmilch „Vanille"

Tagesbilanz
1715 Kalorien   15 % Proteine   37, 8 g Ballaststoffe
67 % Kohlenhydrate   18 % Fett

Achtzehnter Tag

Frühstück
1 Portion „*Erdbeer-Bananen-Smoothie*" *
1 Portion erhitzte Maismehlzerealien,
1/2 Tasse Mandelmilch

Mittagessen
1 Portion „*Vegetarisches Chili*" *;
1 Portion „*Tortillachips*" (s. fünfter Tag)
Gemischter Obstsalat aus:
1/2 Tasse Weintrauben,
1/2 Tasse Erdbeeren in Scheiben,

1/2 Banane in Scheiben,
1/2 Tasse Cantaloupenbällchen

Abendessen
1 Portion Soja- oder Tempeh-Burger, gedünstet,
1 Tasse Reis, gedämpft,
1 Tasse Prinzessböhnchen, gedämpft
1 frische Pflaume

Tagesbilanz
1829 Kalorien   11 % Proteine   47,6 g Ballaststoffe
76 % Kohlenhydrate   12 % Fett

Neunzehnter Tag

Frühstück
1 Tasse gekochte Hirse mit 1 Portion Reismilch (1/2 Tasse),
1 Tasse Blaubeeren
1 Tasse Karottensaft

Mittagessen
2 Portionen „Reissalat Sommer" *
1 frischer Pfirsich

Abendessen
115 Gramm geröstete Hühnerbrust,
1 Tasse gebackener Butternusskürbis mit Ingwer und Knoblauch gewürzt
1 Gurke in Scheiben,
1 Zwiebel in Scheiben,
2 TL Reisessig
1 Tasse Honigmelone in Stücken

Tagesbilanz
1518 Kalorien   18 % Proteine   42,2 g Ballaststoffe
67 % Kohlenhydrate   12 % Fett

Zwanzigster Tag

Frühstück
1 Portion „Frühstücksriegel" (s. zweiter Tag)
1 Tasse ungesüßter Apfeldicksaft
1 Tasse Orangensaft, frisch gepresst

Mittagessen
1 Portion „Kartoffel-Dill-Salat" *,
2 Reiskuchen,
1 Pfirsich

Abendessen
85 Gramm gedünsteter Heilbutt,
1 Portion „Schwarze Bohnen mit gelbem Reis" *
2 Tl Salsa
1 Portion „Frucht-Ambrosia" *

Tagesbilanz
1802 Kalorien   13 % Proteine   29,5 g Ballaststoffe
66 % Kohlenhydrate   20 % Fett

Einundzwanzigster Tag

Füllen Sie heute Ihren vierten (und letzten) Fragebogen aus. Vermutlich hat Ihnen Ihr Körper bereits signalisiert, dass er über mehr Energie verfügt und dass Sie weniger unter Beschwerden und Erschöpfung leiden, als zu dem Zeitpunkt, an dem Sie mit Ihrer Phytonährstoffdiät begonnen haben.

Langfristige Vorteile Ihrer zwanzigtägigen Erfahrungen

Es braucht eine gewisse Zeit, um alte Gewohnheiten abzulegen und den persönlichen Geschmack bei der Wahl seiner Nahrungsmittel zu verändern. Wie die Untersuchung von Ernährungsgewohnheiten im Laufe der letzten Dekaden gezeigt hat, ist es dem Menschen möglich, seinen „Geschmack" im Zeitraum von drei bis vier Wochen umzuprogrammieren. Dadurch, dass Sie über zwanzig Tage den Empfehlungen unseres Verjüngungsprogramms gefolgt sind, haben Sie Ihre Beschwerden nicht nur kurzfristig beeinflussen können, sondern auch Ihren Geschmack und die Auswahl Ihrer Nahrungsmittel so umgestellt, dass Sie zukünftig weniger Fette und Zucker sowie mehr komplexe Kohlenhydrate bevorzugen werden, die durch Kräuter und Gewürze schmackhafter gemacht worden sind.

Eines Ihrer besten „neuen" Nahrungsmittel, das Sie bei der Veränderung Ihrer Essgewohnheiten in Ihre Kost einbezogen haben, ist frisch gepresster Obst- oder Gemüsesaft. Der Verzehr frisch gepresster Säfte stellt eine der einfachsten Wege dar, höhere Dosen jener speziellen Substanzen wie Vitamin C oder Beta-Karotin in Ihre Ernährung zu implementieren. Der Saft von vier Karotten, zwei Äpfeln und ¼ Zitrone enthält eine hohe Konzentration an Antioxidantien, die helfen, Ihr Immunsystem zu stärken. Die Wirkung des Verzehrs von frischen Säften unterscheidet sich deutlich von der eines Nährstoffkonzentrats, das z. B. synthetisch hergestelltes Beta-Karotin enthält. Natürliche Karotine aus frisch gepresstem Karottensaft enthalten eine Mischung von Hunderten sogenannter *„Karotinoide"*, von denen jeder Einzelne einen positiven Effekt auf das Immunsystem und andere Verteidigungssysteme unseres Körpers haben kann. Um den Bedarf an bestimmten Nährstoffen und Nährsubstanzen zu decken kann man eine große Auswahl von Obst- und Gemüsesäften einsetzen.

Kapitel 4
Pflanzliche Nährstoffe – verjüngende Nahrungsmittel

Nährstoffe pflanzlichen Ursprungs aus bestimmten Pflanzen gelten als die wirksamsten sogenannten „Biological Response Modifiers" (BRM = natürliche Substanzen, welche die normalen Abwehrfunktionen wiederherstellen oder verbessern), die Wissenschaftler bis jetzt gefunden haben.

Wir alle erleben derzeit eine durchgreifende Veränderung der Definition der Rolle von Nahrungsmitteln und Ernährung in der Gesundheitsfürsorge. Noch im letzten Jahrhundert betrachtete man die Nahrung lediglich als eine Quelle der Energie für den menschlichen Körper. Kurz nach Beginn des neuen Jahrhunderts entdeckte man die ersten Vitamine und fand heraus, dass sich mit ihrer Hilfe Erkrankungen wie Skorbut, Beriberi und Pellagra vorbeugen und behandeln ließen, von denen man bis dahin nicht angenommen hatte, dass sie mit der Ernährung in Verbindung stehen. Als nächstes folgte die Entdeckung anderer essentieller Nährstoffe in Lebensmitteln, die für die Gesundheit unerlässlich sind, wie die acht essentiellen Aminosäuren, essentielle Spurenelemente, essentielle Fettsäuren und weitere Vitamine wie z. B. Vitamin E.

Mit der Entwicklung der „Astronautennahrung" in den fünfziger und sechziger Jahren glaubten viele, dass wir, die technologisch überlegenen Menschen des 20. Jahrhunderts, synthetische Nahrungsmittel herstellen können, die natürlichen Nahrungsmitteln oder Nahrungsmittelkonzentraten in allen wichtigen Bereichen ebenbürtig sein – ein Glaube, der weit von der Realität entfernt ist. Je länger wir mit den einzelnen Chemikalien experimentierten, desto mehr erkannten wir, dass die besten Lebensmittel naturbelassene Nahrungsmittel pflanzlichen Ursprungs sind.

Wir fanden heraus, dass Ballaststoffe und Fasern mehr darstellen, als nur „Füllmaterial" und dass sie die Stoffwechselrate der Bakterien der Darmflora beeinflussen. Erst vor kurzem entdeckten Forscher, das pflanzliche Lebensmittel Substanzen enthalten, die „Phytonährstoffe" oder „Phytochemikalien" genannt werden und die Einfluss auf die menschliche Gesundheit haben.

Pflanzliche Substanzen wie *Lignine* und *Polyphenole* sind Bestandteile jener Materialien, die alle pflanzlichen Zellwände zusammenhalten, indem sie gewissermaßen den „Leim" liefern, der die Zellulosemoleküle in der Pflanze verbindet. Diese Stoffe können eine positive Wirkung auf den Blutzucker haben, wenn sie in unraffinierten (nicht verarbeiteten) Zustand verzehrt werden und besitzen vermutlich auch krebsschützende Funktionen. Da Pflanzen kein Skelett haben, benötigen sie Zellulose als Baumaterial, das ihnen hilft, sich trotz der Schwerkraft aufzurichten. Auch die physiologischen Auswirkungen dieser Bindesubstanzen sind erst seit kurzem bekannt.

Pflanzen nutzen phytochemische Stoffe, die sie selber herstellen, zur Färbung, als Hormone oder als chemische Botenstoffe, als Verteidigungsmittel gegen schädliche Insekten oder Erreger, die Krankheiten hervorrufen können sowie als Lockstoffe für Insekten, welche die Pflanzen bestäuben. Wird einer dieser Stoffe vom Menschen aufgenommen, übernimmt dieser Phytonährstoff eine andere Rolle, nämlich die eines *Biological Response Modifiers,* der eine wichtige Wirkung auf die menschlichen Funktionen ausübt.

Wir haben dieses neue Wissen über die Phytonährstoffe bei der Erstellung unseres Verjüngungsprogramms genutzt, indem wir spezielle Nahrungsmittel und Nahrungsmittelkonzentrate einsetzen, die Phytonährstoffe enthalten, welche notwendig sind, um die Organreserven zu verbessern und funktionelle Gesundheit zu optimieren.

Die bedeutende Rolle der Phytonährstoffe

Bereits heute sind Tausende Phytonährstoffe entdeckt worden, viele weitere müssen noch isoliert und analysiert werden. Wir werden uns erst jetzt der Komplexität einer naturbelassenen Ernährung bewusst.

Eine der ersten Gruppen von Phytonährstoffen, die entdeckt wurden, waren die *Karotinoide*. Karotinoide sind jene orangeroten Pigmentstoffe, die Früchten und Gemüsen ihre charakteristische Farbe verleihen. Wissenschaftler wie Christopher Foote, Ph.D. von der Universität von Kalifornien in Los Angeles haben herausgefunden, dass Pflanzen die Karotinoide nutzen, um sich– zumindest teilweise–

gegen „Sonnenbrand" zu schützen. Ohne Karotinoide, welche die Energie der Sonne absorbieren können, bevor diese die empfindlichen Bestandteile der Pflanzenzellen schädigen, wären Pflanzen nicht in der Lage, die Intensität der sommerlichen Sonne zu überstehen. (1) Werden sie vom Menschen verzehrt, weisen Karotinoide aus der Nahrung ganz andere, die menschlichen Abwehrfunktionen verbessernde, Eigenschaften auf. Einige Mitglieder der Karotinoidfamilie, wie z. B. das *Beta-Karotin*, werden teilweise im Organismus in Vitamin A umgewandelt, das wiederum notwendig ist, um dem Nachlassen der Sehkraft vorzubeugen und die Aktivitäten bestimmter Bereiche des Immunsystems zu unterstützen. Andere Karotinoide werden als Antioxidantien genutzt, die gemeinsam mit Vitamin E helfen, unseren Körper gegen die schädlichen Wirkungen von freien Sauerstoffradikalen zu schützen, die das Altern beschleunigen. (Wir werden uns mit freien Radikalen im Kapitel 8 ausführlicher beschäftigen). Wieder andere Mitglieder der Karotinoidfamilie, wie das *Lutein* im Spinat und anderem dunkelgrünen Blattgemüse, können hilfreich bei der Vorbeugung einer *Maculadegeneration* sein, einer der häufigsten Ursachen von Sehverlust bei Erwachsenen. Je länger man die Gruppe der Karotinoide studiert, um so mehr positive gesundheitsfördernde Faktoren findet man unter ihren Mitgliedern.

Einige der ersten, ursprünglichen Arbeiten über Phytonährstoffe wiesen darauf hin, dass die gesundheitsfördernde Wirkung dieser Nahrungsmittel lediglich auf der Aktivität einiger weniger Substanzen in diesen Nahrungsmitteln, wie z. B. der antioxidativ wirkenden Vitamine E, C und A beruht. Heute hingegen erkennen die Wissenschaftler, dass eine große Anzahl von Faktoren gemeinsam zu deren Fähigkeit beitragen, als modifizierende Faktoren der biologischen Funktion zu wirken. Der Einsatz bestimmter, vollwertiger Nahrungsmittel oder deren Konzentrate – zusammen mit den traditionellen Vitaminen und Mineralstoffen – sorgt für einen ungleich wirksameren Einfluss auf die Normalisierung biologischer Funktionen und funktioneller Gesundheit als die traditionelle amerikanische (und auch westeuropäische) Kost mit ihren denaturierten Nahrungsmitteln und einer einfachen Supplementierung mit Vitaminen, Mineralstoffen und Antioxidantien allein.

Abschnitt 1: Das Programm - Warum?

Zusätzliche Vorteile der Phytonährstoffe bei der Prävention von Krebs und Herzerkrankungen

Die Mengen an Antioxidantien, die im Verjüngungsprogramm eingesetzt werden, reichen nicht nur aus, um eine regelrechte endokrine Funktion zu gewährleisten, sondern helfen auch, uns gegen toxische Stoffe zu schützen, die mit einem erhöhten Risiko für Herzerkrankungen und Krebsleiden in Verbindung gebracht werden können.

K. Fred Grey, M.D., ein Forscher aus Basel, Schweiz, fand heraus, dass die meisten Menschen, die an einem Herzleiden oder an Krebs erkranken, deutlich niedrigere Blutspiegel an Karotin, Vitamin C und Vitamin E aufweisen, als Personen, die nicht an diesen Leiden erkranken. (2) Die Bevölkerungsgruppe mit der niedrigsten Häufigkeit von Krebs und Herzerkrankungen, die er untersucht hat, wiesen tatsächlich die höchsten Spiegel von Vitamin C und E im Blut auf.

Die Zufuhrmenge, die notwendig war, um jene Blutspiegel an Antioxidantien zu erreichen, die mit einer geringeren Inzidenz an Herz- und Krebsleiden in Verbindung gebracht wurden, war viel höher, als die Menge, die man im Rahmen einer Durchschnittskost zuführt und bedarf bei den meisten Menschen einer zusätzlichen Gabe antioxidativ wirkender Nahrungsmittel. Es erscheint überflüssig darauf hinzuweisen, dass diese Spiegel weit oberhalb der Empfehlungen der RDAs (RDA = Recommended Daily Intake – empfohlene Tageszufuhrmengen), der *„U.S. Dietary Guidelines"* oder anderer Ernährungsempfehlungen der Regierung liegen. Inzwischen haben schon viele von Ihnen über die Vorteile der Antioxidantien gehört und der Notwendigkeit, sie in Ihre Ernährung mit einzubeziehen. Was Sie bisher noch nicht erkannt haben werden: Die meisten antioxidativen Nährstoffe sind Phytonährstoffe, und Obst und Gemüse stellen die besten und ausgewogensten Quellen dieser wichtigen Antioxidantien dar. (Mehr über die Bedeutung einer ausgewogenen Versorgung mit Antioxidantien lesen Sie im nächsten Kapitel.)

Gladys Bock, M.D., von der *„School of Public Health"* der Universität von Kalifornien in Berkeley hat jüngst 90 epidemiologische Studien ausgewertet, die sich mit der Rolle von Vitamin C oder Vitamin C-reichen pflanzlichen Nährstoffen bei der Krebsprävention beschäftigten. (3) In der Mehrzahl dieser Untersuchungen fand sie eine statistisch signifikante Schutzfunktion einer erhöhten Vitamin C-Aufnahme vor Krebserkrankungen. Die eindeutigsten Beweise für diese Schutzwirkung fand man bei Krebserkrankungen des Ösophagus (Speiseröhre), der Mundhöhle, des Magens und der Bauchspeicheldrüse. Außerdem existierte ein deutlicher Beweis für einen Schutzeffekt vor Krebserkrankungen des Gebärmutterhalses, des Enddarms und der Brust. Obwohl eine Kost, die reich an Vitamin C aus frischem Obst und Gemüsen ist, ideal wäre – so der Schluss von Dr. Block – enthält die Ernährung der meisten Menschen keine ausreichenden Mengen an Vitamin C; und nur eine zusätzliche Zufuhr dieses Vitamins kann der beste Weg zu diesem Ziel sein.

Während die Wissenschaftler weiterhin ständig den traditionellen Gebrauch von Nahrungsmitteln als Heilmittel untersuchen, finden sie dabei immer öfter Biological Response Modifiers, die über die ursprüngliche Wirkung dieser Nahrungsmittel hinaus wirken. Der Saft der Preiselbeere, der schon seit langem genutzt wird, um Windelekzeme von Säuglingen oder Harnwegsinfektionen bei älteren Personen zu behandeln, enthält nach neueren Erkenntnissen einen einzigartigen Phytonährstoff, der als ein natürliches Antibiotikum wirkt und Infektionen im Harntrakt verhüten kann. Gleichermaßen fand man heraus, dass Kohlsaft, der in vielen Kulturen als Entgiftungsmittel bekannt ist, einen Phytonährstoff enthält, der das Wachstum von milchsäureproduzierenden Bakterien hemmt und ebenfalls als ein natürliches Antibiotikum wirkt.

In bestimmten Nahrungsmitteln existieren zahlreiche Familien von bioaktiven Phytonährstoffen, wie *Lignane, Flavonoide, Polyphenole, Terpene, Pflanzensterole, komplexe Phospholipide, Karotinoide, Aminosäuren, Nukleotide, Glycoproteine, Glycolipide* sowie *bioaktive Proteine und Peptide*. Alle diese Phytonährstoffe können einen besonderen Einfluss auf die funktionelle Gesundheit ausüben.

Zu den am besten untersuchten, phytonährstoffhaltigen Nahrungsmitteln gehören die Gemüse der Kreuzblütlergruppe (Broccoli, Blumenkohl, Weißkohl, Rosenkohl), Sojaprodukte (die hormonregulierende Isoflavone enthalten), karotinoidhaltige, dunkelgrüne Gemüse, gelborange Obst- und Gemüsesorten, Zitrusfrüchte und deren Bioflavonide und der Knoblauch und seine schwefelhaltigen Thiolverbindungen.

Gemüse aus der Gruppe der Kreuzblütler und das Verjüngungsprogramm

Ausführliche epidemiologische Untersuchungen weisen darauf hin, dass Kulturen, die häufiger Broccoli, Blumenkohl, Weißkohl und Rosenkohl verzehren, eine geringere Häufung unterschiedlichster Krebsarten aufweisen. Wie Chemiker herausfanden, enthält diese Familie von Gemüsen Phytonährstoffe, die *„Glucosinolate"* genannt werden. Tierversuche, in denen gereinigte Gaben dieser Verbindungen eingesetzt wurden, zeigten deren Fähigkeit die Entgiftungsfunktionen des Körpers zu steigern und gegen krebserregende Stoffe zu schützen. Wissenschaftler fanden heraus, dass diese Aktivitäten nicht auf einem einzelnen Stoff beruhten, sondern aus dem Zusammenwirken vieler unterschiedlicher Substanzen aus Kreuzblütlern resultieren.

Außerdem entdeckten sie, dass die Art und Weise, in der diese Gemüse angebaut, geerntet, gelagert, verarbeitet und zubereitet wurden, die Aktivität und Verfügbarkeit dieser wichtigen Phytonährstoffe deutlich beeinflusste. Zusätzlich stellte sich heraus, dass es nicht die Glucosinolate selber waren, welche die aktive Substanz darstellen. Die vorteilhaften Wirkungen traten erst dann auf, wenn die Glucosinolate in Stoffe wie *Sulforaphan, Indol-3-Carbinol, Phenylisothiocyanat* und *Cyanohydorxybuten* umgewandelt wurden. Diese Abbauprodukte entstehen innerhalb der Pflanze aus dem Glucosinolat als Folge des Ausstoßes von biologisch modifizierenden Phytonährstoffen durch das Pflanzenenzym *Myrosinase.*

Sie werden sich fragen, wer außer einem Botaniker an dieser Information interessiert sein kann. Dennoch macht sie einen wichtigen Bestandteil der Verjüngungskost aus. Um die volle Wirksamkeit der gesundheitsfördernden Phytonährstoffe nutzen zu können, müssen die Enzyme der Pflanzen aktiv sein. Das bedeutet konkret, dass man die Gemüse der Kreuzblütlerfamilie nicht lange oder stark erhitzen sollte, da das zur Inaktivierung der Enzyme führt. Im Rahmen der Phytonährstoffkost setzen wir bevorzugt Rohkost, gedämpfte oder kurz gedünstete Gemüse sowie frische Fruchtsäfte ein. Diese Zubereitungsarten helfen, den Schaden für Enzyme wie die Myrosinase zu minimieren, was äußerst wichtig ist, um die volle Wirkung der Phytonährstoffe aus Ihren Nahrungsmitteln nutzen zu können. Kohlgemüse, die zu lange gekocht wurden, auf einer Wärmeplatte standen oder Stunden nach der Zubereitung verzehrt werden, enthalten deutlich weniger gesundheitsfördernde Wirkstoffe als Nahrungsmittel, die verzehrt werden, so lange sie noch ihre volle Enzymaktivität besitzen und ausgiebig gekaut werden, um die enthaltenen Enzyme freizusetzen.

Supplemente mit Phytonährstoffkonzentraten

Seit einiger Zeit existieren auf dem Markt eine Reihe von Phytonährstoffkonzentraten. Diese Produkte werden als „Gemüse in der Pille" angepriesen. Wir haben eine Reihe dieser Produkte untersucht, um die Menge der enthaltenen Phytonährstoffe und die Aktivität der Enzyme zu bestimmen, und wir fanden heraus, dass viele der Produkte über keinerlei enzymatische Aktivität verfügen. Bei der Verarbeitung der Gemüse zum Konzentrat wurden die Myrosinase-Enzyme zerstört. Auch wenn diese Produkte nicht vollkommen sinnlos sind, ist ihr gesundheitlicher Nutzen deutlich geringer als der jener Nahrungsmittel, aus denen sie hergestellt wurden. Einige der Hersteller werben sogar mit der Aussage, dass ihr Produkt eine bestimmte Menge eines bestimmen Phytonährstoffs enthält. Aufgrund unseres Wissens über die Zusammenarbeit einzelner Phytonährstoffe in den Nahrungsmitteln, die für ihre volle Wirksamkeit unerlässlich ist, scheint klar, dass diese beworbenen Vorteile übertrieben, wenn nicht sogar verfälscht dargestellt werden. Noch schlimmer ist das Verhalten einiger Hersteller von Supplementen, die ihr Produkt mit einzelnen Phytonährstoffen versetzen, um es besser erscheinen zu lassen, als es in Wirklichkeit ist. Wir warnen den Verbraucher vor jedem Produkt, das den Anspruch von „Gemüse in der Pille" erhebt. Achten Sie darum auf Produkte, für die eine Analyse der Inhaltsstoffe eines unabhängigen Labors sowie ein Vergleich mit den aktuellen Nährstoffmengen der enthaltenen Pflanzen vorliegt. Sie sollten außerdem den Hersteller ansprechen und von ihm Enzymanalysen von Produkten wie Knoblauch oder Kreuzblütlergemüsen anfordern, deren Wirkung von aktiven Enzymen wie Allicinase und Myrosinase abhängt.

Abschnitt 1: Das Programm - Warum?

Von Untersuchungen amerikanischer Ernährungswissenschaftler wissen wir, dass die Amerikaner nicht genügend Gemüse, besonders Kohlgemüse, verzehren. Daher können Phytonährstoffsupplemente, welche die volle Wirksamkeit der natürlichen Nahrungsmittel besitzen, uns helfen, die Zufuhr dieser Phytonährstoffe zu steigern. Auch die Phytonährstoffdiät ist so angelegt, dass die Zufuhr dieser Substanzen steigt. Dabei kann die zusätzliche, gelegentliche Anwendung eines Phytonährstoffsupplements aus Kreuzblütlern ergänzend eingesetzt werden, so lange das Supplement die oben beschriebenen Anforderungen hinsichtlich der Wirksamkeit erfüllt.

Kohlenhydrate – eine einfache und doch komplexe Geschichte

Kohlenhydrate können entweder einfach oder komplex sein. Stärke oder *komplexe Kohlenhydrate* bestehen aus einer Reihe von Molekülen des einfachen Zuckers *Glucose*. Wenn Sie ein stärkehaltiges unraffiniertes und naturbelassenes Nahrungsmittel verzehren, baut Ihr Organismus im Laufe mehrerer Stunden die Stärke zu Glucose ab, der – in das Blut absorbiert – den Blutzucker- oder Glucosespiegel aufrecht erhält. Einer der primären Abnehmer für Blutzucker in Ihrem Körper ist Ihr Gehirn.

Um Ihrem Gehirn die ständige Versorgung mit Glucose zu gewährleisten, speichert Ihr Körper Glucose in Form von *Glycogen* in der Leber und den Muskelzellen. Die Glycogenspeicher werden über Nacht entleert, weshalb es wichtig ist, den Tag mit einem Frühstück zu beginnen, das Kohlenhydrate enthält. (Kinder, die ohne Frühstück zur Schule gehen, zeigen die Auswirkungen eines Glucosemangels in Form von Verhaltensstörungen bzw. Konzentrationsschwäche.) Komplexe Kohlenhydrate erhält man durch den Verzehr von Gemüse, ganzen Körnern und Bohnen.

Einfache Kohlenhydrate oder Zucker entstehen aus Rohr- oder Rübenzucker, Maissirup, Honig, Milchzuckern wie Laktose oder Fructose bzw. Fruchtzuckern. (Sie können alle Zucker eindeutig dadurch identifizieren, dass ihre Namen mit der Silbe „-ose" enden). Ihr Körper verarbeitet komplexe und einfache Kohlenhydrate unterschiedlich. Einfache Kohlenhydrate werden viel rascher absorbiert und lassen den Blutzucker schneller ansteigen, wenn sie verzehrt werden.

Kapitel 4: Phytonährstoffe - verjüngende Nahrungsmittel

Nicht alle Quellen der komplexen Kohlenhydrate sind gleich. Hoch raffinierte stärkehaltige Nahrungsmittel haben die meisten ihrer wichtigen Vitamine und Mineralstoffe verloren, die Ihr Körper benötigt, um die Nahrung in Energie umzuwandeln. Naturbelassene, minimal verarbeitete Nahrungsmittel hingegen besitzen eine „hohe Nährstoffdichte", was bedeutet, dass sie – Kalorie für Kalorie – mehr natürliche Vitamine und Mineralstoffe enthalten, als verarbeitete Nahrungsmittel und besser geeignet sind, einen gesunden Stoffwechsel aufrecht zu erhalten.

Die Vorteile von Reis

Viele der Gerichte der Phytonährstoffdiät enthalten Reis. Reis stellt auf der ganzen Welt die bedeutendste Kalorienquelle dar. Er bietet qualitativ hochwertige komplexe Kohlenhydrate und Proteine, wenig Fett und kein Cholesterin. Ein Reiskorn besitzt mehrere Schichten. Die äußeren Schichten enthalten Faserstoffe, Vitamine und Mineralstoff; das Innere des Reiskorn, *Endospermium* genannt, enthält einen hohen Anteil eines komplexen Kohlenhydrats, *Amylose* genannt. Diese Amylose, der stärkehaltige Bestandteil des Reis ist leichter zu verdauen, als die meisten anderen komplexen Kohlenhydrate und wird als Energielieferant gut in das Blut absorbiert.

Bei der Absorptionsrate unterschiedlicher Stärkearten aus Bohnen und Körnern bestehen deutliche Unterschiede. Getreidechemiker machen hierfür die Unterschiede in Struktur und Art der Stärke in den verschiedenen Nahrungsmitteln verantwortlich. Stärke wird aus dem Zucker *Glucose* gebildet, der sich zu Ketten aus zehntausend Einheiten gruppiert. Die Art, wie diese Glucoseketten zusammengesetzt sind, unterscheidet sich von einer Stärkeart zur anderen. Die Anordnung der Stärkemoleküle im Reis bewirkt eine weitaus bessere Verdaulichkeit, als bei Weizen-, Hafer- oder Gerstenstärke. Aber auch verschiedene Reissorten besitzen eine unterschiedliche Verdaulichkeit und können sich unterschiedlich auf das Verdauungssystem und die Blutzuckerspiegel auswirken, wenn sie verzehrt werden.

Da sie leichter zu verdauen ist, wird die Reisstärke besser im oberen Bereich des Verdauungstrakts absorbiert, was zu einer geringeren Produktion von Gasen und Gärprozessen im Verdauungstrakt führt, als bei anderen Getreidearten.

Abschnitt 1: Das Programm - Warum?

Neue Reissorten sind reich an Proteinen, und eine Kost, die durch ein Konzentrat aus Reisproteinen angereichert wurde, kann den Proteinbedarf des Menschen vollkommen abdecken und den Verzehr tierischer Proteine überflüssig machen. Aufgrund ihrer geringen allergieauslösenden Wirkung und ihrer hohen Verdaulichkeit können Konzentrate und Nahrungsmittel aus Reis sogar in der Säuglingsernährung eingesetzt werden. Da Reiswasser Kohlenhydrate aus Reis enthält, die nicht von toxischen Bakterien fermentiert werden, kann es helfen, den Verdauungstrakt von Kindern und Kleinkindern zu sanieren, die an bakteriell bedingten Durchfällen leiden.

Weißer Reis weist die gleichen Protein- und Kohlenhydratstrukturen auf, wie brauner Reis. Die Vermahlung von braunem in weißen Reis beraubt diesen allerdings einiger seiner Faserstoffe, Vitamine und Mineralstoffe. Die Vermahlung bewirkt einen deutlichen Nährstoffverlust, vernichtet aber auch Proteine, die man *Lektine* nennt und die bei einigen Personen zu Überempfindlichkeits- und Allergiesymptomen führen können. Auch wenn das Verjüngungsprogramm weißen Reis enthält, werden mögliche Verluste durch andere Bestandteile der Kost ausgeglichen. Unter dem Strich stellt weißer Reis eine Protein- und Kohlenhydratquelle dar, die einen wichtigen Bestandteil einer jeden qualitativ hochstehenden Kost ausmacht.

Auch der geringe Ölgehalt im Reis bietet gesundheitliche Vorteile. Reisöl enthält Substanzen, *Tocotrienole* genannt, Verwandte des Vitamin E, die helfen können, die Serumcholesterinwerte zu senken, wenn sie in ausreichend großer Menge verzehrt werden. Reiskleie enthält ebenfalls Tocotrienole und könnte daher eventuell besser als Haferkleie bei der Senkung von Cholesterinwerten wirken. (4) Tocotrienole hemmen die Aktivität eines Leberenzyms, das für die Bildung von Cholesterin im Körper verantwortlich ist. Die Hemmung dieses Enzyms durch Tocotrienole hilft, die Produktion des schädlichen LDL - Cholesterins zu senken. Reiskleie enthält durchschnittlich 15 % Proteine, 16 bis 22 % tocotrienolhaltige Fette und 10 % Wasser.

Reis verdankt seine gute Verdaulichkeit der Tatsache, dass er – anders als andere Getreide oder Bohnen – keine Stoffe enthält, welche die Verdauung behindern. Verdauungsbehindernde Stoffe sind natürliche Substanzen, die in verschiedenen Körner- und Bohnenarten vor-

Kapitel 4: Phytonährstoffe - verjüngende Nahrungsmittel

kommen und eine effektive Verdauung im Magen und Darm unterbinden können. Dies ist einer der Gründe, warum Hülsenfrüchte und gewisse Getreidearten bei manchen Menschen zu Luftansammlungen (Meteorismus, Blähungen) im Verdauungstrakt führen. Da diese Form von Kohlenhydraten schwer verdaulich ist, wird sie durch Bakterien im Verdauungstrakt „fermentiert", wobei gasförmige Abfallprodukte freigesetzt werden. Da Reis das Getreide mit der geringsten Gasproduktion ist, wird er auch von Personen mit empfindlichem Magen oder Darm besser verdaut und absorbiert.

Der glykämische Index

Einige kohlenhydratreiche Nahrungsmittel belasten das Regelsystem für den Blutzucker mehr als andere. So bewirken einige Nahrungsmittel einen rasanten Anstieg der Blutzuckerspiegel, während andere kaum einen Einfluss auf die Regelung des Blutzuckers aufweisen. Die Entdeckung, dass sich verschiedenartige Kohlenhydrate unterschiedlich auf den Blutzucker auswirken, führte zu der Entwicklung des sogenannten „*glykämischen Index*" der Nahrungsmittel. Lebensmittel, die den rasantesten Anstieg der Blutzuckerwerte auslösen und das Kontrollsystem am stärksten belasten, weisen einen hohen glykämischen Index auf, Nahrungsmittel, die kaum Einfluss auf den Blutzucker haben, besitzen einen niedrigen glykämischen Index.

Zur Aufrechterhaltung unserer Gesundheit und für die gute Blutzuckerkontrolle ist es am besten, Nahrungsmittel zu verzehren, die einen niedrigen glykämischen Index haben. Im Rahmen der Phytonährstoffdiät werden Nahrungsmittel eingesetzt, die kohlenhydratreich sind und einen niedrigen glykämischen Index aufweisen. Wissenschaftler haben herausgefunden, dass Hülsenfrüchte den niedrigsten glykämischen Index aufweisen, danach folgen Kohlenhydrate aus unverarbeiteten Getreiden; raffinierte Stärke weist den höchsten glykämischen Index auf. Die Tabelle 4.1 führt den glykämischen Index verschiedener Nahrungsmittel auf.

Bei der Untersuchung der physiologischen Funktion verschiedener stärkehaltiger Nahrungsmittel mit unterschiedlichem glykämischen Index fand David Jenkins. Ph.D. von der Universität von Toronto heraus, dass Nahrungsmittel mit einem äußerst niedrigen glykämischen Index die Notwendigkeit für die Bauchspeicheldrüse minimieren, In-

Abschnitt 1: Das Programm - Warum?

sulin auszuschütten um den Blutzucker zu regeln und auch Personen mit einer genetischen Veranlagung für Diabetes und Herzerkrankungen helfen, die Spiegel der Blutfette, wie Cholesterin und Triglyceride zu senken. (5)

Tabelle 4.1:

Glykämischer Index verschiedener Nahrungsmittel *

Zucker		**getrocknete Hülsenfrüchte**	
Glucose	100	Bohnen, konserviert	40
Fruktose	20	Kidneybohnen	29
Sucrose	59	Sojabohnen	15
		Erbsen	33
Getreide & Cerealien		Kichererbsen	36
Buchweizen	51	Linsen	29
Weißbrot	69		
Vollkornbrot	72	**Obst**	
Hirse	71	Orangen	62
Reis, braun	66	Orangensaft	46
Reis, weiß	72	Rosinen	64
Spaghetti, Vollkorn	42		
Spaghetti, Weizen	50	**Milchprodukte**	
Gemüsemais	59	Eiscreme	36
		Milch, fettarm	32
Gemüse		Milch, voll	34
Erbsen, gefroren	51	Joghurt	36
Rote Bete	64		
Karotten	92	**Frühstücksflocken**	
Pastinaken	97	Kleie	51
Kartoffeln	70	Cornflakes	80
Süßkartoffeln	47	Weizen	67
Yamswurzeln	51	Müsli	66

* Je größer die Zahl, desto höher ist der Anstieg des Blutzucker, wenn dieses Nahrungsmittel verzehrt wird.

Wie die Untersuchungen ergaben, kann ein vererbter Risikofaktor für Diabetes oder Herzerkrankungen durch den Verzehr der richtigen, komplexen Kohlenhydrate mit niedrigem glykämischen Index ausgeglichen werden.

„Böse" Kohlenhydrate und Nahrungsmittel, die das Altern beschleunigen

Wenn Sie Nahrungsmittel mit einem hohen glykämischen Index verzehren, schnellen Ihre Blutzuckerwerte in die Höhe, und es kann dann zu einem Zustand kommen, den man *„Proteinglycolisation"* nennt. Eine solche Glycolisation tritt auf, wenn die Blutzuckerspiegel im Körper sehr hoch sind und die Glucose chemisch mit Proteinen im Blut und den Zellen reagiert, und sie kann zu Zellschädigungen führen. Die Bildung von Produkten der Glycolisation im Körper, die *„Advanced Glycation Endproducts"* oder auch *„AGE Proteine"* genannt werden, verringert die Organreserven und wird mit einer beschleunigten Alterung von Säugetieren und vermutlich auch vom Menschen in Verbindung gebracht. Die Anhäufung von AGE-Proteinen stört die Stoffwechselfunktionen in Geweben und Zellen, was wiederum zur Akkumulation von toxischen Stoffen führt, die ihrerseits mit altersabhängigen Schäden des endokrinen Systems, des Immunsystems und des Nervensystems in Verbindung gebracht werden müssen. Der Verzehr von Nahrungsmitteln mit niedrigem glykämischen Index, wie er im Rahmen der Verjüngungsdiät beschrieben wird, kann daher den biologischen Alterungsprozess verlangsamen. Dies ist auch einer der Hauptgründe, warum jede Form von Zucker im Verjüngungsprogramm verboten ist. Einzelne Personen besitzen eine gesteigerte biochemische Empfindlichkeit gegenüber Zucker in ihrer Ernährung und produzieren daher größere Mengen an AGE-Proteinen, wenn sie Nahrungsmittel mit einem hohem glykämischen Index zu sich nehmen. Personen, die übergewichtig sind, unter erhöhtem Blutdruck und Cholesterinwerten leiden und/oder eine Neigung zum Altersdiabetes besitzen, fallen in diese Kategorie. (In der medizinischen Literatur werden sie als Besitzer eines „Faktor X" bezeichnet.) Die Phytonährstoffdiät kann hilfreich sein, wenn es darum geht, die Gesundheit dieser Personengruppe zu verbessern.

Ballaststoffe und die Verjüngung

Ein anderer Vorteil einer Kost, die reich an komplexen Kohlenhydraten und/oder Amylose ist, liegt in deren höherem Gehalt an Ballaststoffen, die bei der Überwindung einer chronischen Obstipation (Verstopfung) hilfreich sein können. Die Obstipation ist die häufigste gastrointestinale Erkrankung der Vereinigten Staaten. Sie ist für rund 1,5 Mio. Arztbesuche verantwortlich und belastet die Ausgaben für Medikamente jährlich mit der Summe von 400 Mio. US-Dollar für Abführmittel. Die Ärzte haben bisher immer angenommen, dass eine Obstipation mit der Häufigkeit von Darmbewegungen zusammenhinge. Aber Symptome wie zu harter Stuhlgang, Druckgefühl im Abdomen und die Unfähigkeit, trotz Stuhldrang abzuführen, können ebenfalls Anzeichen einer chronischen Obstipation darstellen. Eine Verstopfung kann die Absorption von Giftstoffen aus dem Darm in das Blut begünstigen und somit die Gefahr einer *„Autotoxikose"* (Selbstvergiftung) steigern.

Unverarbeitete Getreide und Hülsenfrüchte stellen die besten Quellen für Ballaststoffe dar. Eine ausreichende Zufuhr löslicher und unlöslicher Ballaststoffe aus naturbelassenem Getreide und Hülsenfrüchten kann mit häufigeren Darmbewegungen, voluminöseren Stuhlmassen, weniger toxischen Bakterien im Darm, verringerten Cholesterinwerten im Blut und einer verminderten Belastung durch krebserregende Stoffe im Darmtrakt in Verbindung gebracht werden.

Lösliche und unlösliche Ballaststoffe besitzen im Körper unterschiedliche Effekte. *Lösliche Ballaststoffe,* wie z. B. Fruchtpektine, helfen, den glykämischen Index der Nahrungsmittel zu senken und weisen so nach dem Verzehr einen stabilisierenden Effekt auf den Blutzucker auf. *Unlösliche Ballaststoffe,* wie sie in Weizen, Mais und Reiskleie vorkommen, haben eine stärkere Auswirkung auf die Häufigkeit von Darmbewegungen und die Kontrolle des Serumcholesterins.

„Freundliche" (probiotische) Bakterien fermentieren Ballaststoffe im Gastrointestinaltrakt in Substanzen, die *„kurzkettige Fettsäuren"* genannt werden. Kurzkettige Fettsäuren helfen, dem Wachstum toxischer Bakterien vorzubeugen und ernähren die Schleimhautzellen im Verdauungstrakt, so dass diese eine Verteidigungslinie gegen toxische Bakterien bilden können. Wie Untersuchungen an der Universität von Illinois schließen lassen, stellt Apfelpektin eine Ballaststoffquelle dar, die am besten zu kurzkettigen Fettsäuren fermentiert werden kann. In absteigender Reihenfolge folgen Soja, Zuckerrüben, Erbsen und Haferkleie hinsichtlich ihrer Fähigkeit, in kurzkettige Fettsäuren umgewandelt zu werden.

Die Phytonährstoff-Diät im Rahmen des Verjüngungsprogramms liefert täglich 25 - 35 Gramm einer Kombination unlöslicher und löslicher Ballaststoffe pro Tag und besitzt somit einen deutlichen Effekt auf Entgiftung und optimierte Körperfunktionen. Auch Reis besitzt ein ausgeglichenes Gleichgewicht löslicher und unlöslicher Ballaststoffe. Wie viele andere naturbelassene Ballaststoffe ist Reis außerdem reich an B - Vitaminen, essentiellen Fettsäuren und Proteinen, die alle ernährungsmäßig vorteilhaft sind.

Ein Wort über die Glutenallergie

Ein mögliches Risiko einer Diät, die reich an komplexen Nahrungsmitteln ist besteht darin, dass eine Reihe von Getreidesorten - wie Weizen, Gerste, Roggen und Hafer - ein Eiweiß enthalten, das „Gluten" genannt wird. Nicht jeder kann Gluten vertragen. Im äußersten Fall kann eine Glutenunverträglichkeit zu einer Erkrankung führen, die man „Sprue" nennt, eine schwerwiegende gastrointestinale Störung, die im Laufe der Zeit eine geschwürige Veränderung der Darmschleimhaut bewirkt. Einige glutenempfindliche Individuen reagieren so stark auf dieses Protein, dass es wie ein Gift wirken und ihre Stimmungslage, Aufmerksamkeit und Verdauungsfunktionen beeinträchtigen kann. Die Phytonährstoff-Diät enthält kein Gluten.

Nahrungsmittelallergien und toxische Wirkung von Lebensmitteln.

<u>Toxische Reaktionen auf Nahrungsmittelbestandteile und auf Nahrungsmittelallergene unterscheiden sich von Nahrungsmittelallergien.</u>

Grundsätzlich erzeugt eine *Nahrungsmittelallergie* eine Abwehrreaktion des Immunsystems, bei der *Antikörper* oder Abwehrproteine freigesetzt werden, um das zu bekämpfen, was unser Körper fälschlicherweise als Angriff durch eine feindliche Substanz empfindet. Der

Abschnitt 1: Das Programm - Warum?

Begriff der Nahrungsmittelallergie wird häufig verallgemeinernd eingesetzt, um eine Form einer Reaktion auf ein Nahrungsmittel zu beschreiben, wobei diese Definition zur Verwirrung führen kann. Eine „echte" allergische Reaktion, die zur Freisetzung von Stoffen durch das Immunsystem führt, kann mit Hilfe einer Blutuntersuchung diagnostiziert werden. Antikörperproteine (*Immunglobuline*), *Immunglobulin E* (IgE) oder *Immunglobulin G* (IgG) genannt, werden im Verlauf einer echten allergischen Reaktion in großen Mengen freigesetzt.

Eine positive *IgE-Reaktion* ist oftmals Anzeichen einer Sofortreaktion, die durch ein Nahrungsmittelprotein ausgelöst wurde. Gluten aus Getreiden oder Kasein bzw. andere Milcheiweiße aus Molkereiprodukten stellen die am häufigsten beteiligten Proteine dar.

Eine *IgG-Reaktion* hingegen tritt oft mit Verzögerung auf. Sie kann bis zu 2 - 3 Tage nach dem Verzehr des auslösenden Nahrungsmittels beobachtet werden. In der überwiegenden Zahl der Fälle weisen Glutenallergiker keine IgE-abhängige Sofortreaktion auf Nahrungsmittel, sondern eher eine IgG-abhängige, verzögerte Reaktion auf, die oftmals schwierig zu erkennen ist. Der Fragebogen des Verjüngungsprogramms, der in unserem Verjüngungsprogramm Anwendung findet, ist eine Modifikation der „Immuno Symptom Checklist" (ISC) der „Immuno Laboratories", Florida. Die ISC ist weltweit von über 100.000 Patienten und deren Ärzten benutzt worden, um unterstützend bei der Bewertung von Patienten mit IgG - abhängigen Nahrungsmittelallergien zu helfen. Darüber hinaus wird ständig das Verfahren einer *Eliminations-Provokations-Kost* eingesetzt, um verzögerte Nahrungsmittelallergien zu bewerten. In dieser Form der Ernährung streicht der Einzelne alle Nahrungsmittel, die im Verdacht stehen, allergische Reaktionen auszulösen, aus seinem Speiseplan. Nach einer gewissen Zeit werden diese Nahrungsmittel nacheinander wieder verabreicht. Der Patient führt während dieser Zeit ein Nahrungsmittel - Tagebuch, in dem alle Symptome aufgezeichnet werden. (Ärzte, welche die funktionelle Medizin praktizieren, setzten häufig in ihrer Praxis die Testmethoden der Elimination und Provokation ein.)

Wir haben alle glutenhaltigen Getreide und andere problematische Eiweiße, wie z. B. aus Molkereiprodukten bewusst aus dem Verjüngungsprogramm ausgeklammert, da viele Menschen auf diese

Kapitel 4: Phytonährstoffe - verjüngende Nahrungsmittel

Stoffe empfindlich reagieren können, ohne sich dessen bewusst zu sein. Da zudem die amerikanische (und auch die westeuropäische) Durchschnittskost reich an glutenhaltigen Getreidesorten (besonders an Weizen) ist, scheint es sinnvoll, von Zeit zu Zeit auf Gluten zu verzichten. Langfristig gesehen – und wenn Sie erkannt haben, dass Glutene kein Problem für Sie darstellen – können Sie nach Geschmack und Vorlieben durchaus eine Reihe glutenhaltiger Getreidesorten, wie Weizen, Mais oder Hafer in Ihre Kost einbauen. Besonders Hafer stellt für Personen, die nicht unter einer Glutenempfindlichkeit leiden ein hervorragendes Nahrungsmittel dar. Als Teil seiner Ballaststoffe enthält Hafer eine Substanz, *Beta-Glucan* genannt, die helfen kann, Ihre Cholesterinspiegel zu senken.

Ihre Aufgabe wird es sein, so viel über sich selbst zu lernen, dass Sie Ihre eigenen angeborenen Probleme erkennen können, um ein maßgeschneidertes Ernährungsprogramm zu beginnen, das Ihre Belastung durch alle Toxine verringert und die Entgiftungsmechanismen Ihres Körpers fördert. Erst vor kurzem haben die Autoren eines Buches mit dem Titel „*Genetic Nutrition: Designing a Diet Based on Your Family Medical History*" bestätigt, dass spezielle Besonderheiten der Familie eine Person anfälliger gegenüber bestimmten Erkrankungen machen kann, und eine Ernährungsumstellung mit Hinblick auf die genetischen Bedürfnisse diese Risiken mindern kann. (6)

Das Verjüngungsprogramm zeigt Ihnen, wie Sie bestimmte Nahrungsmittelkombinationen nutzen können, um die Toxinbelastung Ihres Körpers zu senken und Sie gleichzeitig mit der richtigen Menge an Nährstoffen im ausgewogenen Verhältnis zu versorgen, die Sie benötigen, um Ihre Stoffwechselfunktionen zu verbessern. Im Rahmen Ihres zwanzigtägigen Programms werden Sie viele Nährstoffe zu sich nehmen, deren Bedeutung ich in den folgenden Kapiteln beschreiben werde.

Abschnitt 1: Das Programm - Warum?

Abschnitt 2

Das Programm - Wie

Kapitel 5

Wie man das Altern und Schäden durch Sauerstoffradikale bekämpft

Sauerstoff, jene Substanz, die das Leben fördert, kann dem Körper auch schaden, wenn sie nicht richtig kontrolliert wird. Diese Schäden werden als eine der Ursachen für das biologische Altern verantwortlich gemacht.

In diesem und den folgenden Kapiteln werden Sie lernen, jene Informationen zu nutzen, die Sie aus Ihren Antworten auf den Verjüngungsprogramm-Fragebogen gewonnen haben, um Ihr eigenes, individuelles Verjüngungsprogramm zu konzipieren. Jedes Kapitel wird Ihnen Hinweise liefern, wie Sie diese Informationen Ihren Bedürfnissen anpassen können.

Wenn Sie unter mehreren gesundheitlichen Beschwerden leiden, werden Sie sich sicher fragen, welchen unserer Empfehlungen Sie folgen bzw. welche Ratschläge Sie vorrangig befolgen sollten. Leiden Sie unter mehreren Symptomen, die ausgeprägt, häufig oder auch lang anhaltend sind, sollten Sie einen Therapeuten aufsuchen, der Erfahrungen in der funktionellen Medizin besitzt und der Ihnen dabei helfen kann, Ihr Behandlungsprogramm zu gestalten.

Sollten Ihre Beschwerden hingegen weniger gravierend sein und die Gesamtzahl der erreichten Punkte im Verjüngungsprogramm-Fragebogen unter 100 Punkten liegen, dann können Sie die Informationen der Programme nutzen, die sich mit den Beschwerden beschäftigen, die Sie am meisten beeinträchtigen, um dieses Programm Ihrer Situation anzupassen. Ich würde Ihnen dennoch raten, auch die anderen Kapitel durchzulesen, um zu lernen, wie das Verjüngungsprogramm Ihnen hilft und wie es genutzt werden kann, um mit chronischen Beschwerden zu leben.

In diesem Kapitel werden Sie lernen, wie Phytonährstoffe eingesetzt werden können, um gegen die Probleme des *„oxidativen Stress"* zu schützen, der mit einer Vielzahl chronischer gesundheitlicher Probleme in Zusammenhang stehen kann. Die Informationen dieses Kapitels sind für die Planung eines sinnvollen Programms unerlässlich, das unabhängig von allen speziellen gesundheitlichen Beschwerden gültig ist.

Betrachten Sie nochmals die Punktzahl der folgenden Kategorien Ihres Verjüngungsprogramm-Fragebogens. Liegen Ihre Punktzahlen in den genannten Bereichen oder sind sie sogar höher, sollten Sie den Informationen dieses Kapitels besondere Aufmerksamkeit schenken:

Haut:	8 oder mehr Punkte
Herz:	4 oder mehr Punkte
Lunge:	8 oder mehr Punkte
Verdauungstrakt:	12 oder mehr Punkte
Gelenke/Muskulatur:	8 oder mehr Punkte

bzw. wenn Sie über einen längeren Zeitraum vermehrt Strahlung, Zigarettenrauch, seelischem Stress oder hoher körperlicher Aktivität ausgesetzt waren

Wir leben in einer Welt voller offensichtlicher Widersprüche und Paradoxen, und auf diese Widersprüche und Paradoxen treffen wir auch beim Sauerstoff. Wir benötigen ihn, um zu existieren und glücklicherweise ist er auch reichlich vorhanden und macht 20 % der Luft aus, die wir täglich atmen. Der Körper verbrennt Sauerstoff während seines Stoffwechsels, also jenem Prozess, der es ihm ermöglicht, Proteine, Kohlenhydrate oder Fette aus der Nahrung in Energie zur Zellwartung, Immunfunktion, Muskelarbeit, Nervenfunktion, Fortpflanzung, Verdauung und für eine Vielzahl anderer Aktivitäten umzuwandeln.

Trotz seiner Bedeutung kann Sauerstoff aber auch zum Problem werden. Das ist die Kehrseite der Medaille. Sauerstoff ist eine reaktionsfreudige chemische Substanz, die in bestimmten Formen für den menschlichen Körper schädlich sein kann. Ähnlich wie die Verbindung von Sauerstoff und Eisen zu Rost führen kann, der im Laufe der Zeit Gegenstände aus Eisen zerstört, verbinden sich bestimmte Sauerstoff-Formen mit den Baumaterialien des Körpers und zerstören auch diese. Obwohl unser Körper natürlich nicht verrosten kann, wird er Opfer eines Vorgangs, der als *„biologische Ranzidifikation"* bekannt ist und bei dem der Sauerstoff zu Schäden führen kann, wenn er sich mit Lipiden (Fetten), strukturbildenden Proteinen, Enzymen und dem genetischen Material, der DNA verbindet, aus denen Zellen, Gewebe und Organe bestehen. Der Prozess der biologischen Ranzidifikation ist mit dem Vorgang zu vergleichen, bei dem Sauerstoff sich mit den Fettmolekülen der Butter verbindet und diese ranzig werden lässt.

Die besonderen Sauerstoffverbindungen, die am häufigsten eine biologische Ranzidifikation verursachen, sind das *Wasserstoffperoxid,* das *Hydroxylradikal,* das *Superoxid* und der *Singulettsauerstoff.*

Aktivierte Formen des Sauerstoffs – *Sauerstoffradikale* oder auch *„reaktive Oxygenspezies"* (ROS) genannt – werden im Körper als Resultate einer Luftverschmutzung, Viren und anderen Krankheitserregern, Drogen, Medikamenten (auch Alkohol und Nikotin) und sogar als Folge der Aktivierung unseres körpereigenen Immunsystems produziert.

Ironischerweise besteht eine der Möglichkeiten, mit denen unser Körper Fremdstoffe wie z. B. Bakterien abtötet darin, diese aktivierten Sauerstoffverbindungen aus den weißen Blutzellen freizusetzen, um diese fremden Pathogene und krankheitsauslösenden Substanzen gleichermaßen „auszulaugen" und somit zu vernichten. Dieser Prozess entspricht in etwa der Funktion einer Lauge, die Sie benutzen, um Ihre Kleidung zu reinigen. Diese „Lauge", *Hypochlorit* genannt, wird im Körper in aktivierte Sauerstoffverbindungen wie *Superoxid, Hydroxylradikale* oder *Wasserstoffperoxid* umgewandelt. Hier also bedingt die Lösung des einen das Auftreten eines zweiten Problems, die Entstehung schädlicher Oxidantien.

Biologische Antioxidantien

Glücklicherweise hat der Mensch im Jahre seiner Jahrtausende andauernden Evolution einen Schutzmechanismus gegen die schädigende Wirkung von Sauerstoff entwickeln können. Als *„antioxidatives System"* bekannt, besteht er aus Stoffen, welche die Formen von Sauerstoff entschärfen können, die eine biologische Ranzidifikation auslösen können. Einige dieser Antioxidantien sind spezialisierte Proteine, die im Körper produziert werden. Zu ihnen gehören die *Superoxiddismutase* (SOD), die *Katalase* und die *Peroxidase.* Andere Antioxidantien stammen aus den Nahrungsmitteln, die wir verzehren.

Viele sind Bestandteile jener wichtigen Phytonährstoffe, die helfen, unsere Gesundheit zu fördern. Diese essentiellen Antioxidantien sind das Vitamin E, Vitamin C, *Bioflavonide* (Nährstoffe, die praktisch in jedem Nahrungsmittel vorkommen), *Karotine* (orange-gelbe Pigmente im Obst und Gemüse), *Polyphenole* und *Quinone* (aus bestimmten pflanzlichen Nahrungsmitteln, die Aminosäure *Cystein* aus qualitativ hochwertigem Protein, sowie ein enger Verwandter des Cystein die Aminosäure *Gluthation* und zahlreiche andere Vitamine und Mineralstoffe, wie das *Riboflavin* (Vitamin B$_2$), *Selen, Zink, Kupfer* und *Mangan*. Alle genannten Nährstoffe, also sowohl die antioxidativ wirkenden Enzyme, die im Körper produziert werden, als auch die antioxidativ wirkenden Phytonährstoffe aus den Nahrungsmitteln sind an den Verteidigungsmechanismen unseres Körpers gegen die schädlichen Formen des Sauerstoffs beteiligt. Das Verjüngungsprogramm nutzt Nahrungsmittel und qualitativ hochwertige Supplemente aus Phytonährstoffkonzentraten, um das antioxidative System unseres Körpers zu unterstützen.

Sauerstoffradikale aus dem Gleichgewicht:

Ein Fallbeispiel

Ob unser Körper Sauerstoff effektiv für die Stoffwechselaktivitäten nutzen kann, oder ob er ständig wachsende Mengen schädlicher Sauerstoffarten bildet, hängt von einer Reihe von Faktoren ab, wobei die Balance zwischen Nutzen und Schaden leicht aus dem Gleichgewicht geraten kann. Wie dieses Gleichgewicht gestört werden kann, dafür bietet eine unserer Patientinnen mit Namen Suzanne ein gutes Beispiel.

Als ich zum ersten Mal von Suzanne hörte, wachte sie jeden Morgen auf, um sich von Tag zu Tag schlechter zu fühlen. Suzanne konnte nicht begreifen, warum es ihr so ging, da sie aktiv an einem Programm teilnahm, von dem sie glaubte, es könne ihre Situation bessern. Ein Heilpraktiker, den Suzanne konsultierte, hatte sie auf eine Rohkostdiät gesetzt und Entgiftungsmaßnahmen eingeleitet, die aus einer Darmreinigung, Heilkräutern und einem „physiologischen Ausleitungsprogramm" bestanden und das angelegt war, um ihr Verdauungssystem zu unterstützen. Obwohl Suzanne sich komplett an die Anweisungen hielt, fühlte sie sich jeden Morgen elender.

Man sagte ihr, sie durchlebe soeben eine „Erstverschlechterung" und solle mit dem Programm weitermachen, bis sie sich besser fühlen würde. An dem Tage, an dem Suzanne erstmals einen Arzt aufsuchte, der als einer unserer externen Mitarbeiter funktionelle Medizin praktizierte, war sie sehr besorgt, da sie in den kommenden Tagen einige wichtige geschäftliche Verhandlungen führen musste. Sie zweifelte daran, überhaupt über genügend Reserven zu verfügen, um an diesen Treffen teilnehmen oder dabei sogar eine aktive Rolle spielen zu können. Sie hatte telefonisch ihren Heilpraktiker kontaktiert, nur um die Auskunft zu erhalten, dass sie vermutlich „zu sauer" sei und ihr Säure-Basen-Haushalt ausgeglichen werden müsste.

Als sie unseren Kollegen aufsuchte, war ihre Pulsfrequenz eindeutig zu hoch, ihre Haut fühlte sich feuchtkalt an, sie klagte über Probleme, Gegenstände klar mit den Augen fokussieren zu können und sie litt seit nunmehr fünf Tagen unter starken Kopfschmerzen. Außerdem fühlte sie sich zittrig, klagte über Konzentrationsschwäche und seit einigen Tagen über Durchfall, starke Leibschmerzen und Magenkrämpfe.

Der funktionelle Mediziner kam schnell zu der Erkenntnis, dass die Behandlung, der sich Suzanne unterzogen hatte, in ihrem Körper einen Zustand von „oxidativem Stress" ausgelöst hatte, bei dem die Menge schädlicher Sauerstoffverbindungen in ihrem Organismus ständig zunahm und bereits zu Schäden im Bereich des Nerven-, Verdauungs- und Immunsystems geführt hatte. Er erklärte Suzanne, dass sie sich in einem Zustand befinde, den man „Heilkrise" nennt (wobei hier die Betonung auf dem Begriff „Krise" liegt, die Heilung aber kaum erkennbar war), und er erkannte, dass Suzanne dringendst eine Behandlung mit zusätzlichen Nährstoffen benötigte. Offensichtlich hatte sie nämlich während ihrer Entgiftungstherapie keine ausreichenden Mengen an essentiellen Nährstoffen erhalten, so dass ihr Körper unter physiologischem Stress litt, da schädliche Sauerstoffverbindungen nicht in ausreichendem Maße neutralisiert werden konnten.

Der berufsbedingte psychologische Stress verschlechterte Suzannes Situation weiter. Wie ich im ersten Kapitel beschrieben habe, steigert Stress die Freisetzung verschiedener Hormone wie z. B. Adrenalin, das die Stoffwechselaktivität des Körpers anheizt und ihn zwingt, noch mehr Sauerstoff zu verarbeiten. In Zeiten starker seelischer Belastung steigt daher auch das Risiko für oxidativen Stress, was unser antioxidatives Abwehrsystem weiter fordert. Nehmen Sie in einer solchen Situation die falschen Nahrungsmittel zu sich und erhalten Sie zu geringe Mengen antioxidativer Nährstoffe, wird ihr Körper weitaus anfälliger auf die schädlichen Wirkungen der Oxidantien reagieren; es kommt zu der bereits erwähnten „Heilkrise". Oder um es anders auszudrücken: Seelischer Stress in Verbindung mit starker Exposition gegenüber toxischen Stoffen und einer unausgewogenen Kost können die Wirkung der schädlichen Sauerstoffverbindungen steigern und den oxidativen Stress verstärken.

Psychischer Stress, von dem wir wissen, dass er die Spiegel der Stresshormone im Organismus ansteigen lässt, kann langfristig die Art und Weise beeinflussen, wie ihr Körper den Sauerstoff verarbeitet. Zirkulierende Stresshormone können oxidative Stressreaktionen im endokrinen System steigern, die Funktionsfähigkeit des Immunsystems verändern und Nerven- und Verdauungssystem schädigen. Nach Aussage der Wissenschaftler vom *„National Institutes of Clinical Health and Human Development"* kann Langzeitstress unsere Körperfunktionen so weit stören, dass es zu Essstörungen wie Anorexie, Panikattacken, Zwangsneurosen, chronischem Alkoholismus, prämenstruellem Syndrom und Schilddrüsenproblemen kommen kann (1). Alle genannten Zustände sind bereits mit oxidativem Stress in Verbindung gebracht worden.

Der zerstörerische Einfluss freier Radikale

Sauerstoffradikale, auch *„freie Radikale"* genannt, gehören zu der Gruppe der „explosiven" Stoffen in unserem Körper. Freie Radikale sind äußerst reaktionsfreudige „flüchtige" Moleküle, die in unserem Körper teils als Folge natürlicher Stoffwechselprozesse, teils als Reaktion auf die Belastung unseres Organismus durch Strahlung, Alkohol und andere toxische Substanzen, gebildet werden. Freie Radikale haben die Tendenz, mit allen sie umgebenden Molekülen chemische Reaktionen einzugehen. Werden freie Radikale nicht rechtzeitig inaktiviert oder entschärft, können sie alle Stoffe angreifen, aus denen sich unser Organismus zusammensetzt, wie z. B. Zellmembranen, Proteine, Enzyme, die den Stoffwechsel steuern und das genetische Material jeder einzelnen Zelle.

Wie zahlreiche Wissenschaftler annehmen, entstehen degenerative Erkrankungen und der zunehmende Verlust von Energie und Vitalität, die auftreten wenn man altert, als Folge dieser chemischen Reaktionen, an denen freie Radikale beteiligt sind, die ständig den Organismus schädigen und dessen Funktion verringern. Das freie Radikal, das sich dabei am verheerendsten auf die menschliche Gesundheit auszuwirken scheint, ist das *Hydroxylradikal*. Seine Anwesenheit in einer Zelle kann eine wahre Kettenreaktion von Einzelschäden auslösen.

Um zu verstehen, wie freie Radikale im Körper wirken, müssen Sie sich einmal eine Tischtennisplatte vorstellen, die mit Mausefallen bedeckt ist. Jede dieser Falle ist gespannt und mit einem Pingpong-Ball versehen. Nun wirft man einen weiteren Pingpong-Ball auf diesen Tisch. Der Ball trifft eine Falle, löst diese aus und setzt so einen zweiten Ball frei und initiiert somit eine Kettenreaktion, die innerhalb kürzester Zeit alle vorhandenen Mausefallen aktiviert und deren Bälle über den gesamten Raum verteilt. Dieser Vorgang ähnelt sehr stark den „explosiven" chemischen Kettenreaktionen, die durch freie Radikale – und besonders durch das Hydroxylradikal – im Körper ablaufen. Wenn man diese gefährlichen Prozesse nicht stoppt, gelangen sie in alle Zellstrukturen, aus denen unser Körper besteht und führen zu einem zunehmenden Verlust der Funktion und gleichzeitig zu beschleunigtem biologischen Altern.

Befindet sich unser Körper in einem stoffwechselbedingten (physiologischen) oder psychischem Stresszustand, kommt es in einem Bereich der Zellen, der *„Mitochondrium"* genannt wird, zur Produktion freier Radikale. Abb. 5.1 zeigt das Mitochondrium und seine Lage im Innern der Zelle. Mitochondrien sind die Bereiche innerhalb der Zelle, in denen die meiste Stoffwechselenergie gespeichert wird. Häufig auch als „Zellreaktor" bezeichnet, kombiniert das Mitochondrium Proteine, Kohlenhydrate und Fette mit dem Sauerstoff, um – unter Nutzung ausreichender Vitamin- und Mineralstoffmengen – metabolische (stoffwechselabhängige) Energie zu produzieren. Die Aktivität der Mitochondrien und deren Effektivität bei der Bereitstel-

Abbildung 5.1:

Mitochondrien und die Entgiftung der Zelle

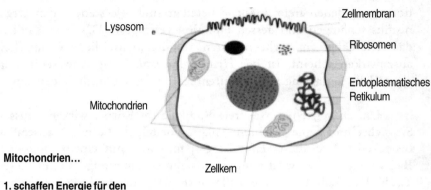

Mitochondrien...

1. **schaffen Energie für den Entgiftungsprozess**

2. **produzieren reaktive Oxygenspezies (ROS) = oxidativen Stress**

lung von Energie für die funktionellen Aufgaben unseres Körpers bestimmen die aktuellen Energiereserven jeder Zelle, jedes Gewebes und Organs sowie den Grad, mit dem die Zelle Aufgaben verrichten kann wie die Widerstandsfähigkeit gegenüber Stress oder die Fähigkeit, schädliche Stoffe zu neutralisieren

Immer dann, wenn Sie Stress, Toxinen, schwerer körperlicher Belastung oder auch Verletzungen ausgesetzt sind, wirken sich diese Situationen auch die Mitochondrien in Ihren Zellen aus. Eine veränderte Funktion der Mitochondrien wiederum beeinflusst die Art und Weise, wie Ihr Körper den Sauerstoff nutzt, um aus Proteinen, Kohlenhydraten und Fetten Energie zu produzieren. Durch die Beeinträchtigung der Mitochondrienfunktion kann es zu oxidativem Stress und zu vermehrter Produktion von schädlichen Sauerstoffverbindungen kommen, was wiederum chronische gesundheitliche Probleme begünstigt; und das nur, weil die Mitochondrien nicht in ausreichendem Maße durch antioxidative Substanzen geschützt werden. In anderen Worten: Ein Zeitraum hoher oxidativer Belastung als Folge eines Entgiftungsprozesses benötigt eine akribische Kontrolle der Ernährung. Dieser Zeitraum eignet sich keinesfalls für Fastenkuren oder Gewichtsreduktionsdiäten. Das ist einer der Gründe, warum das Fasten nicht immer der gesündeste Weg ist, sich zu entgiften.

Robert Eliot, M.D., ein Kardiologe, der sich mit stressanfälligen Persönlichkeitsstrukturen beschäftigt, hat einen Test entwickelt, um jene Personen zu identifizieren, die er als *„hot reactors"* (heiße Brüter) bezeichnet. Als solche heißen Brüter bezeichnet man Menschen, bei denen die Art und Weise, wie sie auf Stress reagieren, schon normale alltägliche Situationen zu ernsthaften toxischen Belastungen führen kann. Wie Dr. Eliots Arbeiten zeigen, leiden heiße Brüter – auch wenn sie normale Cholesterin- und Blutdruckwerte aufweisen, sie nicht rauchen oder Übergewicht haben – unter einem höherem Herzinfarktrisiko, als Personen, die ihren Stress normal verarbeiten können. In seinem Buch *„Is It Worth Dying For"* (2) beschreibt Eliot, dass eine stressanfällige Persönlichkeitsstruktur vom Typ *„heißer Brüter"* einen ebenso bedeutenden Risikofaktor darstellt, wie andere Risikofaktoren, und er empfiehlt, Schritte zu unternehmen, um dieses Manko in den Griff zu bekommen. Unglücklicherweise erkennen die meisten Ärzte nicht, dass eine derartige Persönlichkeitsstruktur auch bei ihren Patienten zu einem Herzinfarkt führen kann, ja oftmals beziehen sie diese Vorstellung noch nicht einmal in ihr Überlegungen mit ein.

Praktiker der funktionellen Medizin kennen zwei einfache Tests, mit denen ein „heißer Brüter" ausfindig gemacht werden kann, *den „Serie-Sieben-Test"* und den *„Eiswassertest"*: Im „Serie-Sieben-Test" muss der Patient beginnend mit der Zahl 777 in Siebenerschritten rückwärts zählen (777, 770, 763, 756 usw.) während dabei ständig der Blutdruck gemessen wird. Der mit dieser simplen Rechenaufgabe verbundene Stress lässt bei „heißen Brütern" den Blutdruck stärker ansteigen, als bei nicht betroffenen Personen. Im „Eiswassertest" muss der zu Untersuchende seine Hand bis zum Gelenk in ein Gefäß mit Eiswasser tauchen, während wiederum ständig der Blutdruck gemessen wird. Auch hier kommt es als Folge des Kältestress bei „heißen Brütern" zu einem abnormen Blutdruckanstieg. Alle „heißen Brüter" mit einer stressanfälligen Persönlichkeitsstruktur weisen ein deutlich höheres Risiko für oxidativen Stress und für potentiell schädliche Wirkungen freier Radikale auf, als andere Personen, und sie sollten besonders auf die ausreichende Zufuhr von antioxidativen Phytonährstoffen und Radikalenfängern in ihrer Kost achten.

Schlaf als Mittel zur Reduktion von oxidativem Stress

Neben der Tatsache, dass Sie dafür sorgen sollten, dass Ihre Ernährung ausreichende Mengen an Antioxidantien liefert, wenn Sie an oxidativem Stress leiden, sollten Sie außerdem sicherstellen, ausreichend lange zu schlafen. Während des Schlafs steigert die Zirbeldrüse in Ihrem Gehirn den Ausstoß einer Substanz, „Melatonin" genannt. Melatonin ist ein Hormon, das sowohl den Schlaf fördert, das aber auch als potenter Fänger von freien Radikalen, besonders von dem äußerst schädlichen Hydroxylradikal, wirkt.

Russel Reiter, Ph.D., ein Naturwissenschaftler am „*Health Science Center*" der Universität von Texas in San Antonio, der sich ausführlich mit den Schadenspotential des Hydroxylradikals beschäftigt hat, sagt: „Sollten Sie in der Lage sein, nur eines der freien Radikale in Ihrem Körper zu neutralisieren, sorgen Sie dafür, dass dieses Radikal das Hydroxylradikal ist". (3) Wie Dr. Reiters Forschung gezeigt hat, ist es genau das, was das Melatonin leisten kann: Abbau des Hydroxylradikals durch die Entgiftung jener Stoffe, aus dem dieses freie Radikal im Körper gebildet wird. Und da Melatonin alle Barrieren im Körper überwinden und in jede Zelle gelangen kann, könnte es der beste verfügbare Radikalenfänger überhaupt sein. Dr. Reiters Forschungsergebnisse belegen die Wirkung des uralten *Heilmittels Schlaf* gegen Müdigkeit, mangelnde Vitalität und Energie. Das liefert uns auch eine Erklärung dafür, warum manche Personen so stark unter „Jet Lag" oder Schlafstörungen leiden. Vermutlich befindet sich der Organismus dieser Personen bereits im Zustand von vermehrtem oxidativen Stress und die Schäden an den Zellen nehmen als Folge der Schlafstörungen zu.

Kapitel 5: Wie man das Altern bekämpft

Abbildung 5.2:

Sauerstoff als Freund - Sauerstoff als Feind

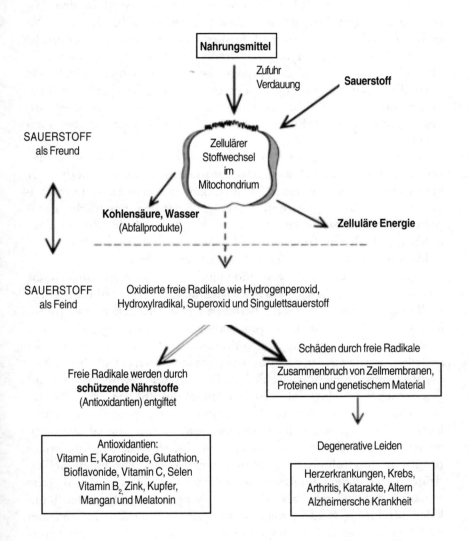

Mitochondrien und oxidativer Stress: So hängt das zusammen

Die Abbildung 5.2 zeigt, wie sich der Sauerstoff in den Mitochondrien mit Nahrungsmittelbestandteilen verbindet, um Energie zu produzieren sowie den Anstieg des „schlechten" Sauerstoffs, der zur Entstehung der Sauerstoffradikalen führt. Diese sauerstoffabhängigen freien Radikale können ebenso alle Zellbestandteile wie auch die DNA schädigen, aus der unsere Gene bestehen, die Fettsäuren, aus denen die Zellwände und das gesamte Nervensystem aufgebaut sind, sowie die Enzyme in jeder Zelle, die unsere Stoffwechselfunktionen steuern.

Grundsätzlich gilt: Befindet sich unser Körper in einer Situation, in der er vermehrt freie Sauerstoffradikale bildet, unterliegt er gleichzeitig einem kontinuierlichen Abbau und Verschleiß. Je intensiver und öfter eine Person unter toxischer Belastung, psychischem und physiologischen Stress leidet, um so größer wird das Risiko einer Schädigung durch freie Radikale. Die zahlreiche Auslöser von oxidativem Stress sind in der Tabelle 5.1 aufgeführt.

Jeder von uns weist eine individuell veränderte Anfälligkeit für oxidativen Stress auf. Wie Wissenschaftler der *„University of California"* in Berkeley festgestellt haben, bestehen bei der Fähigkeit, oxidativem Stress zu widerstehen, genetisch bedingte Unterschiede (4). Durch einen äußerst komplexen Kontrollmechanismus in unserem Körper gesteuert, reagiert jeder von uns vollkommen unterschiedlich auf körperliche oder seelische Belastungen. Die Art und Weise, wie wir auf Stress reagieren, hängt im Wesentlichen davon ab, wie unser Körper jene Gene aktiviert, die durch oxidativen Stress beeinflusst werden können. Die Ergebnisse der Forschung zeigt wieder einmal jene individuellen Unterschiede zwischen den einzelnen Menschen, ihre Erfahrungen in physiologische Funktion umzusetzen. Für einen heißen Brüter kann diese Umsetzung seiner Erfahrungen in physiologische Funktion dazu führen, dass erhebliche Mengen an oxidierenden Radikalen produziert werden, die ihrerseits eine Zellschädigung einleiten und degenerative Veränderungen in den Bereichen des Körpers bewirken, die für solche Veränderungen anfällig sind. Im weiteren Verlauf dieses Vorgangs kommt es dann zum Verlust der Organreserven, nachlassender Vitalität und beschleunigtem funktionellen Altern.

Tabelle 5.1:

Auslöser von oxidativem Stress

Im Gastrointestinaltrakt: Alkohol Fette Chemikalien	Cholesterin toxische Bakterien Infektionen, Entzündungen
In der Leber: Alkohol Hormone Umweltschadstoffe (Luft, Wasser) Drogen, Medikamente, Chemikalien Bakterielle Schlackenstoffe	toxische Schwermetalle (Blei, Cadmium, Aluminium) Nahrungsmittelallergene, Rauchen
Im Nervensystem: Bestimmte Aminosäuren Bakterielle Schlackenstoffe Seelischer und körperlicher Stress Nährstoffstörungen Diabetes Inhalationschemikalien (Düfte, Dämpfe)	Drogen und Medikamente (wie z. B. MSG) Toxische Schwermetalle (Blei, Cadmium, Quecksilber
Im Immunsystem: Toxische Schwermetalle (Blei, Cadmium, Quecksilber) Seelischer und körperlicher Stress Rauchen	Umweltschadstoffe Drogen und Medikamente

Vor rund 40 Jahren erkannte erstmals ein Wissenschaftler aus Nebraska, dass vermehrter oxidativer Stress mit dem beschleunigten Alterungsvorgang in Zusammenhang stehen könnte. Dieser Wissenschaftler, Denham Harman, M.D., Ph.D. führte eine Theorie ein, die er als die *„Freie Radikale-Theorie des Alterns"* bezeichnete und er postulierte, dass freie Sauerstoffradikale, die als Abfallprodukte normaler Stoffwechselaktivitäten anfallen (und dies bei einigen Personen eben in höheren Mengen, als bei anderen), für die zunehmende Zahl der Veränderungen von Erkrankungs- und Todesraten verantwortlich sein könnten, die das fortgeschrittene Altern begleiten. Oder um es anders auszudrücken: Freie Radikale könnten altersbeschleunigte Faktoren darstellen, welche die Funktion beeinträchtigen und die Vitalität vermindern (5). Kein kosmetisches Operationsverfahren auf der ganzen Welt kann dieses Problem lösen. Nur ein aggressives Programm zur Optimierung unserer Ernährung und zur Minimierung der Quellen von oxidativem Stress kann helfen, die Schadensrate durch freie Radikale zu senken.

Je häufiger Harmans Theorien in den folgenden Jahren überprüft wurden, desto öfter wurden sie bestätigt. Es mag viele weitere Faktoren geben, die am Alterungsprozess beteiligt sind, dennoch stellt der Vorgang der biologischen Ranzidifikation durch den Einfluss freier Radikale einen der Hauptverursacher des beschleunigten funktionellen Alterns dar.

Biologische Ranzidifikation und die Pathologie der freien Radikale scheinen unumgänglich zu sein, da wir alle Sauerstoff atmen müssen, um zu leben. Dennoch führt eine effektivere Ausnutzung von Sauerstoff durch einen gesunden Organismus in der Tat nicht zu einer gesteigerten Produktion dieser schädlichen Sauerstoffverbindungen. Richtig ist eher das Gegenteil: Eine effektive Nutzung von Sauerstoff begünstigt eine überdurchschnittliche Energieproduktion und gleichzeitig eine Stärkung des antioxidativen Schutzsystems gegen oxidativen Stress.

Wenn Sie gesund sind und über eine optimale Zellfunktion verfügen, stehen Ihre antioxidativen Schutzmechanismen bereit, um schädliche freie Radikale zu neutralisieren und zu entschärfen, bevor diese Zellen, Gewebe oder Organe Ihres Körpers zerstören können.

Nur wenn Ihre körperlichen Systeme „toxisch", d. h. vergiftet sind, wie das z. B, kurz nach einem Herzinfarkt, während einer schweren, infektiösen Erkrankung wie der rheumatoiden Arthritis, bei Krebs oder der Multiplen Sklerose bzw. bei anderen, chronischen gesundheitlichen Störungen der Fall ist, kommt es zu einer hochgradigen

Schädigung Ihres Organismus durch freie Sauerstoffradikale. In der Mehrzahl der Fälle ist Ihr Körper in der Lage, sich zumindest teilweise selber zu helfen, indem er die freien Radikale mit Hilfe der antioxidativen Enzyme und Nährstoffe beseitigt, die in jeder Körperzelle präsent sind. Besonders effektiv agieren diese Antioxidantien in den sauerstoffreicheren Körpergeweben wie in der Lunge, im Blut, bzw. im Herz, Gehirn und in der Leber.

Die Bedeutung von Vitamin E

Im Jahr 1972 begann mein eigenes Interesse an Vitamin E und seiner Beziehung zum biologischen Altern zu wachsen und 1973 veröffentlichte ich mein erstes Forschungspapier über die Wirkung von Vitamin E auf die Verlängerung der Lebensspanne von menschlichen roten Blutzellen, die man oxidativem Stress ausgesetzt hatte. Ich fand heraus, dass Vitamin E eine Schutzfunktion ausüben kann, wenn es in die Zellmembranen eingebaut wird und dort „geduldig" darauf warten kann, dass ein Sauerstoffradikal auftaucht, welches das Vitamin E rasch neutralisiert, bevor es mit der Zellmembran reagieren und sie zerstören kann.

Die Substanz, die am meisten vom Schutz durch Vitamin E profitiert, ist das Cholesterin, das in der Zellmembran vorkommt. Trotz seines schlechten Rufs ist das Cholesterin ein essentieller Bestandteil jeder Zelle und hilft, die Zellmembran zusammenzuhalten. Mangelt es an Vitamin E, kann das Cholesterin in der Zellmembran roter Blutzellen durch freie Sauerstoffradikale geschädigt werden, das zerstörte Cholesterinmolekül bewirkt dann eine Veränderung in der Form der Blutzelle sowie ihrer Fähigkeit, Sauerstoff in die Gewebe zu transportieren. (6) Wie meine Mitarbeiter und ich herausfanden, können ausreichende Mengen Vitamin E in der Zellmembran helfen, diese gegen oxidativen Stress zu schützen und so die Lebensspanne der Blutzelle um das zweieinhalbfache zu steigern.

Am erstaunlichsten aber war die Erkenntnis, dass die – zur optimalen Vorbeugung gegen oxidativen Stress in den roten Blutzellen – notwendige, tägliche Vitamin E- Dosis zwischen 200 und 400 IU (IU = Internationale Einheit, eine internationale Einheit Vitamin E entspricht etwa 1,5 mg natürlichem Vitamins E, d. Übers.) lag, was dem zwanzig- bis dreißigfachen der täglichen Zufuhrempfehlung entspricht. Diese Erkenntnis wird sicher auch Sie erstaunen, wenn Sie diese offiziellen Verzehrempfehlungen betrachten.

Da ein Vitamin E-Mangel als verhältnismäßig selten gilt, hatten die Wissenschaftler, die für die Festlegung dieser Zufuhrempfehlungen verantwortlich waren, einige Probleme, für Vitamin E eine Empfehlung auszusprechen. Zwar wussten sie durch Tierversuche, dass Vitamin E ein essentieller (lebensnotwendiger) Nährstoff ist und gebraucht wird, um bei den verschiedenen Tierarten Muskelerkrankungen und Fortpflanzungsproblemen vorzubeugen. Diese Wirkung von Vitamin E spielt beim Menschen keine wesentliche Rolle, also wusste man nicht genau, welche Vitaminmengen in der Kost notwendig waren, um eine optimale Versorgung zu gewährleisten. Also beschlossen die verantwortlichen Wissenschaftler aufgrund der Tatsache, dass Personen, die eine „normale" Kost verzehrten, keine Vitamin E-Mangelzustände aufwiesen, dass die empfohlene Zufuhr an Vitamin E sich an der Menge zu orientieren habe, die mit einer normalen Ernährung aufgenommen wird, also rund 15 IU pro Tag betragen sollte.

(Anm.: Die „Deutsche Gesellschaft für Ernährung" hat im April 2000 eine tägliche Zufuhr von 12 - 15 mg = 8 - 10 IU Vitamin E empfohlen, der Übersetzer)

Es erscheint logisch, dass diese willkürlich erstellten Empfehlungen keinerlei Relevanz aufweisen können, wenn es darum geht, die optimale Dosierung dieses Vitamins zu bestimmen, die den Einzelnen gegen biologische Ranzidifikation oder oxidativen Stress durch freie Radikale schützt bzw. eine regelrechte Funktion der Mitochondrien gewährleistet. Das gilt erst recht dann nicht, wenn ein erhöhter Bedarf an Vitamin E und anderen Antioxidantien besteht, der vorliegt, wenn sich der Organismus im Zustand von vermehrtem oxidativen Stress befindet. Viele renommierte Wissenschaftler gehen davon aus, das wir täglich mindestens 400 IU Vitamin E benötigen, um eine ausreichende Funktion unseres Organismus zu gewährleisten. Eine Gruppe von Medizinern hat sich intensiv mit dem Vitamin E beschäftigt und ihre Forschungsergebnisse, die im *„New England Journal of Medicine"* veröffentlicht wurden, zeigten, dass Vitamin E bis zu Tagesdosen von 1000 IU sicher ist und keinerlei Bedenken wegen möglicher toxischer Nebenwirkungen bestehen. (7)

Weiterhin haben meine Mitarbeiter und ich uns mit den unterschiedlichen Wirkungen von natürlichem und synthetisch hergestellten Vitamin E beschäftigt (8). *Natürliches Vitamin E* entspricht der chemischen Form von Vitamin E, wie sie auch von den Pflanzen hergestellt wird und über eine lange Zeit Bestandteil der tierischen Nahrung gewesen ist. Synthetisches Vitamin E ist eine Mischung von acht chemischen Verwandten des natürlichen Vitamins, von denen nur einer ein natürliches Vitamin E darstellt. Natürliches Vitamin wird auch RRR-alpha-Tocopherol genannt.

Wir fanden heraus, dass natürliches Vitamin E beim Schutz der Zellmembran von rote Blutzellen gegen oxidativen Stress viel wirksamer war. Daher geben wir der natürlichen Form des Vitamin E mit Namen d-alpha-Tocopherol den Vorzug. Viel Nährstoffsupplemente enthalten eine modifizierte Form des Vitamin E – als *Tocopherylacetat* oder *Tocopherylsuccinat* bezeichnet – die nach regelrechter Verdauung im Gastrointestinaltrakt in Tocopherol umgewandelt werden könnte. Viele Menschen haben allerdings Probleme, synthetisches Tocopheryl zu verwerten, weswegen das natürliche Tocopherol vorzuziehen ist, um eine ausreichende Aufnahme des Vitamins zu gewährleisten. Daher muss man Personen, die vermehrt unter oxidativem Stress leiden, die tägliche Dosis von 400 IU d-alpha-Tocopherol aus Nahrungsmitteln bzw. Vitaminpräparaten empfehlen.

Ebenso hat man herausgefunden, dass eine Kombination natürlicher Karotine, wie sie in phytonährstoffreichen Nahrungsmitteln wie Karotten oder Tomaten vorkommt, eine bessere antioxidative Wirkung hat, als die häufig eingesetzten synthetisch hergestellten Karotine in handelsüblichen Vitaminpräparaten, die man „*all-trans-Beta-Karotine*" nennt. Das soll nicht heißen, dass Beta-Karotin als Monosubstanz wirkungslos wäre, sondern dass es nur eine der über hundert Karotenoidarten darstellt, die wir in phytonährstoffreichen Nahrungsmitteln finden und die alle in einzigartiger Art und Weise die antioxidativen Fähigkeiten der Karotenoidgruppe unterstützen und in Teamarbeit mit Vitamin E helfen, uns gegen freie Sauerstoffradikale und oxidativen Stress zu schützen. Wir wissen, dass der Antioxidantienbedarf einer Person, die hohem oxidativem Stress ausgesetzt ist, ein Vielfaches der Menge beträgt, die zur Aufrechterhaltung der regelrechten Funktion unter normalen Bedingungen notwendig ist. Daher ist für die Förderung der funktionellen Gesundheit eine ausreichende Zufuhr dieser Phytonährstoffe ebenso wichtig, wie das ausgeglichene Verhältnis untereinander.

Das Gleichgewicht der Antioxidantien

Man sollte anhand der beschriebenen Tatsachen nicht zu der Fehleinschätzung kommen, Vitamin E und Beta-Karotin seien das A und O des Schutzes gegen oxidativen Stress. Über Tausende von Jahren hat der menschliche Organismus von einer Ernährung existieren können, in der alle Antioxidantien in einem bestimmten Verhältnis vorliegen. Das antioxidative Verteidigungssystem besteht aus einem sogenannten *„Redoxsystem"* (einem Gleichgewicht von Reduktions- und Oxidationsprozessen). Damit freie Sauerstoffradikale hinreichend neutralisiert und entschärft werden können, müssen alle dazu notwendigen Antioxidantien in einem bestimmten Mengenverhältnis vorhanden sein. Die Zufuhr bzw. Einnahme hoher Dosen von einem ohne die gleichzeitige Anpassung der Zufuhr der anderen Antioxidantien kann durchaus die Wirkung einzelner Schutzstoffe beeinträchtigen. Um den größtmöglichen Nutzen aus dem Einsatz antioxidativer Nährstoffe zu ziehen, sollten Sie eine ausgewogene Kombination von Vitamin C, Vitamin E, Karotenoiden, antioxidativen Phytonährstoffen und essentiellen Mineralien wie Zink, Kupfer, Mangan und Selen einsetzen. Wenn diese Zufuhr optimal ausbalanciert ist, werden die freien Radikale entgiftet und deren potentiell schädlichen Auswirkungen auf Ihren Körper vorgebeugt. Wenn Sie jeden Tag mehrere Hundert Milligramm Vitamin C, E und Karotinoide mit Ihrer Kost aufnehmen, so erhalten Sie gleichzeitig Tausende Milligramm aller anderen antioxidativen Phytonährstoffe wie z. B. *Bioflavonide*. Das Verjüngungsprogramm ist angelegt, um Ihnen eine größere Menge aller wichtigen Nährstoffe im richtigen Verhältnis zu liefern.

Antioxidantien, die sich im optimalen Gleichgewicht befinden, funktionieren wie die Teilnehmer eines Staffellaufs. Dabei gibt jeder „Läufer" das teilweise entschärfte Radikal an den nächsten weiter, bis am Ziel keine radikalbildenden Substanzen mehr übrig bleiben. Die Abbildung 5.3 zeigt die Teamarbeit der antioxidativen Nährstoffe bei der Neutralisierung der freien Radikale. Wird die Weitergabe der Stafette an irgendeiner Stelle unterbrochen, weil keine ausreichenden Mengen des nächsten „Läufers" vorhanden sind, kommt es zur Bildung von Zwischenprodukten der freien Radikale, die durchaus noch Schäden anrichten können, auch wenn diese nicht mehr so verheerend wirken werden, wie das bei dem ursprünglichen Radikal der Fall

Abbildung 5.3:

Teamarbeit von Antioxidantien aus der Ernährung bei der Neutralisierung freier Radikale

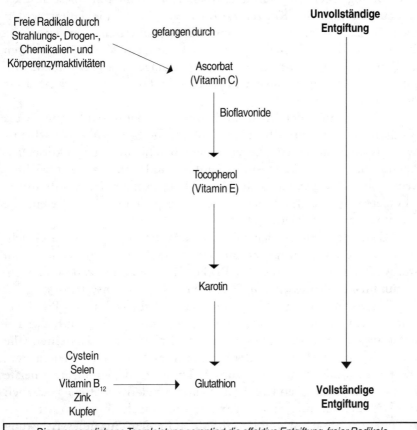

Diese ausgeglichene Teamleistung garantiert die effektive Entgiftung freier Radikale

gewesen wäre. Nur wenn ein freies Radikal vollständig neutralisiert werden konnte, kann der Körper optimal geschützt werden, was bedeutet, dass man eine Ernährung wählen sollte, in der die Mitglieder der Familie der antioxidativen Nährstoffe im richtigen Mengenverhältnis vorhanden sind.

Wie ich bereits erwähnte, haben wir die biologische Ranzidifikation im Blut und den Blutzellen untersucht, nachdem wir Personen gezielt oxidativem Stress ausgesetzt hatten, die teilweise mit verschiedenen antioxidativen Nährstoffen versorgt bzw. nicht versorgt waren. Wie Sie sich vorstellen können, finden Forscher, die Anzeichen einer biologischen Ranzidifikation im Körper messen, diese Marker in deutlich höheren Konzentrationen vor, wenn die Untersuchten jeder Form von oxidativem Stress ausgesetzt waren bzw. wenn die Ernährung dieser Versuchsteilnehmer keine genügenden Lieferanten für Antioxidantien enthielt. Es gibt heutzutage eine ganze Reihe von Laboruntersuchungen, die einem Arzt helfen können, oxidativen Stress zu messen.

Alle Formen der Toxizität können vermehrt oxidativen Stress auslösen und - dadurch bedingt – zusätzliche Schäden an verschiedenen Organen anrichten, die zu einem beschleunigten funktionellen Alterungsprozess führen. Antioxidantien sind daher äußerst wichtig, wenn man sich gegen die fatalen Auswirkungen freier Sauerstoffradikale schützen will, die unter den selben Voraussetzungen auftreten, die oxidativen Stress fördern. (9)

Ohne den Schutz, den die Antioxidantien im optimalen Gleichgewicht bieten, kommt es zu der vermehrten Produktion von Stoffwechselschlacken, die das Risiko für Krebs, Herzerkrankungen, entzündlichen Prozessen und Problemen des Immunsystems steigern.

Inzwischen werden Sie selbst erkannt haben, dass die Probleme unter denen Suzanne während ihrer Entgiftungstherapie litt, das Resultat psychischer und physiologischer Belastungen darstellten, die einen Zustand von vermehrtem oxidativem Stress entstehen ließen. Diese Erkenntnis ist aber nur zum Teil zutreffend. Bei Suzanne heizte die Belastung durch andere Toxine ihren oxidativen Stress zusätzlich an. Die Freisetzung jener Toxine, die durch ihre Entgiftungsmaßnahmen ausgelöst wurde, erhöhte außerdem Suzannes Belastung durch freie Sauerstoffradikale, die wiederum mit oxidativem Stress und Zellschädigungen in Zusammenhang gebracht werden müssen.

Oxidativer Stress und Toxinbelastung

Oxidativer Stress kann als Folge einer Belastung durch verschiedene chemische Substanzen auftreten (10). Eine dieser Substanzen, über die wir bereits gesprochen haben, ist der Alkohol. Die Verwertung von Alkohol in der Leber führt zur Produktion der freien Sauerstoffradikale Superoxid und Hydroxylradikal. Diese Stoffe können eindeutige Leberschäden hervorrufen und außerdem die Vernichtung bestimmter Antioxidantien wie zum Beispiel Glutathion in der Leber bewirken. Die *Leberzirrhose* (Leberschrumpfung) nach lang anhaltendem Alkoholkonsum stellt somit auch keine direkte Folge einer alkoholbedingten Schädigung der Leber dar. Die Verstoffwechselung des Alkohols in der Leber löst vielmehr eine Produktion freier Sauerstoffradikale aus, die nicht in ausreichendem Maße durch Antioxidantien neutralisiert werden können. Die Verarbeitung von Alkohol in der Leber findet unter Beteiligung einer Enzymgruppe mit der Bezeichnung *„Cytochrom 450 mixed-function Oxidase"* statt. Eine hohe Zufuhr von Alkohol beeinträchtigt dieses Enzymsystem und vernichtet alle entgiftend wirkenden Nährstoffe, wodurch es zum Problem einer ständig wachsenden oxidativen Schädigung der Leber und des Nervensystems kommen kann.

Studien aus Schweden haben gezeigt, dass Leberzellen, die *„in vitro"*, d. h. außerhalb des Körpers gezüchtet worden waren, große Mengen von Oxidantien ausschütteten, sobald man sie mit chemischen Substanzen in Verbindung brachte, die eine biologische Ranzidifikation dieser Zellen bewirkte. (11) Wenn die Antioxidantien Glutathion, Vitamin E und Vitamin C aus den Leberzellen aufgebraucht sind, nimmt dieser Zerstörungsprozess an Geschwindigkeit zu. Das mag eine Erklärung dafür sein, dass Personen, deren Kost nur ungenügende Mengen dieser Antioxidantien enthält, sehr viel rascher Leberprobleme entwickeln können.

Auch die Belastung durch andere toxisch wirkende Chemikalien wie z. B. durch Pestizide steigert das Vorkommen von oxidativem Stress im Körper. Forschungsarbeiten aus Südafrika haben gezeigt, dass die Belastung durch sogenannte „Organchlor-Pestizide" wie z. B. durch das Pflanzenschutzmittel *Lindan* die Aktivität der entgiftenden Enzymsysteme in der Leber erhöht und die Produktion von Superoxid- und Hydroxylradikalen beschleunigt, was wiederum die Anforderungen an die antioxidativ wirkenden Enzymsysteme der Leber ansteigen lässt. (12) (Ich werde zu diesem Thema nochmals im nächsten Kapitel Stellung nehmen). Eine Lindanbelastung führt zur Vernichtung des antioxidativ wirkenden Nährstoffs *Glutathion*, einem wesentlichen Entgiftungsfaktor, der an der Beseitigung freier Sauerstoffradikale in der Leber beteiligt ist. Daher benötigt unsere Leber große Mengen an Vitamin E und schwefelhaltige Aminosäuren wie *Cystein* und *Methionin*, die in qualitativ wertvollen Proteinquellen vorkommen, um sich erfolgreich gegen den oxidativen Stress nach einer Belastung durch Pestizide wehren zu können. Alkohol, Pestizide, Drogen, Medikamente und so ziemlich jede andere chemische Verbindung, die in unserer Leber entgiftet werden muss, steigern den oxidativen Stress und bewirken eine zusätzliche Belastung des antioxidativen Systems.

Ein weiterer, wichtiger antioxidativer Nährstoff, der als Bestandteil unseres antioxidativen Systems wirkt, ist das *Coenzym Q 10* (Ubichinon), das einen Teil jenes Mechanismus ausmacht, der hilft, unsere Mitochondrien gegen oxidativen Stress zu schützen. Wie sich gezeigt hat, stellt Coenzym Q10 den wichtigsten Nährstoff für Personen mit bestimmten Herzleiden dar, und es kann das Herz recht effektiv vor Schäden durch oxidativen Stress schützen. Außerdem hat man herausgefunden, dass Coenzym Q10 helfen kann, Gewebe vor entzündlichen Veränderungen zu schützen, wie sie beispielsweise bei der Paradontose auftreten – nach wie vor der Hauptursache für den Zahnverlust bei Erwachsenen. Coenzym Q10 wirkt ähnlich, wie die Isolierung eines Elektrokabels und es hilft unserem Organismus, einen „Kurzschluss" zu verhindern, der durch die Sauerstoffradikale in den Mitochondrien ausgelöst werden kann.

Untersuchungen, die während der letzten Dekaden durchgeführt worden sind, weisen darauf hin, dass für jeden der antioxidativen Nährstoffe ein optimaler Dosisbereich existiert (s. Tabelle 5.2). Die optimale tägliche Zufuhr jeder dieser Nährstoffe hängt eindeutig vom individuellen oxidativen Stress-Status ab, wobei die nachfolgenden

Empfehlungen alle im sicheren, ungefährlichen Bereich liegen.

Tabelle 5.2:

Empfohlene, optimale Dosierung antioxidativer Nährstoffe

Natürliche Karotine	10 – 300 mg
Vitamin E	100 – 800 IU
Vitamin C	500 – 2000 mg
Zink	10 – 30 mg
Mangan	2 – 10 mg
Kupfer	1 – 3 mg
Selen	100 – 300 µg
Vitamin B_2	10 – 50 mg
Glutathion	50 – 200 mg
Coenzym Q10	20 – 100 mg
Gemischte Bioflavonide aus Phytonährstoffen	100 – 1000 mg

Noch einmal zurück zu Suzanne

Warum also ging es Suzanne so schlecht, während Sie sich ihrer natürlichen Entgiftungstherapie unterzog? Die Antwort auf diese Frage lautet vermutlich, dass sie eine jener Personen war, die sich im Zustand von vermehrtem oxidativen Stress befand, auf den ihr mitochondrielles System äußerst sensibel reagierte. Zusätzlich litt sie unter erheblichem psychischen Stress, der ihre Stoffwechselfunktion weiter anheizte und dadurch den oxidativen Stress weiter verstärkte. Schließlich und endlich lebte Suzanne von einer Kost, die wenig wertvoll war und zu einer Zeit zu wenig Antioxidantien lieferte, in der ihr Organismus diese Stoffe besonders nötig brauchte. Der Durchfall, unter dem sie litt, konnte ein Hinweis darauf sein, dass sich in Suzannes Gastrointestinaltrakt ebenfalls oxidative Stressreaktionen abspielten. Die Kombination aller dieser Faktoren überforderte ihr antioxidatives System und ließ sie in jene Krise geraten, die eine medizinische Intervention notwendig machte.

Wir wissen nicht, wie hoch Suzannes Belastung durch Pestizide und andere toxische Substanzen war, die während des Entgiftungsprozesses mobilisiert wurden und die es erforderlich machte, dass ihre Leber Überstunden einlegen musste, was den oxidativen Stress zusätzlich vermehrte. Untersuchungen, die an der *„Creighton University"* in Omaha, Nebraska durchgeführt worden sind, haben gezeigt, dass es beim Menschen nach einem Kontakt mit verschiedenen Pestiziden und Dioxinverbindungen zu einer deutlichen Einlagerung von reaktiven Oxygenspezies (ROS) in die Mitochondrien der Leber kommt. (13) Leider haben wir nicht die Möglichkeit, alle Belastungen durch alle Toxine zu bestimmen, denen wir im Laufe unseres Lebens ausgesetzt waren und die unser Körper versucht, unter Einbindung des Enzymsystems der Leber zu entgiften und dadurch den Vorgang der Entgiftung freier Radikale zu unterstützen.

Jeder „Befehl" des Organismus an unsere Leber, ihre Entgiftungsaktivität zu intensivieren, wie z. B. als Folge des Alkoholkonsums, beinhaltet immer auch ein erhöhtes Risiko einer biologischen Ranzidifikation.

Es ist äußerst wichtig zu erkennen, dass alle Reaktionen von oxidativem Stress, die in Ihrer Leber ablaufen, auch den gesamten restlichen Organismus betreffen können, da die freien Radikale durch die Blutbahn auch in weiter entfernt gelegene Organe wie Herz, Lungen und Gehirn gelangen können. Die Zufuhr ausreichender Mengen von Antioxidantien wie Vitamin C, Vitamin E und Bioflavonide mit der Ernährung ist deswegen besonders wichtig, da sie hilft, gegen jene Schäden zu schützen, die sich im Laufe der Zeit summieren und zum Verlust der funktionellen Unversehrtheit verschiedener Organe sowie einem erhöhten Risiko für Erkrankungen des Herzens, Krebs, Altersdiabetes und progressiver Arthritis führen können.

Die Schwere von Suzannes Beschwerden machte sie zu einem idealen Kandidaten für unsere klinische Version des Verjüngungsprogramms. Sie hatte schon seit Jahren versucht, sich sportlich zu betätigen, da sie glaubte, „... das würde ihren Stresslevel verringern". Sie hatte jedoch erkennen müssen, das jede Form sportlicher Aktivität ihre Beschwerden eher zu fördern schienen und sie sich danach eher schlechter fühlte. Nur durch die Verringerung ihrer körperlichen Aktivität und durch ihr Teilnahme an der klinischen Variante des

Verjüngungsprogramms gelang es Suzanne schließlich, ihre schwindende Gesundheit in den Griff zu bekommen und ihre Vitalität zurückzugewinnen.

Antioxidantien und sportliche Aktivität

Wenn es Ihnen an Antioxidantien mangelt, können sogar Bereiche Ihres Lebens, die sie als „gesund" betrachten, wie z. B. Sport, zu Schäden an ihrem Körper führen. Jede Form von Sport steigert Ihr Risiko für oxidativen Stress, da Ihr Organismus bei körperlicher Belastung mehr freie Sauerstoffradikale produziert, die sich immer dann schädlich auswirken werden, wenn Ihr Organismus nicht in ausreichendem Maße durch Antioxidantien geschützt wird. Das liefert unter Anderem eine Erklärung für jene körperlichen Schäden, die manche Menschen nach längerer und exzessiverer sportlicher Aktivität erleiden. Ein Marathonläufer, der sich falsch ernährt oder der nicht ausreichend trainiert, stellt hierfür ein gutes Beispiel dar. Die oxidative Schädigung der Muskulatur während des Laufes bewirkt eine Anhäufung von Toxinen, die zu Gewebsschäden führen und die häufig erst nach mehreren Tagen oder Wochen wieder repariert werden können. Wie Untersuchungen aus Schottland gezeigt haben, erleiden Marathonläufer mit niedrigen Antioxidantienspiegeln im Blut deutlich mehr oxidative Gewebsschäden als Läufer, die ausreichende Mengen an antioxidativen Substanzen zu sich genommen hatten. (14)

In einer bemerkenswerten Studie untersuchte Irene Simon-Schnaas, Ph.D. professionelle Bergsteiger während der Besteigung einer der höchsten Berge der Welt, dem Annapurna im Himalaja. (15). Während sich die Bergsteiger in großen Höhen bewegten und damit eine der strapaziösesten Sportarten der Welt betrieben, bewertete sie bei ihnen die Spiegel der Vitamine E und C. Alle Untersuchten kletterten unter Extrembedingungen und ohne Sauerstoff in Höhen, die weit über 7000 Meter lagen. Bergsteiger, die vorher für vier Wochen zweimal täglich 200 mg (= 300 IU) Vitamin E erhalten hatten, wiesen während ihrer Touren eine deutlich höhere Widerstandskraft gegenüber oxidativem Stress auf, als Sportler, die nur ein Placebo erhalten hatten. Die mit Vitamin E versorgten Bergsteiger konnten sich daher mehr und länger belasten, ohne dass oxidative Schäden nachgewiesen werden konnten.

Das gleiche Thema liegt einer anderen Untersuchung zugrunde. Bei einer Gruppe von männlichen Freiwilligen im Alter zwischen 22 bis 74, die auf einem elektrischen Laufband „bergab" liefen und so die potentiell schädliche Wirkung von sportlicher Aktivität dokumentierten, führte die tägliche Gabe von zwei Kapseln mit jeweils 400 IU Vitamin E zu weniger Muskelschäden, als die Gabe eines Placebos. (16) Die Wissenschaftler beobachteten bei dieser Studie, dass die tägliche Gabe von Vitamin E auch altersbedingte Unterschiede zwischen den einzelnen Teilnehmern ausgleichen konnte und folgerten daraus, dass eine mangelhafte Reaktion älterer Menschen auf sportliche Belastung teilweise das Resultat einer suboptimalen Ernährung sein dürfte.

Was zeigen uns all diese Untersuchungen über die Bedeutung von Antioxidantien für den Schutz vor Toxinen und oxidativem Stress? Sie belegen, dass man durch den Verzehr der richtigen Mengen antioxidantienreicher Nahrungsmittel, wie sie Bestandteil unserer Phytonährstoffdiät sind, die schädlichen Auswirkungen freier Sauerstoffradikale begrenzen kann. Wie viele Wissenschaftler vermuten, sind Sauerstoffradikale die primären Verursacher jener Erkrankungen, die wir im Alter erleiden und dass wir daran arbeiten müssen, unseren Antioxidantienstatus zu verbessern, um diese Sauerstoffradikale zu entschärfen, bevor sie zu Herzerkrankungen, Krebs, Diabetes oder entzündlichen Erkrankungen beitragen können.

Von der Wahl des richtigen Speiseöls

Die Phytonährstoffdiät ergänzt die Zufuhr von antioxidativen Phytonährstoffen durch die Menge und Art der gesundheitsfördernden Ölsorten. Während der vergangenen Jahre haben Amerikaner den Anteil von mehrfach ungesättigten Fettsäuren in ihrer Kost gesteigert, indem sie mehr gebratene Nahrungsmittel oder Fertiggerichte verzehrt und gleichzeitig auf gesättigte Fettsäuren verzichtet haben. Als Folge davon trat eine Steigerung des Risikos für oxidative Schäden auf, da mehrfach ungesättigte Fettsäuren weitaus empfänglicher für die biologische Ranzidifikation sind, als gesättigte Fette.

Es gibt eine Grundregel, nach der Sie die Zufuhr von Vitamin E, Vitamin C, Beta-Karotin und anderer pflanzlicher Antioxidantien im gleichen Maße steigern müssen, in dem sie auch den Verzehr von mehrfach ungesättigten Fettsäuren erhöhen.

Das Erhitzen mehrfach ungesättigter Fettsäuren in Gegenwart von Sauerstoff (wie z. B beim Fritieren oder Ausbacken) beschleunigt die Produktion von sogenannten *Lipidperoxiden* und sollte daher so weit wie möglich vermieden werden. Kurzzeitiges Dünsten unter Zugabe von antioxidantienreichem Knoblauch ist wesentlich ungefährlicher, langes Braten mit stark erhitztem Öl hingegen sollte man unterlassen. Die Völker, bei denen der Knoblauch traditionell Bestandteil der Ernährung ist und die ihre Gerichte nur kurz in Fett andünsten, haben ganz richtig erkannt, dass die Zugabe von Knoblauch das Öl während des kurzen Erhitzens davor bewahren kann, ranzig zu werden.

Herzerkrankungen und Vitamin E

Die Vorbeugung von Herzerkrankungen besteht aus mehr, als nur dem Verzicht auf Cholesterin und dem Verzehr von ungesättigten Fettsäuren. Vor mehr als 40 Jahren stellten die Gebrüder Shute, zwei Kardiologen aus Ontario, Kanada bereits die These auf, Vitamin E könne nicht nur vor Herzerkrankungen schützen, sondern auch die Prognose von Patienten mit bestimmten Herzerkrankungen verbessern. Sie wurden von ihren Kollegen belächelt, die der Meinung waren, ihre Beobachtungen seien „anekdotisch" und entbehrten jeder wissenschaftlichen Grundlage. Erst heute, fast ein halbes Jahrhundert später, haben wir jene Mechanismen erkannt, mit deren Hilfe das Vitamin E und andere Antioxidantien uns gegen Erkrankungen des Herzens schützen können. Eine der wichtigsten Funktionen der Antioxidantien scheint darin zu liegen, das Cholesterin und andere essentiellen Fette vor den Schäden und Veränderungen durch oxidativen Stress zu schützen, die eine Kettenreaktion in Gang setzen und eine Entwicklung einleiten können, an deren Ende die Atherosklerose (Arterienverkalkung) sowie eine Thrombose der Herzkranzgefäße steht.

Darüber hinaus existieren zahlreiche Belege dafür, dass Vitamin E und Karotine helfen, gegen den oxidativen Stress zu schützen, der zu Schäden am Herzen und den Blutgefäßen führt. Der nächste Durchbruch bei der Prävention von Herzerkrankungen wird vermutlich darin bestehen, dass wir die Bedeutung des Konsums von noch mehr

Antioxidantien erkennen werden. Eine Studie aus dem Jahre 1993, die im „*New England Journal of Medicine*" abgedruckt wurde, belegt, dass Personen, die ein Vitamin E-Präparat einnehmen, 47 % seltener einen Herzinfarkt erleiden – und das unabhängig davon, wie hoch die Cholesterinspiegel der Einzelnen war.

Die Phytonährstoffdiät ist reich an jenen antioxidativen Nährstoffen, die für eine langanhaltende Aufrechterhaltung unserer Gesundheit äußerst wichtig sind. Auch wenn Sie kein spezielles Ernährungsprogramm wie unsere Phytonährstoffdiät einhalten, ist es immer noch zu empfehlen, dass Sie Ihrer Kost die antioxidantienreichen Lebensmittel hinzufügen, die in der Tabelle 5.3 aufgeführt werden.

Tabelle 5.3

Vitaminreiche Nahrungsmittel

Vitamin C Nahrungsmittel	Portion	Vitamingehalt in mg
Blumenkohl	½ Tasse	34,3 mg
Broccoli	½ Tasse	58,2 mg
Cantaloupen	¼ Frucht	56,4 mg
Grapefruit	½ Frucht	120,0 mg
Grapefruitsaft	175 ml	185,0 mg
Grüne Paprikaschoten	1 Frucht	89,3 mg
Johannisbeeren, frisch	½ Tasse	101,4 mg
Kiwis	1 Frucht	74,5 mg
Mangos	1 Frucht	53,7 mg
Orangen	1 Frucht	131,0 mg
Orangensaft	75 ml	155,0 mg
Papayas	1 Frucht	187,8 mg
Peperoni	1 Frucht	46,2 mg
Rosenkohl	1 Tasse	35,6 mg

Vitamin E Nahrungsmittel	Portion	Vitamingehalt in mg
Aprikose, getrocknet	1 Tasse	7,0 mg
Gemischte Nüsse	1 Tasse	12,9 mg
Kohl, roh	100 Gramm	8,0 mg

Kürbissamen	½ Tasse	2,5 mg
Mango	1 Frucht	2,3 mg
Olivenöl	½ Tasse	12,9 mg
Sonnenblumensamen	100 Gramm	44,0 mg
Süßkartoffel	1 Frucht	5,8 mg
Weizenkeime	100 Gramm	14,1 mg

Beta - Karotin

Nahrungsmittel	Portion	Vitamingehalt
Broccoli	½ Tasse	1.085 IU
Karotten, gekocht	½ Tasse	19.152 IU
Karotten, roh	1 Frucht	20.253 IU
Süßkartoffeln	1 Frucht	21.822 IU
Speisekürbis, gelb	½ Tasse	3.628 IU
Spinat, gekocht	½ Tasse	7.371 IU
Spinat, roh	½ Tasse	1.847 IU
Tomaten	1 Frucht	766 IU
Kohl, gekocht	½ Tasse	2.762 IU
Cantaloupen	¼ Frucht	4.304 IU

Wie Sie bei der Betrachtung dieser Auflistung erkennen werden, ist es nicht einfach, die Antioxidantienmengen, die viele Ernährungswissenschaftler zum optimalen Schutz gegen den oxidativen Stress empfehlen, mit der Nahrung aufzunehmen. Auch wenn Sie die erforderlichen Mengen an Beta - Karotin bereits erhalten, wenn Sie täglich zwei bis drei rohe Karotten verzehren, ist es viel schwieriger, ausreichende Mengen anderer Nahrungsmittel aufzunehmen, um die optimalen Mengen aller Antioxidantien zu erhalten. Um beispielsweise 400 mg Vitamin E zu erhalten, müssten Sie täglich fast 1 Kilogramm Sonnenblumenkerne zu sich nehmen. Und zur Deckung jener empfohlenen 1000 Milligramm Vitamin C dürften Sie tagtäglich 1 Liter frisch gepressten Orangensaft trinken. Da es so problematisch sein kann, ausreichende Mengen an Antioxidantien nur durch die Ernährung zu decken, ist es sinnvoll, zusätzlich ein antioxidantienreiches Vitaminpräparat einzusetzen.

Nun, da Sie wissen, wie Ihr individuelles Verjüngungsprogramm Ihnen hilft, sich gegen den oxidativen Stress zu schützen, ist es sinn-

Abschnitt 2: Das Programm - Wie ?

voll zu begreifen, wie sich das auf die Art und Weise auswirkt, wie Ihre Leber sogenannte „*Xenobiotika*" und andere Stoffe entgiftet und wie eine Anpassung Ihres Programms diesen Vorgang beeinflussen kann.

So passen Sie das Programm Ihren Bedürfnissen an, um freie Radikale zu entgiften

Spezielle Empfehlungen	Tägliche Dosis
Phytonährstoff - Diät	
Natürliche Karotinmischung	Täglich frische Säfte, außerdem täglich 10 – 20 mg als Supplement
Natürliches Vitamin E (d-alpha-Tocopherol)	400 – 800 mg
Vitamin C	1000 – 3000 mg
Gemischte Bioflavonide mit Quercetin	500 – 1000 mg
Regelmäßiger Schlaf	6 – 8 Stunden (bei Erkrankungen oder chronischer Erschöpfung mehr)
Coenzym Q10	20 – 100 mg
Zink (als Piccolinat oder Oxid)	10 – 20 mg
Kupfer (als Gluconat)	1 – 3 mg
Mangan (als Gluconat)	5 – 10 mg
Selen	50 – 150 Mikrogramm
B-Vitamin-Komplex mit hohen Vitamin B_2-Anteilen	10 – 100 mg

Kapitel 6
Entgiftung – Verjüngung

Die Leber ist das wichtigste Entgiftungsorgan Ihres Körpers. Wenn Sie die richtige Nahrung erhält, ist es Ihrer Leber möglich, sich zu regenerieren – sowohl durch den Aufbau neuen Gewebes als auch bei der Fähigkeit, Fremdstoffe zu neutralisieren.

Im Kapitel 2 haben Sie unter Berücksichtigung Ihrer eigenen Beschwerden und deren Bewertung den Fragebogen ausgefüllt und Sie haben Dauer, Stärke und Häufigkeit einer ganzen Reihe gesundheitlicher Probleme angegeben, unter denen Sie während des letzten Monats gelitten haben. Sie werden dabei bemerkt haben, dass Ihre Antworten verschiedenen Kategorien – Kopf, Magen, Ohren, Nase, Mund, Hals und so weiter – zugeordnet worden sind. Diese Art der Kategorisierung wird häufig von Medizinern verwendet, um organabhängige Beschwerden zu standardisieren.

Bei den meisten Menschen treten die Anzeichen und Symptome chronischer gesundheitlicher Probleme nicht nur in den einzelnen Organen, sondern in unterschiedlichen Bereichen unseres Körpers auf. Eine Person, die z. B. unter chronischen Kopfschmerzen leidet, kann ebenfalls Probleme der Nasen-Nebenhöhlen aufweisen, wodurch auch Beschwerden der Ohren oder der Nase vorliegen können. Diese Probleme können z. B. wiederum die Schleimbildung im Hals- und Mundbereich beeinflussen, so dass häufig mehrere Symptome gleichzeitig zu finden sind. In einem anderen Fall kann es sein, dass bei einer Person mit chronischer Verstopfung gleichzeitig andere Störungen der Verdauung, Übergewicht als Folge einer vermehrten Wassereinlagerung oder Veränderungen der Gehirnfunktion vorliegen, die als Folge einer Toxinbelastung des Gehirns und gestörter kognitiver Fähigkeiten zu werten sind.

Diese Vielzahl möglicher Symptome sind für das Verständnis der gesundheitlichen Probleme unerlässlich. Ihre Antworten im Fragebogen werden Ihnen dabei helfen zu erkennen, wo Ihre Beschwerden und Symptome gebündelt vorkommen. Dieses Wissen wiederum wird Ihnen weiter dabei helfen, das Verjüngungsprogramm Ihren Beschwerden und Bedürfnissen anzupassen.

Abschnitt 2: Das Programm - Wie?

Wie man den Verjüngungsprogramm-Fragebogen auswertet

Mit diesem Kapitel werde ich beginnen, Ihnen zu erläutern, wie man das Verjüngungsprogramm – unter Berücksichtigung der Beschwerden, unter denen Sie leiden - durch die Kombination erhöhter Gaben einzelner Nährstoffe und Veränderungen Ihrer Lebensumstände modifizieren kann, um Ihre optimale Funktion wiederherzustellen. Nachdem Sie Ihre erste Auswertung mit Hilfe des Fragebogens erstellt haben, sollten Sie die Fortschritte während Ihres zwanzigtägigen Verjüngungsprogramms mit Hilfe weiterer Fragebögen dokumentieren, die Sie am Ende jeder Woche erneut ausfüllen sollten. (Dazu finden Sie im Anhang 2 dieses Buches weitere Fragebögen).

Jedes Mal, wenn Sie diese Fragebögen wieder bearbeiten, versuchen Sie einmal, die Kategorien herauszufinden, in denen Sie die höchste Häufung von Beschwerden (sowie die höchsten Punktzahlen) verzeichnen. Am Ende eines jeden Kapitels werden Sie besondere Empfehlungen finden, mit denen Sie das Programm so verändern können, dass es Ihrer Situation angepasst wird. Als Folge dieser Modifizierung Ihres Verjüngungsprogramms müssten Sie jedes mal, wenn Sie den Fragebogen neu bearbeiten, eine deutliche Verringerung Ihrer Punktzahlen bemerken, während gleichzeitig die aktuellen Anzeichen und Beschwerden nachgelassen haben. Sie werden die Erfahrung machen, dass chronische Beschwerden, unter denen Sie schon längere Zeit gelitten haben, am Ende Ihrer zwanzigtägigen Diät um 50 % oder mehr gelindert wurden und dass Sie sich auf dem richtigen Weg zu mehr Gesundheit und Vitalität befinden.

Wir wollen in diesem Kapitel mit dem Organ beginnen, das für den Schutz vor Giftstoffen am wichtigsten ist, mit denen Sie tagtäglich in Kontakt kommen, nämlich mit Ihrer Leber.

Sehen Sie sich noch einmal Ihren Fragebogen an und achten dabei besonders auf die Ergebnisse in den folgenden Kategorien. Liegen Ihre Punktzahlen in den angegebenen Bereichen oder sogar darüber, dann sind die Informationen dieses Kapitels für Sie besonders wichtig.

Kapitel 6: Entgiftung - Verjüngung

Kopf:	4 oder mehr Punkte
Haut:	4 oder mehr Punkte
Gelenke/Muskulatur:	4 oder mehr Punkte
Gewicht:	6 oder mehr Punkte
Energie/Aktivität:	4 oder mehr Punkte
Geist:	8 oder mehr Punkte
Sonstiges:	4 oder mehr Punkte,

bzw. eine Gesamtpunktzahl von 30 oder mehr Punkten in allen genannten Kategorien, oder wenn bei Ihnen eine erhöhte bzw. ständige Belastung durch Chemikalien, Drogen oder Alkohol vorliegt.

Der Schlagzeuger der Rockband „Toto" Jeff Porcaro, starb eines Nachmittags im August unter seltsamen Umständen, nachdem er im Hinterhof seines Hause in Los Angeles die Rosen mit einem Insektenvertilgungsmittel besprüht hatte. Man nahm an, das Porcaro, der damals 38 Jahre alt war, an einem Herzversagen gestorben war, das durch eine „Allergie" gegen das Sprühmittel ausgelöst worden war. Später wurde berichtet, dass Porcaro regelmäßig Drogen und Alkohol konsumiert hatte, welche die allergische Reaktion verstärkt haben können. Jeff Porcaros Tod ist ein typisches Beispiel dafür, welche Tragödie dadurch entstehen kann, wenn die Fähigkeit unserer Leber, Fremdstoffe zu entgiften, durch Drogen und Alkohol beeinträchtigt wird und wir anormal hohen Dosen anderer Giftstoffe aus unserer Umwelt ausgesetzt werden.

Während seiner Untersuchungen, die er an *„Mount Sinai School of Medicine"* in New York durchführte, erkannte Charles Lieber, M.D., dass Personen viel rascher berauscht sind, wenn sie Alkohol und bestimmte Medikamente zusammen konsumieren und dass sich giftige Nebenwirkungen von Alkohol und Drogen summieren können. (1)

Unsere Leber stellt das größte, stoffwechselaktive Organ des menschlichen Körpers dar. Sie ist das Organ, das vor allen anderen das Entgiftungssystem unseres Körpers ausmacht und außerdem eine wichtige Rolle als ein inneres „Körperkraftwerk" spielt. Die Leber wandelt Nahrungsmittel in eine Energieform um, die vom Körper gespeichert werden kann und wirkt außerdem als ein Filter, der Giftstoffe aus dem Blut entfernt und sie in ungiftige Stoffe umwandelt, um diese mit dem Harn und dem Stuhl ausscheiden zu können. Sie verarbeitet alle Nahrungsmittel, Drogen und Medikamente, die durch den Verdauungstrakt absorbiert (aufgenommen) worden sind und versetzt den Organismus in die Lage, diese Stoffe effektiv zu nutzen und schließlich zu entsorgen. Sie produziert Stoffe wie die Gallenflüssigkeit, Cholesterin, Triglyceride und das Bluteiweiß *Albumin* und schüttet sie in das Blut aus, damit diese Stoffe an anderer Stelle des Organismus genutzt werden können. Das Verjüngungsprogramm ist konzipiert, um die Leber bei ihrer Funktion als „Müllmann" und „Recyclingstation" des Körpers zu unterstützen.

Unsere Leber wird eindeutig dadurch geprägt, wie wir sie im Laufe unseres Lebens behandeln, belasten bzw. schonen. Sie kann nicht nur durch infektiöse Erkrankungen wie eine Hepatitis (Gelbsucht) oder durch den Konsum von Drogen und anderen Chemikalien geschädigt werden, sondern eben auch durch eine mangelhafte Ernährung. Es gibt eine ganze Reihe von Leberleiden, deren Ursachen auch heute noch weitestgehend unbekannt sind.

Auch hier können wir auf einen Fallbericht zurückgreifen, um ein Beispiel für die Auswirkungen einer gestörten Entgiftungsfunktion der Leber auf das Leben einer Person zu geben. Als ich zum ersten Mal von John hörte, musste er gerade befürchten, seine Position als erfolgreicher Verkäufer einer großen Softwarefirma zu verlieren. Wie er schilderte, litt er schon seit einiger Zeit unter Erschöpfungszuständen, Gewichtsverlust und zunehmenden Allergiesymptomen. Immer, wenn er auf Reisen war – und sein Beruf zwang ihn regelmäßig dazu – entwickelte er ernste allergische Reaktionen auf Nahrungsmittel, Luft oder Trinkwasser. Diese Reaktionen äußerten sich in Geräuschen während des Atmens, Verdauungsbeschwerden, Kopfschmerzen, Verlegung der Luftwege und beeinträchtigten ihn so, dass er seine beruflichen Pflichten nicht mehr regelrecht erfüllen konnte. Um seine Beschwerden zu lindern hatte er bereits zu Antazida (Säurehemmern), Schmerzmitteln, entzündungshemmenden Medikamenten und Antihistaminika (allergielindernden Medikamenten) gegriffen. Diese Medikamente hatten auch kurzfristig eine Besserung seines Zustandes bewirkt, im Großen und Ganzen aber schienen die Beschwerden ständig schlimmer zu werden. Obwohl John erst 46 Jahr alt war, fühlte er sich nach eigenen Angaben schon wie ein alter Mann. Beim Ausfüllen unseres Fragebogens erreichte John ein Ergebnis von 78 Punkten, was auf eine ganze Reihe chronischer Beschwerden von erheblicher Dauer, Häufigkeit und Schwere schließen lässt. Zusätzlich zu dem Antihistaminikum „Seldane" nahm John noch regelmäßig das Präparat „Acetaminophen" (Paracetamol) gegen seine Kopfschmerzen sowie einen Säureblocker wegen seiner Magenprobleme ein. Er trank jeden Abend fünf bis sechs alkoholhaltige Cocktails, um sich „entspannen zu können". Da ihm sein Terminplaner keine Zeit für regelmäßige Mahlzeiten ließ, ernährte er sich ausschließlich von „Fast Food". Zusammenfassend muss man sagen, dass Johns Ernährung kaum ideal, sein Alkoholkonsum hingegen erheblich war und dass die Medikamente, die er regelmäßig einnahm, sich auf die Funktion seiner Leber katastrophal auswirken mussten.

Auch wenn Johns Fall nicht so fatal verlief, wie der von Jeff Porcaro, belegt er dennoch jene schleichende Toxikose (Vergiftung), die entsteht, wenn das Entgiftungssystem der Leber durch Alkohol, Drogen und Medikamente in seiner Funktion beeinträchtigt wird.

Entgiftung in zwei Stufen

Der erste Schritt einer Entgiftung in der Leber besteht in der Aktivierung einer Gruppe von Enzymen, *„Cytochrom P 450 mixed-function Oxidase"* genannt. Diese besonderen Enzyme leiten den Entgiftungsprozess ein, indem sie eine Umwandlung der Gifte vornehmen, um sie in ungiftiger Form ausscheiden zu können. Wie die Abbildung 6.1 zeigt, treffen Hormone, Drogen, Chemikalien und andere Giftstoffe, die durch die Atemwege oder den Darm in das Blut gelangt sind, in der Leber ein, wo sie zuerst einem Prozess unterzogen werden, an dem ein Mitglied der Cytochrom P 450-Gruppe beteiligt ist und der als *„Phase I-Entgiftung"* bezeichnet wird. Als Endprodukt dieses Vorganges kommt es zur Bildung von neuartigen Substanzen, die man *„biotransformierte Intermediate"* (biologisch veränderte Zwischenstoffe) bezeichnet.

Wird eine toxische Substanz biologisch verändert (biotransformiert), kommt es zur Umwandlung in eine neue chemische Zwischen-

Abb. 6.1:
Entgiftungsprozesse in der Leber

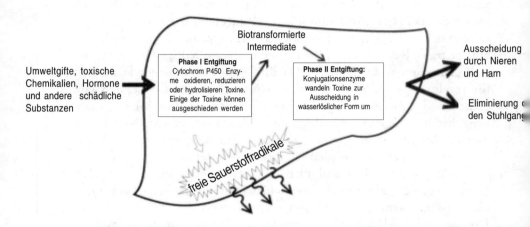

> Die Fähigkeit unseres Körpers, sich toxischer Stoffe aus der Umwelt zu entledigen, hängt von einer regelrechten Leberfunktion ab. Diese Entgiftung läuft in zwei Stufen ab. Die Aktivität jeder dieser Stufen kann durch die Verfügbarkeit wichtiger Nährstoffe gesteigert oder vermindert werden.

stufe, die in einem zweiten Schritt in die endgültige Form umgewandelt werden kann, die leichter zu eliminieren ist. Viele der Giftstoffe sind fettlöslich und neigen daher dazu, sich vermehrt in fetthaltigen Körperregionen anzusammeln. Um diese fettlöslichen in wasserlösliche Toxine umzuwandeln, müssen sie zuerst durch die Cytochrom P 450-Enzyme in biotransformierte Intermediate umgewandelt werden.

Ohne die Leber zu verlassen, durchlaufen diese „chemischen Zwischenergebnisse" einen weiteren Umwandlungsprozess, der ebenfalls in der Abbildung 6.1 dargestellt ist. An diesem Vorgang, der „*Phase II-Entgiftung*" ist eine Kombination der biotransformierten Intermediate und anderer Substanzen aus der Leber beteiligt, welche die Intermediate wasserlöslich machen und ihre Ausscheidung als ungiftige Stoffe mit dem Urin und der Gallenflüssigkeit ermöglichen. Die Phase II-Entgiftung besteht aus acht unabhängigen Vorgängen, wobei jeder dieser Vorgänge ganz bestimmte Nährstoffe benötigt, um optimal ablaufen zu können. Für diese „Konjugationsprozesse" der zweiten Entgiftungsphase benötigt unsere Leber die Aminosäuren *Glycin, Glutathion, Taurin, Methionin, Glutamin* und *Cystein* ebenso, wie zahlreiche Vitamine und Mineralstoffe, durch die alle Konjugationsenzyme der Leber erst aktiviert werden können. Ist die Leber außerstande, die Vorgänge der Phase II-Entgiftung durchlaufen zu können, kommt es zu einer Ansammlung der biotransformierten Intermediate, was viel katastrophaler ist, als wenn überhaupt keine Entgiftung stattgefunden hätte.

Beim gesunden Menschen laufen alle diese Entgiftungsprozesse, die uns gegen jene Substanzen schützen, deren Ursprung sowohl in unserer Umwelt als auch in der biochemischen Aktivität unseres Körpers zu finden ist, effektiv und aufeinander abgestimmt ab. Steigt aber die Toxinbelastung in Bereiche an, die unser Körper nicht ohne Weiteres bewältigen kann, funktioniert unsere Leber durch Krankheit oder Mangelernährung nicht richtig oder fehlen Nährstoffe, die für den Entgiftungsprozess notwendig sind, dann bricht das gesamte System zusammen.

John hatte seine Leber über einen längeren Zeitraum sowohl mit Alkohol als auch mit Medikamenten belastet, und das Organ musste Überstunden machen, um diese Giftstoffe neutralisieren und ausscheiden zu können. Weiterhin enthielt Johns Ernährung keine ausreichenden Mengen jener Nährstoffe, die seine Leber benötigte, um ihren Auftrag erfolgreich durchzuführen. Jede Belastung durch Alkohol oder Drogen wirkt sich nachteilig auf die Aktivität der Cytochrom P 450-Enzyme aus, darüber hinaus bewirkte Johns Fehlernährung einen Verbrauch seiner Nährstoffreserven, die zur wirkungsvollen Eliminierung der ungiftigen Endprodukte benötigt wurden. Der Pfeil, der in der Abbildung 6.1 vom Phase-I-Kasten abwärts weist, zeigt auf die toxischen Nebenprodukte, die als Folge der Phase I-Aktivität gebildet werden. Je größer die toxischen Belastungen, desto höher ist die Aktivität der Cytochrom P 450-Enzyme und um so mehr dieser gefährlichen Nebenprodukte werden gebildet. Diese Nebenprodukte, unter ihnen die Superoxid- und Hydroxylradikale, können die Leber und andere Gewebe unseres Körpers durch den bereits bekannten oxidativen Stress schädigen.

Lebertests mit Kaffee und Acetaminophen

Die Praktiker der funktionellen Medizin setzen eine Reihe spezieller biochemischer Testverfahren ein, um die Fähigkeit der Leber, Toxine zu entgiften, bewerten zu können. In diesen simplen und nicht invasiven (unblutigen) Tests schlucken die untersuchten Personen Kapseln, die entweder Koffein oder das (weit verbreitete) Schmerzmittel Acetaminophen (Paracetamol) enthalten. Die Leber neutralisiert Koffein und Acetaminophen in der gleichen Art und Weise, in der sie auch alle anderen Gifte unschädlich macht. Koffein wird überwiegend durch die Cytochrom P 450-Enzyme entgiftet, so dass der Nachweis von Koffein im Blut und im Speichel eine gute Möglichkeit bietet, die Phase I-Entgiftung zu überwachen. Wird die verabreichte Koffeindosis vom Organismus nur langsam ausgeschieden, leidet der Untersuchte unter einer verringerten Aktivität der Cytochrom P 450-Enzyme und wird als ein „schlechter Entgifter" bezeichnet. Wird das Koffein rascher abgebaut, liegt eine hohe Entgiftungskapazität durch die Cytochrom P 450-Enzyme vor.

Als sich John diesem Koffeintest unterzog, wurde das Koffein relativ zügig abgebaut, was darauf hinweist, dass die Phase I-Entgiftung bei ihm ausreichend funktioniert.

Acetaminophen wird überwiegend durch die Phase II-Entgiftung abgebaut. Nachdem die Chemikalie verstoffwechselt wurde, finden sich im Urin eine Reihe von Substanzen, die von einem Labor nachgewiesen werden können. Zusammensetzung und Konzentration dieser Substanzen im Urin zeigen, wie effektiv die Phase II-Entgiftungsprozesse ablaufen. (Auch wenn Praktiker der funktionellen Medizin diesen Test regelmäßig einsetzen, um die Entgiftungsfunktionen ihrer Patienten zu messen, wird der „normale" Arzt diesen Test vermutlich nicht kennen).

Vier Stunden, nachdem John die Acetaminophenkapseln geschluckt hatte, fanden sich nur sehr geringe Anteile der genannten Chemikalien in seinem Urin, was als Anzeichen einer sehr niedrigen

Aktivität der Phase II-Entgiftung zu werten ist. Da Johns Phase-I-Entgiftungssysteme mit normaler Geschwindigkeit arbeiteten, kam es bei ihm zur Anhäufung der giftigen Zwischensubstanzen, die durch die Entgiftung gebildet wurden. Da die Aktivität der Phase II-Entgiftung hingegen niedrig war, konnten diese toxischen Produkte nicht so schnell eliminiert werden, wie sie entstanden. Man kann dieses Phänomen mit einem Abwassersystem vergleichen, bei dem anfangs die Rohre noch recht weit sind, aber zum Ende des Rohrsystems immer enger werden. Somit wird die Menge der Flüssigkeit, die durch dieses Rohrsystem fließen kann, durch den Durchmesser der engeren Rohre begrenzt.

Wir glaubten, dass diese Summierung der toxischen Zwischenprodukte in seinem Körper für jene Beschwerden verantwortlich waren, unter denen John litt. Die Lösung aller gesundheitlicher Probleme bestand darin, die Summe der Toxinbelastungen in Johns Organismus zu senken und gleichzeitig die Zufuhr der Nährstoffe zu erhöhen, die zur Stärkung der Aktivität der Phase II-Entgiftung notwendig sind. Um bei unserem Beispiel mit den Rohren zu bleiben: Wir verringerten die Menge der Flüssigkeit, die durch die dicken Rohre geleitet wurde und trafen gleichzeitig Maßnahmen, um die Kapazität der dünneren Rohre zu erhöhen.

Sobald John begann, seinen Alkoholkonsum und den Verbrauch seiner Medikamente einzuschränken und seiner Ernährung vollwertige und naturbelassene Nahrungsmittel wie ganze Körner, Hülsenfrüchte, frisches Obst und Gemüse hinzuzufügen, während er gleichzeitig seine Zufuhr von Glutathion, B-Vitaminen, den Spurenelementen Selen und Molybdän sowie der Aminosäure Cystein steigerte, verbesserte sich auch die Aktivität seiner Phase II-Entgiftung dramatisch. Die Anzeichen seiner Toxikose verringerten sich deutlich. Nach seiner eigenen Aussage kehrte John „... in das Land der Lebenden zurück".

Wie Sie sich erinnern werden, lautet das zweite Prinzip des Verjüngungsprogramms, dass ein Fehlen von Krankheit nicht das Gleiche bedeutet, wie Gesundheit. Viele Patienten, deren Leber nach den Resultaten herkömmlicher Blutuntersuchungen gesund zu sein scheint, weisen dennoch eine eingeschränkte Entgiftungsaktivität der Leber auf, wenn man sie den genannten funktionellen Testverfahren unterzieht. Auch hier ist das Fehlen einer Lebererkrankung nicht gleichbedeutend mit einer regelrechten Entgiftungsaktivität dieses Organs. Man kann Patienten, die unter einer eingeschränkten Entgiftungsfähigkeit der Leber leiden, als Menschen bezeichnen, bei denen ein Verlust ihrer Organreserven vorliegt. Das bedeutet, dass die Leber dieser Personen funktionell schneller altert, als der Rest des Körpers und dadurch die Widerstandsfähigkeit dieser Menschen vermindert ist, wodurch das Risiko für eine ganze Reihe chronischer gesundheitlicher Probleme steigt.

Das Konzept der funktionellen Testverfahren stellt einen wesentlichen Bestandteil der funktionellen Medizin dar. In der Vergangenheit sind Ärzte damit zufrieden gewesen, die Entscheidung darüber, ob ein Patient krank oder gesund ist, von der Bestimmung bestimmter Stoffe oder Substanzen im Blut abhängig zu machen. Ein erhöhter Blutzuckerwert weist auf eine Zuckerkrankheit hin, während erhöhte Harnsäurespiegel als Anzeichen einer Gicht betrachtet werden und die Erhöhung der Blutwerte S.G.O.T. und S.G.P.T. gelten als typisch für eine Hepatitis (Leberentzündung). Alle diese Untersuchungen sichern die Diagnose einer klar definierten Krankheit. Wenn wir aber erst damit beginnen, die Funktion der verschiedenen Organe und Gewebe in unserem Körper zu bewerten, müssen wir erkennen, dass die Mehrzahl der Standardtests keine Hinweise darüber liefern, wie gut diese Organe arbeiten. Therapeuten, die hingegen Methoden der funktionellen Medizin einsetzen, nutzen diese Art von Tests, um die einigartigen Aspekte der funktionellen Gesundheit ihrer Patienten besser bewerten zu können und um die Therapie besser den Bedürfnissen des Einzelnen anpassen zu können.

Wie man die Wirkung einzelner Nährstoffe auf die Leber untersucht

Man kann die Bedeutung einer optimalen Ernährung für die Entgiftungsvorgänge in der Leber gar nicht hoch genug bewerten. Soeben hat eine Reihe von Forschern den Einfluss bestimmter Nährstoffe auf die Aktivität der Cytochrom P450-Enzyme in der Leber beschrieben. Sie weisen darauf hin, dass Vitamin C, Vitamin E, die B-Vitamine und Bioflavonide, die Aktivität des Cytochrom P450 fördern und dass Glutathion und die schwefelhaltige Aminosäure Cystein, die in hochwertigen Nahrungsmittel vorkommt, bei der Regelung des Konjugationsvorgangs der Phase II-Entgiftung helfen. (3).

Eben diese Beziehung zwischen der Ernährung und der Leberfunktion haben meine Mitarbeiter und ich veranlasst, ein Testverfahren zu entwickeln, mit dem die Auswirkung einer maßgeschneiderten Kost auf die Entgiftung durch die Leber dokumentiert werden kann. Unser zu diesem Thema veröffentlichtes wissenschaftliches Papier beschreibt die Wirkung einer speziellen Nährstoff-Formel, die hilft, die Entgiftungssysteme der Leber sowohl in der Phase I als auch in der Phase II zu normalisieren und die Fähigkeit Einzelner optimieren kann, Fremdstoffe zu entgiften und auszuscheiden. (4) Diese Formel wird von unseren Kollegen bei der klinischen Variante des Verjüngungsprogramms eingesetzt. Um das in diesem Buch skizzierte Verjüngungsprogramm durchzuführen, müssen Sie sich keinen funktionellen Tests unterziehen. Sollten Ihre Beschwerden aber akuterer Natur sein, sollten Sie die Hilfe eines informierten Therapeuten suchen, der sich mit dieser Art funktioneller Tests auskennt.

Um die größtmögliche Wirkung eines Verjüngungsprogramms ausschöpfen zu können, muss die Leber mit der richtigen Menge der geeigneten Nährstoffe versorgt werden, damit die verbesserte Entgiftungsaktivität der Phasen I und II gefördert wird und so das Risiko einer oxidativen Schädigung verringert wird, das als Resultat der Radikalenaktivität droht, die beim Entgiftungsprozess gebildet werden können.

Außerdem ist es wichtig, sich an das erste Prinzip des Verjüngungsprogramms, unsere biologische Einzigartigkeit, zu erinnern, nach dem jeder von uns eine unterschiedliche genetische Prägung aufweist, die den Vorgang der Entgiftung beeinflusst. Wie eine ganze Reihe medizinischer Studien der vergangenen Jahre gezeigt hat, besteht auch bei „offensichtlich gesunden" Personen hinsichtlich der Effizienz der Entgiftung eine große Bandbreite. (5). Ich selber habe die Richtigkeit dieser Behauptung aus erster Hand nachvollziehen können, als ich mit einer wissenschaftlichen Untersuchung begann, mit deren Hilfe ich die Entgiftungspotentiale der Leber bei Mitarbeitern meines eigenen Instituts überprüfen wollte.

Die Mitarbeiter von *HealthComm* sind gut über Ernährung

informiert und aktiv an der Planung und Durchführung von Programmen für eine gesunde Ernährungs- und Lebensführung beteiligt. Daher glaubte ich vor Beginn meiner Untersuchung ganz sicher, dass wir bei der Bewertung der Entgiftung durch die Leber bei unseren Mitabeitern nur sehr geringe Unterschiede entdecken würden. Ich hätte mich mit dieser Einschätzung kaum mehr irren können. Auch wenn keiner meiner Kollegen unter einer bekannten Erkrankung der Leber litt, ergab die Durchführung des bereits geschilderten Koffeintests Halbwertzeiten (Zeitspanne, die man braucht, um die Hälfte des aufgenommenen Koffeins zu entgiften), die zwischen 30 Minuten und 30 Stunden lagen. Anders ausgedrückt bestand zwischen den einzelnen „gesunden" Mitarbeitern meines Instituts bei der Phase I-Entgiftung ein Unterschied von weit mehr als 1000 Prozent!

Wie diese starken Unterschiede in meinem Team erkennen lassen, waren die Differenzen der funktionellen Entgiftungsleistung einzelner Mitarbeiter viel größer, als erwartet, was eine Erklärung für die Tatsache liefern könnte, warum manche Personen deutlich sensibler auf ihre Umwelt reagieren, als andere. So stellten in der Tat dann auch die Mitglieder des *HealthComm*-Teams, welche die geringste Cytochrom P450-Aktivtät aufwiesen, exakt jene Personengruppe dar, die am empfindlichsten auf die Umwelt reagierte und die teilweise unter Asthma, Allergien und allergischen Reaktionen auf Umweltchemikalien litten. Auf der anderen Seite aber waren die Mitarbeiter, die eine sehr hohe Cytochrom P450-Aktivtät und somit ein hohes Entgiftungspotential der Leber zeigten, gleichzeitig auch die Personen, die auf Reisen seltener erkrankten und weder unter sonstigen Allergien auf Nahrungsmittel oder andere Substanzen noch unter Asthma oder Hautausschlägen zu leiden hatten.

Ich bin fest davon überzeugt, dass Personen, die – aus welchen Gründen auch immer – über ein unzureichend funktionierendes Entgiftungssystem verfügen, deutlich anfälliger auf ihre Umwelt, wie Nahrungsmittel, Drogen, Medikamente und andere Chemikalien, Infekte des Verdauungstrakts und eine Myriade anderer potentiell toxischer Substanzen reagieren, die im Körper gebildet werden. Das erklärt auch, warum viele Menschen auf die Nebenwirkungen verschiedener Medikamente ganz unterschiedlich reagieren können. Da alle Medikamente genau wie Koffein oder Acetaminophen mit Hilfe des

Entgiftungsapparates der Leber neutralisiert werden, kann die individuell unterschiedliche Entgiftungsaktivität zu einer veränderten Eliminierung der Schadstoffe im Körper führen und jene unterschiedlichen Ausprägungen von Überempfindlichkeitszeichen bedingen, die als Nebenwirkungen sichtbar werden können.

Durch ihren jeweiligen Ernährungs- und Lebensstil haben besonders zahlreiche ältere Menschen, die in Senioren- oder Pflegeheimen untergebracht worden sind, einen äußerst mangelhaft arbeitenden Entgiftungsapparat. Viele Mitglieder dieser Bevölkerungsgruppen erhalten zudem häufig mehrere Medikamente, deren Nebenwirkungen erheblich sein können, und diese Personen sind unter Umständen so stark medikamentös überversorgt, dass sie diese Medikamente überhaupt nicht in angemessener Form ausscheiden können.

Die individuell unterschiedliche Aktivität unserer entgiftenden Systeme liefern auch eine Erklärung für die stark unterschiedlichen Reaktionen auf Alkohol. Alkohol wird in der Leber durch zwei Enzyme verstoffwechselt, die *Alkohol-Dehydrogenase* bzw. *Aldehyd-Dehydrogenase* genannt werden. Zwischen einzelnen ethnischen Bevölkerungsgruppen bestehen ererbte Unterschiede hinsichtlich dieser Enzyme. Da z. B Menschen aus dem Orient eine sehr niedrige Aktivität der Aldehyd-Dehydrogenase aufweisen, kommt es bei diesen Personen schon durch die Aufnahme einer verhältnismäßig geringen Alkoholmenge zu Hautrötung und anderen, alkoholtypischen Nebenwirkungen, als bei Personen, die genetisch bedingt eine höhere Aktivität dieses Enzyms zur Leberentgiftung aufweisen. Diese erbliche Variation kann als eine Art Schutzfaktor gegen den Alkoholismus bei Volksstämmen des Orients betrachtet werden, da für diese Gruppen der Alkoholkonsum nicht annähernd so viel Genuss bietet, wie das bei Menschen der Fall ist, die ausreichende Spiegel von Alkohol- bzw. Aldehyd-Dehydrogenase aufweisen.

Toxine und Leberfunktion

Zusätzlich zu den genetisch bedingten Unterschieden bei der Fähigkeit, Fremdsubstanzen zu eliminieren, kann es auch zu einer Belastung der entgiftenden Enzyme durch Toxine kommen, die aus unserem Gastrointestinaltrakt absorbiert werden. Diese giftigen Substanzen können die Fähigkeit unserer Leber weiter einschränken, Chemikalien zu entgiften und somit die Anfälligkeit des Einzelnen gegenüber diesen Toxinen steigern.

Es kann viele Gründe dafür geben, warum jemand besonders empfindlich auf seine Umwelt reagiert. Eine dieser Ursachen kann ebenso aus der Einnahme eines rezeptpflichtigen Medikaments resultieren, das die Entgiftungssysteme der Leber blockiert, wie aus dem Konsum von Alkohol und anderen „Modedrogen" (die alle die Entgiftungssysteme unseres Körpers ausbrennen können), aus toxischen Belastungen als Folge einer Infektion des Verdauungstrakts oder eben einer genetisch angelegten Tendenz einer unzureichenden Entgiftung durch die Leber im Allgemeinen. Glücklicherweise können alle diese Faktoren mit Hilfe einer nährstoffoptimierten Diät wie dem Verjüngungsprogramm gebessert werden.

Im Rahmen unserer klinischen Untersuchungen der Leberfunktion mit Hilfe des Koffein- und Acetaminophentests fanden meine Kollegen und ich verschiedene Gruppen von „Entgiftern". Die erste Gruppe setzte sich aus den „schnellen Entgiftern" zusammen, bei denen eine hohe Aktivität der Cytochrom P450-Enzyme und der Leberkonjugasen (Phase II-Entgiftung) vorlagen. Als nächstes folgte die Gruppe der „langsamen Entgifter", die sowohl eine schwache Aktivität der Cytochrom P450-Phase als auch der Phase II-Konjugation aufwiesen. Die Mitglieder dieser zweiten Gruppe leiden häufig unter erheblichen Beschwerden und laufen Gefahr, Mitglieder der dritten Gruppe zu werden, wenn sie sich an einer Entgiftungstherapie unterziehen, die nicht unter der Kontrolle eines erfahrenen Praktikers durchgeführt wird. Die dritte Gruppe besteht aus den Personen, bei denen eine normale Cytochrom P450-Aktivität vorliegt, während die Aktivität der Phase II-Konjugation vermindert ist. Wir bezeichnen diese Gruppe, der auch der Computerverkäufer John angehört, als *„pathologische"* oder unausgeglichene Entgifter. Angehörige dieser Gruppe werden am ehesten als Folge ihrer verringerten Entgiftungsfähigkeit unter gesundheitlichen Problemen leiden.

Bei John fanden wir eine Kombination von hoher Aktivität bei der Phase I-Entgiftung und einer verringerten Aktivität der Phase II-Entgiftung, was – wie weiter oben beschrieben – zu einer Anhäufung der intermediären Toxine führte, die weitaus schädlicher sein können, als die Ausgangssubstanzen. Diese Zwischenprodukte üben auf das hormonproduzierende, endokrine System (Schilddrüse, Nebennieren und Pankreas), das Immunsystem, das die körpereigene Abwehr steuert und das Nervensystem einen negativen Effekt aus. Offensichtlich reagieren diese Organsysteme von allen anderen Organen und Geweben am anfälligsten auf Endo- und Exotoxine. Die Beschwerden, unter denen die Betroffenen leiden, zeigen sich häufig in Schilddrüsenproblemen, adrenal bedingtem Stress, sowie den Folgen einer Über- bzw. Unterfunktion des Immunsystems, wodurch Personen vermehrt zu entzündlichen Erkrankungen bzw. einer gesteigerten Anfälligkeit für „jeden Erreger, der vorbeikommt" tendieren. Weitere Erkrankungen, die man bei dieser Personengruppe überproportional häufig antrifft, sind chronische Störungen des Nervensystems, die sich bei einigen Personen zu ernsthaften „manifesten" Erkrankungen wie der Parkinsonschen bzw. der Alzheimerschen Krankheit entwickeln können.

Der pathologische Entgifter ist häufig ein Mensch, dessen Kost mangelhaft ausfällt und der zudem häufig Nikotin und/oder große Mengen an Alkohol, koffeinhaltige Getränke, Drogen oder Medikamente konsumiert. Die Aufnahme dieser toxischen Stoffe führt zu einer gesteigerten Aktivität der Cytochrom P 450-Enzymsysteme in der Leber, wobei die nährstoffarme Ernährung nicht die regelrechte Weiterverarbeitung durch die Phase II-Konjugation und die abschließende Ausleitung der Endprodukte garantiert. Das führt dann dazu, dass pathologische Entgifter in der Regel deutliche Anzeichen einer Toxikose aufweisen und größte Probleme haben, eine entgiftende Therapie durchzuhalten, wenn diese nicht gleichzeitig durch ein therapeutisches Ernährungsprogramm unterstützt wird.

Die Ergebnisse, die wir aufgrund unserer Arbeit mit einer ganzen Reihe von Personen gewonnen haben, weisen eindeutig darauf hin, dass die Einnahme von Vitamin- und Mineralsupplementen sowie anderer Nährstoffe die Fähigkeit des Einzelnen verbessern kann, die ständigen Belastungen durch Chemikalien und Umweltschadstoffe zu verarbeiten (4,5)

Gemüse und effektive Leberfunktion

Wie ich bereits im vierten Kapitel aufgezeigt habe, enthalten Gemüse aus der Familie der Kreuzblütler (Kohlgewächse) Phytonährstoffe, die bei der Unterstützung und Optimierung der Entgiftungsprozesse im menschlichen Organismus hilfreich sein können. Wissenschaftler des Instituts für Pharmakologie und Molekularwissenschaften an der „Johns Hopkins School of Medicine" haben erst kürzlich darauf hingewiesen, dass der Wirkstoff „Sulforaphan", der in Mitgliedern der Kreuzblütlerfamilie (wie z. B. Broccoli) vorkommt, die Fähigkeit unserer Leber steigern kann, Konjugationsreaktionen der Phase II durchzuführen und somit unserem Organismus hilft, krebsfördernde Chemikalien und Schadstoffe in nicht toxische Substanzen umzuwandeln, die gefahrlos ausgeschieden werden können. Tierversuche, bei denen ein Konzentrat einer Substanz zum Einsatz kam, die aus Gemüsen der Kreuzblütlergruppe gewonnen worden war, haben gezeigt, dass Tiere, die ein solches Sulforaphansupplement erhalten hatten, potentiell krebserregenden Stoffen besser Widerstand entgegensetzen konnten.

Karotine aus Lebensmittel sind enge Verwandte der „*Bioflavonide*", einer anderen Gruppe bioaktiver Substanzen, die helfen können, uns vor Krankheiten zu schützen. Hunderte verschiedener Arten von Bioflavoniden aus Nahrungsmitteln konnten bereits identifiziert und isoliert werden. Zu diesen Bioflavoniden zählt man unter anderem Stoffe wie das *Rutin* aus dem Buchweizen, *Hesperidin* aus Zitrusfrüchten, sowie das *Quercetin* aus Zwiebeln oder Knoblauch. Lebensmittelforscher haben über lange Zeit die Meinung vertreten, Bioflavonide hätten für die menschliche Gesundheit keinerlei Bedeutung. Erst vor kurzem musste man diese Einschätzung vollständig revidieren. Wie neuere Untersuchungen belegt hatten, spielen diese Bestandteile aus Nahrungsmitteln eine bedeutende Rolle als Schutzantioxidantien, die ihre Wirkung in Kombination mit Vitamin C, Vitamin E und den Karotinen entfalten können. Vermutlich beruhen die gesundheitsfördernden Effekte zahlreicher Gemüse und Gewürzkräuter auf dem hohen Bioflavonidgehalt dieser Nahrungsbestandteile. Grundsätzlich müssen wir heute begreifen, dass Bioflavonide äußerst wichtig sind, da sie gemeinsam mit anderen antioxidativen Nährstoffen aus unserer Kost helfen, den Körper gegen schädliche Einflüsse von Strahlung, Rauch, Smog, Umweltgiften, Chemikalien und Stress zu schützen.

Kapitel 6: Entgiftung - Verjüngung

Biologisch aktive Bestandteile von Heil- und Würzkräutern, unter ihnen *Flavone, Flavonone, Flavonole, Anthozyanidine* und *Proanthozyanidine* können dabei helfen, die schädlichen Auswirkungen zahlreicher Chemikalien und Oxidantien in unserem Organismus zu lindern und somit den oxidativen Stress in den Organen zu senken. So enthält ein Extrakt der *Mariendistel* zum Beispiel ein wirksames, leberspezifisches Antioxidans, das als *Silymarin* bezeichnet wird. Dieser pflanzliche Wirkstoff kann in Zeiten vermehrten oxidativen Stresses, wie nach Vergiftungen des Körpers oder der Leber, gegen Leberschäden schützen. In Tierversuchen zeigte eine standardisierte, hoch konzentrierte Silymarinverbindung bei einer Knollenblätterpilzvergiftung eine deutliche Schutzwirkung. Das Gift des Knollenblätterpilzes wirkt stark hepatotoxisch (für die Leber giftig) und wird zudem mit vermehrtem oxidativem Stress in Verbindung gebracht. Die Gabe eines Silymarinkonzentrats hindert den Pilz daran, seine hepatotoxische Wirkung auszuüben.

Ein weiteres Beispiel für ein antioxidativ wirkendes Heilkraut finden wir beim *Ginkgo biloba,* das aus dem Ginkgobaum gewonnen wird, dem vermutlich ältesten Baum der Erde. Die Blätter dieses Baumes liefern, ordnungsgemäß extrahiert und konzentriert, eine Mischung von *Ginkgoliden,* wirksamen hirnspezifischen Antioxidantien. Eine Gruppe von Personen, die unter demenzähnlichen Beschwerden litt, die mit oxidativem Stress im Gehirn in Zusammenhang gebracht wurden, zeigte nach der täglichen Einnahme eines standardisierten Hochkonzentrats aus Ginkgo biloba eine deutliche Besserung ihrer Beschwerden. (8)

Schließlich gewinnt man aus dem Extrakt eines bestimmten Nadelbaums mit Namen „*Pinus maritima*" ein pflanzliches Konzentrat, *Pycnogenol®*. Pycnogenol, ein äußerst wirksames Antioxidans mit antiinflammatorischer (entzündungshemmender) Wirkung, beugt Augenschäden, die aus einer gesteigerten Brüchigkeit der Haargefäße im Augeninneren resultieren, ebenso vor, wie arthrosebedingten Schmerzzuständen. (9)

Alle genannten pflanzlichen Verbindungen - Silymarin, Ginkgo biloba und Pycnogenol - sind in Europa bereits bedeutende Medikamente, deren Verkaufszahlen Hunderte Millionen Dollar erreichen. In den USA beginnen wir gerade eben, die wirksamen Vorteile dieser

Abschnitt 2: Das Programm - Wie?

Phytonährstoffe bei der Optimierung der Organfunktion bei Personen zu erkennen, die unter Leberproblemen und/oder oxidativem Stress leiden. Obwohl diese Substanzen – anders als die antioxidativen Vitamine – nicht eigentlich als essentielle Nährstoffe gelten, können sie zur zusätzlichen Stärkung eingesetzt werden und eine verbesserte Abwehr gegen oxidativen Stress garantieren.

Auch über die Wirkung der ältesten bekannten antioxidativen Substanz, Vitamin C, haben wir neue Erkenntnisse gewinnen können. Wenn wir Vitamin C mit unserer Kost zuführen, wandelt unser Körper es in eine Reihe von chemischen Verbindungen um, zu denen auch das *Dehydroascorbat* sowie eine Substanz gehört, die als *Threonsäure* bezeichnet wird. Erst kürzlich erkannten Wissenschaftler der Universität von Mississippi, dass Vitamin C, das zusätzlich natürliche Threonsäure enthält, vom Körper besser aufgenommen und genutzt werden kann, als reines Vitamin C ohne diesen Zusatz. (10) Es kann sich durchaus bald herausstellen, dass wir tatsächlich die Zufuhr der natürlichen Vitamin C-Metaboliten wie der Threonsäure steigern müssen um eine zusätzliche Wirkung erreichen zu können. Die Threonsäure steigert nicht nur die Aufnahme von Vitamin C durch den Organismus, sondern sie scheint auch auf die Absorption und Nutzung anderer Nährstoffe einen positiven Einfluss auszuüben. Präparate, die eine solche Mischung aus gepuffertem Vitamin C (Kalziumascorbat) und natürlichen Metaboliten der Ascorbinsäure – unter ihnen auch die Threonsäure – enthalten, sind bereits im Handel. Derzeit finden ausführliche Untersuchungen statt, welche die Wirksamkeit einer solchen Vitamin C-Kombination, die als Nährstoffsupplement besser wirken soll, als das Kalziumascorbat, beweisen sollen. Alle erwähnten antioxidativen Nährstoffe und Phytochemikalien leisten beim Schutz jener Organe vor oxidativem Stress, die am anfälligsten auf Sauerstoff reagieren wie das Gehirn, die Augen, das Blut, die Nieren, die Leber und das Herz, wahre Teamarbeit. (Anm.: Der Autor bezieht sich in diesem Abschnitt auf künstliches Vitamin C)

Es waren Erkenntnisse wie diese, die dazu geführt haben, dass dieses Verjüngungsprogramm dem Bedarf der Personen angepasst wurde, die Hilfe bei der Normalisierung und Optimierung von Entgiftungsreaktionen der Phasen I und II benötigen. Im folgenden Kapitel werden Sie erfahren, wie Sie diese Ernährung nutzen können, um eine optimale Funktion Ihres Verdauungssystems zu erreichen.

So passen Sie Ihr Programm an, um jene Beschwerden zu bessern, für die eine optimale Entgiftungsfunktion der Leber nötig ist

Spezielle Empfehlungen	Tägliche Dosis
Phytonährstoff - Diät	
Entkoffeinierter grüner Tee oder Grünteeextrakt	
Zink (als Piccolinat oder Oxid)	10 – 30 Milligramm
Mangan (als Gluconat)	5 – 10 Milligramm
Kupfer (als Gluconat)	1 – 3 Milligramm
Natürliches Vitamin E (d-alpha-Tocopherol)	200 – 400 Milligramm
Vitamin C	500 – 2000 Milligramm
Molybdän (Natriummolybdat)	50 – 200 Mikrogramm
L-Cystein	100 - 300 Milligramm
L-Glutathion	50 – 200 mg
Bioflavonide	200 – 1000 Milligramm
Selen	50 – 200 Mikrogramm
Gemüse der Kreuzblütlerfamilie	3 Portionen pro Tag
Silymarin, Ginkgo biloba, Pycnogenol	Optional, zur zusätzlichen Unterstützung

Abschnitt 2: Das Programm - Wie?

Kapitel 7
Wie man Endotoxine beseitigt

Der Gastrointestinaltrakt dient als eine wichtige Verteidigungsbarriere, welche die Vorgänge im Inneren des Körpers vor einer äußerst feindlichen Umwelt schützt. Hunderte verschiedener Arten von Darmbakterien und anderer Organismen, die den Gastrointestinaltrakt besiedeln, bilden zahlreiche Nebenprodukte, die in den Blutstrom gelangen und dort gesundheitliche Probleme hervorrufen können.

Wenn Sie in den Kategorien Ihres Fragebogen Ergebnisse erreicht haben, die so hoch oder sogar höher als die nachfolgend aufgeführten Punktzahlen sind, könnten viele Ihrer Beschwerden mit Ihrem Verdauungstrakt zu tun haben und für Ihre Situation wäre dieses Kapitel dann von besonderer Bedeutung.

Verdauungstrakt	8 oder mehr Punkte
Gewicht	6 oder mehr Punkte
Gelenke/Muskulatur	4 oder mehr Punkte
oder Gesamtpunktzahl:	35 bzw. mehr Punkte .

Unser Verdauungstrakt misst sechs bis sieben Meter. Er beginnt hinter dem Mund und endet am Dickdarm, und wenn es möglich wäre, ihn vollständig auszubreiten, würde er eine Fläche bedecken, die so groß ist, wie ein Tennisplatz. Auch als *Gastrointestinaltrakt* bekannt, kommt der Verdauungstrakt ständig durch die Nahrungsmittel und Getränke, die Sie zu sich nehmen mit der Umwelt in Kontakt. Bevor Sie geboren wurden, haben Sie über neun Monate im vollständig keimfreien Milieu der Gebärmutter existiert. Diese „sterile" Existenz endete mit Ihrer Geburt, als Sie aus dem Geburtskanal, von den Händen aller Personen, die Sie berührt und gehalten haben, aus den Milchdrüsen Ihrer Mutter und auch sonst fast allem und jedem, mit dem Sie in Kontakt gekommen sind, Mikroorganismen aufgenommen haben.

Es wird Sie vermutlich erstaunen zu lesen, dass Sie mehr als 2 ½ Pfund Bakterien besitzen, die in Ihrem Gastrointestinaltrakt hausen, eine Masse, die ungefähr dem Gewicht Ihrer Leber entspricht. Für 400 unterschiedliche Arten von Organismen ist Ihr Verdauungstrakt zur Heimat geworden und die Anzahl aller Bakterien dort beträgt in etwa 10 Billionen – mehr als die Zahl der Sterne im bekannten Teil des Universums.

Die Mehrzahl aller Bakterien in und auf Ihrem Körper finden sich in Ihrem Gastrointestinaltrakt. Diese Bakterien erhalten ihre Nahrung aus dem Inhalt des Darms und sie produzieren ihre eigenen Abfall- bzw. Schlackenstoffe. Meistens droht Ihnen von der Existenz dieser Keime keine Gefahr. Ohne diese Bakterien könnten Sie wohl kaum überleben, wie auch diese Bakterien ohne Sie sterben würden. Diese gegenseitige Abhängigkeit wird auch als *symbiotische Beziehung* beschrieben. Meistens verläuft diese Beziehung harmonisch und Sie werden von der Existenz einer aktiven Bakterienpopulation in Ihrem Körper kaum etwas spüren.

Aber – ganz ähnlich wie bei uns Menschen – gibt es auch in Ihrem Verdauungstrakt gute und böse Bakterien, deren friedliche Koexistenz ganz erheblich vom Gleichgewicht zwischen den Kräften des Guten und den des Bösen abhängt. Gerät dieses Gleichgewicht in eine Schräglage und steigt die Anzahl der bösen Bakterien überproportional an, ist die friedliche Koexistenz gestört und unter dieser Störung wird Ihr gesamter Organismus leiden.

Einer der niedergelassenen Kollegen, mit denen wir in Verbindung stehen, überließ uns vor Kurzem eine Krankenakte aus seiner Praxis, welche die Bedeutung eines einwandfrei funktionierenden Gastrointestinaltrakts illustriert. Die 48jährige Karen suchte unseren Kollegen wegen gesundheitlicher Probleme auf, die viele andere Menschen mit ihr teilen dürften auch wenn Karens Beschwerden weitaus heftiger und hartnäckiger waren, als das normalerweise der Fall ist. Karen litt nach jeder Mahlzeit unter starker Gasbildung im Darm und Blähungen. Sie klagte während des gesamten Tages über Darmbeschwerden, zu denen allmählich auch noch Gelenkschmerzen hinzukamen, die als Rheuma bezeichnet wurden. Karen hatte deswegen schon Aspirin und Antazida sowie entblähende Medikamente und Abführtabletten gegen Ihre Darm- und Verdauungsbeschwerden eingenommen – aber nichts davon schien ihr wirklich zu helfen.

Unser Kollege war nicht der erste Arzt, den Karen konsultiert hatte, aber keiner der Ärzte, die sie behandelt hatten, war in der Lage gewesen, eine manifeste Erkrankung zu diagnostizieren. Die meisten Ärzte empfahlen ihr mehr Bewegung, eine ballaststoffreiche Kost und mehr Flüssigkeit. Obwohl Karen alle Ratschläge befolgt hatte, hielten ihre Symptome an.

Der Kollege, den Karen nun besuchte, galt als Spezialist für die Behandlung von Infektionen des Darmes durch den Hefepilz *Candida albicans*. Wie William Cook, M.D. in seinem Buch „*The Yeast Connection*" erklärt, bieten Antibabypillen, Antibiotikaabusus, eine Ernährung, die reich an Zucker ist, seelischer Stress und Toxinbelastungen diesem Heferorganismus die Möglichkeit, sich unkontrolliert im Verdauungstrakt zu vermehren, giftige Substanzen in die Blutbahn abzusondern und dadurch eine ganze Reihe von Beschwerden im Gastrointestinaltrakt und anderen Körperteilen auszulösen. (1) Nach einer Pilzbehandlung, die sie über mehrere Monate durchführen musste, besserten sich dann auch Karens Beschwerden, dennoch fühle sie sich immer noch nicht vollständig gesund.

Als Karen die Hilfe des niedergelassenen Kollegen suchte, mit dem wir in ständiger Verbindung standen, hörte sie zu ersten Mal von jenem Verfahren, das unser Kollege einsetzte, um die Symptome einer Endo- und Exotoxikose zu behandeln. Sie hoffte sehr, dass man auch ihr helfen und sie von ihren akuten Beschwerden befreien könne.

Alle Organe unseres Körpers stehen ständig miteinander in Verbindung und sind voneinander abhängig. Somit wird alles, was den Verdauungstrakt betrifft, auch zu einem Problem der Leber werden, usw. usf.. Durch Bakterien im Inneren des Körpers im Gastrointestinaltrakt gebildete Giftstoffe (Endotoxine) gelangen in die Blutbahn. Diese Endotoxine aus dem Darm können eine Schädigung der Leber fördern und werden dadurch im Laufe der Zeit auch im restlichen Organismus zu zunehmendem oxidativem Stress führen.

Dysbiose – wenn das Gleichgewicht gestört ist

Auch wenn Karen sich nicht an eine akuten Darminfektion erinnern konnte, war ihr Gesamtergebnis im Verjüngungsprogramm-Fragebogen mit 138 Punkten recht hoch, wobei sie außerdem eine Häufung von Punkten in den Kategorien Kopfschmerz, Verdauungsbe-

Abschnitt 2: Das Programm - Wie?

schwerden, Muskelreißen und -schmerzen aufwies. Zusätzlich litt sie unter zahlreichen Nahrungsmittelallergien und einem Zustand, den man *Dysbiose* nennt. Eine Dysbiose tritt ein, wenn das Milieu des Gastrointestinaltrakts gestört wird und eine Veränderung der Zahl und Art der Bakterien vorliegt, die ihn besiedeln.

Für die meisten von uns verursachen gelegentliche Magen-Darm-Beschwerden nur geringgradige Probleme und wir ertragen diese Symptome in dem Wissen, dass sie bald abklingen werden. Für die 30 % der Personen, die wie Karen ständige oder immer wiederkehrende Darmprobleme ertragen müssen, sind diese Beschwerden hingegen nur schwer zu tolerieren.

Grundsätzlich betrachtet, existieren drei Bakterienarten, die den Gastrointestinaltrakt besiedeln können. Die erste dieser Gruppe nennt man *Symbionten*, Bakterien, die im Einklang mit unserem Gastrointestinaltrakt leben und uns bei der Verdauung und Aufnahme von Nährstoffen unterstützen, Vitamine herstellen, die unser Körper braucht und außerdem Stoffe ausscheiden, die uns vor dem Befall durch krankheitserregende Keime schützen und die Abwehrfunktionen unseres Körpers unterstützen. In einem gesunden Gastrointestinaltrakt machen die Symbionten die Mehrzahl der ortständigen Bakterien aus. Zu den symbiotischen Bakterien gehören Arten wie *Acidophilus, Bifidusbakterien* und *Eubakterien.*

Die zweite Gruppe der Bakterien, die in unserem Verdauungstrakt residieren sind die sogenannten *Kommensualen* (Der Begriff „kommensual" kommt aus dem Lateinischen und bedeutet „am selben Tisch). Kommensuale Bakterien sind neutral, also weder gut noch böse. Zu den Kommensualen gehören Bakterienarten wie der normale Typ des *Escherichia coli* bzw. die *Streptokokken.* Kommensuale Bakterien kommen im Darm in mittelstarker Anzahl vor

Die letzte Gruppe von Bakterien sind die „Schurken" oder die *„parasitären"* bzw. *„pathologischen"* Keime, die mit einer Dysbiose und anderen Darmerkrankungen in Verbindung stehen. Zu dieser Bakterienart gehören Keimarten wie *Clostridien, Salmonellen, Staphylokokken, Proteus, Camphylobacter* und *Listerien.* Nehmen diese Organismen im Darm überhand, scheiden sie Toxine aus, die in das Blut gelangen können. Sie lösen somit nicht nur lokale Infektionen im Darm aus, sondern sie können sich im gesamten Körper ausbreiten und die Leber und andere Organe schädigen.

Vor einigen Jahren kam es im US-Bundesstaat Washington zu einer Massenvergiftung durch eine toxische Variante des Colibakteriums *E. coli H7*, an der rund 200 Personen erkrankten, die verseuchte und nicht ausreichend erhitzte Hamburger verzehrt hatten und die zu schweren Symptomen führte. Dieser Coli-Stamm stellt eine Mutation des normalen, kommensualen Colibakteriums dar, der normalerweise friedlich im Verdauungstrakt der meisten gesunden Menschen vorkommt. Solche virulenten Bakterienstämme entstehen nur unter außergewöhnlichen Umständen.

E. coli H7 stellt eine deutlich gefährlichere Variante des normalen Colibakteriums dar. E. coli H7 kann zu ernsthaften Nebenwirkungen, wie z. B. zu Nieren- oder Nervenschäden sowie zu Leberproblemen führen, wie sie bei den infizierten Personen aus dem Staat Washington vorzufinden waren. Toxische Stoffe, die durch parasitäre Bakterien gebildet werden, sind Endotoxine, die eine ganze Reihe sowohl chronischer als auch akuter gesundheitlicher Probleme hervorrufen können. Wie eine Reihe von Berichten aus der medizinischen Fachpresse der letzten zehn Jahre zeigt, fördert ein übermäßiger Einsatz von Antibiotika – nicht nur zur Behandlung von Menschen, sondern auch als Zusatz bei der Tiermast – die Entwicklung von antibiotikaresistenten Arten von Bakterien, die früher als harmlos galten.

Diese neuen „Superbakterien" sind in der Lage, gefährliche Krankheiten auszulösen. Unglücklicherweise kommen bis zu 40 % aller eingesetzten Antibiotika in der Tiermast zur Verwendung, und das nicht etwa zur Behandlung von Infektionen, sondern zur Wachstumssteigerung bei Rindern und Schweinen.

Als er von Karens Symptomen hörte und die Ergebnisse ihres Fragebogens auswertete, kam unserem Kollegen sofort der Verdacht, dass Karen unter einer chronischen Dysbiose leiden könnte, die weit über ein vermehrtes Wachstum von Candida-Pilzen herausreichen musste. Wir alle besitzen in unserem Darm geringe Mengen des Hefepilzes *Candida albicans*. Erst durch eine gestörte Funktion unseres Verdauungstrakts können sich Candida-Pilze und andere parasitäre Organismen vervielfältigen und toxische Reaktionen auslösen. Durch diese Keime gebildeten Endotoxine aus dem Gastrointestinaltrakt steigern die gesamte Toxinbelastung unseres Körpers, schädigen den

Entgiftungsapparat und erhöhen so die Gefahr durch andere Giftstoffe. Es existieren heutzutage hinreichend Belege dafür, dass Endotoxine aus dem Verdauungstrakt das Entgiftungssystem der Leber negativ beeinflussen und eine Person empfänglicher für die toxischen Wirkungen von Alkohol, Drogen und Medikamenten machen können. (Genau das passierte Thomas Latimer, jenem Mann, von dem wir im zweiten Kapitel berichteten, und dessen Gesundheit durch die kombinierte Wirkung von Medikamenten und einem Rosendünger unwiederbringlich geschädigt worden war.)

In Großbritannien entwickelte zu Beginn des 20. Jahrhunderts der Arzt Arbuthnot Lane eine Theorie, die er als „*Autointoxikationshypothese der Krankheit*" bezeichnete. (3) Lane vermutete, dass eine Darmverstopfung zur Entstehung krankheitsfördernder Giftstoffe beitragen würde. Obwohl dieses Konzept seinerzeit eine große Popularität erreichte, beruhte es dennoch auf einer These, die nie schlüssig bewiesen worden war. Dennoch war die medizinische Zunft der damaligen Zeit von der Gültigkeit dieser Theorie überzeugt und setzte sie bei einer ganzen Reihe von Erkrankungen mit Begeisterung ein. Als Ergebnis dieser Begeisterung wurde es paradoxerweise als medizinisch sinnvoll erachtet, alle Personen am Darm zu operieren, die unter allen möglichen Beschwerden litten – von der „einfachen" Verstopfung bis zur chronischen Erschöpfung oder sogar epileptischen Anfällen – und bei ihnen operativ einen Kurzschluss (Bypass) im Darm anzulegen oder große Teile des Darmes komplett zu entfernen. Es dauerte einige Zeit, bis die Ärzte erkannten, dass derartige Operationen nicht sinnvoll sein konnten und letztendlich mehr Probleme schufen, als die ursprüngliche Erkrankung. Daraufhin schwang das Pendel des medizinischen Wissens vollständig zurück und die Autointoxikationstheorie wurde als Quacksalberei bezeichnet.

Ein weiterer Forscher des frühen 20. Jahrhunderts, der daran glaubte, dass der Gastrointestinaltrakt den Menschen vergiften könne, war der Arzt Elie Metchnikoff, der nach dem Tode von Louis Pasteur zum Direktor des Pasteur-Instituts in Paris ernannt worden war. In seinem Buch mit dem Titel „Die Verlängerung des Lebens" (4), das im Jahre 1909 erschien, stellte Dr. Metchnikoff die Hypothese auf, dass toxische Bakterien im Verdauungstrakt für zahlreiche gesundheitliche Probleme verantwortlich seien, die unter anderem auch mit dem beschleunigten Altern in Verbindung gebracht werden könnten. In seinen Forschungen mit Versuchstieren fand Dr. Metchnikoff heraus, dass die Tiere, die am längsten lebten, gleichzeitig die geringsten Mengen toxischer Bakterien in ihrem Darm aufwiesen. Auch wenn Metchnikoffs Untersuchungen fast 100 Jahre vor dem Zeitpunkt durchgeführt wurden, zu dem irgend jemand etwas über bakterielle toxische Schlackenstoffe, über das Vorkommen von Immunzellen in der Leber oder über Antioxidantien wusste, waren viele seiner Beobachtungen von bemerkenswerter Gründlichkeit. Wie er in dem Schlusskapitel seines Buches „Die Verlängerung des Lebens" feststellte: „Der natürliche Tod menschlicher Wesen kann nicht nur als Resultat einer nachlassenden Fortpflanzung oder als Folge einer Erkrankung durch eine Infektion betrachtet werden. Es ist viel wahrscheinlicher, dass der Tod als Folge einer Vergiftung des Organismus auftritt, die einen Funktionsverlust in den Körperzellen hervorruft und den Organismus somit anfälliger für Infektionen macht".

Nachdem sie viele Jahre lang belächelt wurden, finden die Theorien, die von Lane und Metchnikoff entwickelt worden waren, heute immer mehr Zustimmung, während das Pendel des medizinischen Wissens einmal mehr in die Gegenrichtung ausschlägt. Heute erkennen immer mehr Wissenschaftler, dass zahlreiche andere Vorgänge außer der Verstopfung eine Dysbiose begünstigen können, bei der die Toxine aus dem Gastrointestinaltrakt in den gesamten Körper gelangen und dort eine Reihe von Beschwerden auslösen, die bei Menschen zu permanentem Unwohlsein führen, wie das auch bei Karen der Fall war.

In Karens Fall wusste ihr Arzt, dass ein weiterer funktioneller Test beweisen würde, ob sie tatsächlich unter einer Form der Enterotoxizität litt und wie dieser Befund ihr gesamte körperliche Leistungsfähigkeit beeinträchtigte. Wenn sich das Verhältnis der Bakterien im Gastrointestinaltrakt im Gleichgewicht befindet, d. h. die symbiotischen Bakterien die pathologischen oder parasitären Keime deutlich an Zahl übertreffen, dann helfen uns die gesundheitsfördernden Symbionten nicht nur, die Nahrungsmittel zu verdauen, die wir gegessen haben, sondern sie setzen darüber hinaus Stoffe frei, die unser Immunsystem aktivieren und stärken. David Hentges, Ph.D. von der *„Texas School of Medicine"* hat erkannt, dass freundliche

Bakterien das Wachstum parasitärer, krankheitserregender Keime wie Salmonellen, Clostridien und anderer Organismen wie dem Choleraerreger „*Vibrio cholerae*" im Gastrointestinaltrakt hemmen können, wenn sie in ausreichender Menge vorhanden sind. (5)

Parasitäre Bakterien sind aufgrund ihres einzigartigen Stoffwechsels fähig, toxische Substanzen zu produzieren. Während diese Keime wachsen, sich vermehren und wieder absterben, bilden sie unterschiedliche krebserregende Stoffe, außerdem können sie das Cholesterin im Darm in potentiell schädliche Substanzen umwandeln. Dabei produzieren sie unter anderem Stoffe mit so gefährlich klingenden Namen wie das *Kadaverin* oder *Putrescin*. Diese Gifte können in die Blutbahn gelangen, durch den gesamten Körper transportiert werden, und dort schädigende Auswirkungen auf das Nerven- und Immunsystem haben. Sie können sogar für die Produktion einer Substanz verantwortlich sein, die unser Immunsystem dazu veranlasst, gesunde Zellen und Gewebe im Körper zu attackieren; eine Situation, die mit sogenannten *Autoimmunerkrankungen* wie der *rheumatoiden Arthritis* in Verbindung gebracht wird. Außerdem schütten diese pathogenen Organismen andere Substanzen aus, die den Gastrointestinaltrakt durchlässig oder löcherig machen können, was zu einer vermehrten Belastung der Leber durch diese Toxine führt.

Die Darmschleimhaut

Der Puffer zwischen dem Körper und den potentiell giftigen Bewohnern des Verdauungstrakts besteht aus einer sehr dünnen Membran, die den Darm von den Blutgefäßen des Kreislaufs isoliert. Diese Membran, Schleimhaut genannt, hat eine komplexe Aufgabe. Sie ist dafür verantwortlich, „gute", d. h. lebenswichtige Nährstoffe aus dem Darminhalt aufzunehmen und die „bösen", Toxine, welche dem Körper schaden könnten, zurückzuhalten. In einem gesunden, funktionierenden Gastrointestinaltrakt kann diese Unterscheidung zwischen gut und böse äußerst wirksam funktionieren. Ist der Verdauungstrakt durch ein hohes Toxinaufkommen belastet, leidet darunter die Fähigkeit, zwischen gut und böse zu unterscheiden, und es kann zu einer erhöhten Durchlässigkeit der Darmwand, einem „löcherigen" Darm kommen. Unter diesen Voraussetzungen gelangen die Toxine durch die Darmwände hindurch in den Kreislauf und werden durch ihn in die

Leber transportiert. Die Leber hat dann die Aufgabe, diese gesteigerte Menge von Giftstoffen unschädlich zu machen. Wird die Leber durch diese zusätzlichen Giftmengen überlastet, wird letztendlich der gesamte Organismus unter diesem „Giftangriff" zu leiden haben und es entsteht ein Zustand, den wir als *„Leaky Gut Syndrome"* (also als „Loch- oder Siebdarmsyndrom") bezeichnen.

Ein weiterer Wissenschaftler, der sich schon sehr früh mit der Bedeutung der Darmflora für unsere Gesundheit beschäftigt hat, war der Naturwissenschaftler M. Pavlov. Vor rund 100 Jahren entdeckte Dr. Pavlov bei Versuchstieren die Zusammenhänge zwischen der intestinalen Toxizität und der Leberfunktion. In einer wegweisenden Arbeit, die seinen Untersuchungen folgte, bei denen er die Blutgefäße unterbunden hatte, die vom Darm zur Leber führten und mit denen er so die Auswirkungen von Toxinen auf die Versuchstiere testete, schrieb er: „Wenn man im Bereich der Pfortader der Leber eine Ligatur (Abbindung von Blutgefäßen) ansetzt, wird das Blut gezwungen, sich einen anderen Weg in die Leber zu suchen. Es treten dann vergiftungsähnliche Symptome auf, die sich in Form von Fieber oder einer Nephritis (Nierenerkrankung) zeigen. Wir müssen daraus schließen, dass es zu einer Toxikämie kommt, wenn man das Blut daran hindert, durch die Leber zu strömen, wobei diese Toxikämie einzig und allein auf der Tatsache beruht, dass die Leber eine Schutzfunktion gegenüber jenen Toxinen wahrnimmt, die ständig im Gastrointestinaltrakt produziert werden". (6)

Das ständig wachsende Wissen über die intestinale Toxizität, das Leaky-Gut-Syndrom und die Belastungen, denen unsere Leber durch die Entgiftung ausgesetzt ist, ließ das Interesse für die „alte" Autointoxikationstheorie wieder neu erwachen. Wie Mediziner erkannten, enthält unsere Leber eine spezielle Art von Immunzellen, die „Kupfferzellen" genannt werden und die dafür verantwortlich sind, die Informationen über die toxische Belastung der Leber im gesamten Körper zu verbreiten. Werden die Darmwände durchlässig, lösen die Kupfferzellen mit Hilfe des Immunsystems im gesamten Organismus einen Alarm aus. Dieser Alarm regt das Immunsystem zu einer übermäßigen Abwehreaktion an, ein Zustand, der als Autoimmunstörung oder eben auch als rheumatoide Arthritis diagnostiziert werden kann.

Abschnitt 2: Das Programm – Wie?

Der Wissenschaftler und Arzt J. O. Hunter bezeichnet diese Reaktion als eine *enterometabolische Störung*, was nicht anderes bedeutet, als dass dieses Problem durch eine Toxikose ausgelöst wurde, die vom Gastrointestinaltrakt ausgeht. (7) So können beispielweise zwei Arten parasitärer Bakterien, die „*Yersinia enterocilitica*" sowie eine toxische Abart des Keims „*Escherichia coli*" unser Immunsystem so stark beeinflussen, dass Symptome der rheumatoiden Arthritis und einer anderen Autoimmunkrankheit, der „*Spondylitis ankylosans*" (oder Bechterewschen Krankheit) deutlich intensiviert werden. In Karens Fall vermutete unser Kollege daher auch, dass die arthritisähnlichen Beschwerden, die Karen mit entzündungshemmenden Mitteln und Schmerzmedikamenten behandelt hatte, zumindest teilweise auf eine Dysbiose und eine erhöhte Durchlässigkeit der Darmwand sowie einer Überreaktion des Immunsystems zurückzuführen waren.

Wird die Darmwand beschädigt – sei es als Folge eines Nährstoffmangels oder einer Infektion – können Bakterien ungehindert durch die Barriere hindurch in das Blut gelangen. Die Schutzbarrieren des Gastrointestinaltrakts werden dabei so beeinträchtigt, dass sie die Bakterien nicht mehr daran hindern können, die Leber anzugreifen. Dieser Angriff durch Bakterien kommt normalerweise nur dann zu Stande, wenn der Verdauungstrakt schwere Schäden aufweist, was die Bedeutung einer solchen Verteidigungslinie als Schutz vor schweren Erkrankungen um so mehr belegt.

Das Wissen um diese Vorgänge lässt auch die Probleme in einem neuen Licht erscheinen, die im Rahmen einer oft eingesetzten klinischen Ernährungsform, der sogenannten „vollständigen parenteralen Ernährung" auftreten können. Krankenhauspatienten, die keine feste Nahrung aufnehmen können, erhalten häufig eine intravenöse (parenterale) Ernährung, eine Ernährungsform, die zu einer Mangelernährung des Darms und damit auch zu einem Zusammenbruch der intestinalen Verteidigungsmechanismen führt. Als Folge davon gelangen dann mehr Bakterien in das Blut der so ernährten Patienten, was zahlreiche und häufige Infektionserkrankungen begünstigt, die dann mit massiven Antibiotikagaben behandelt werden müssen.

Sie werden sich sicher fragen, warum diese Gabe von geeigneten und wichtigen Nährstoffen möglicherweise schädlich sein kann. Das Problem einer solchen vollständigen parenteralen Ernährung besteht darin, dass der Verdauungstrakt zu atrophieren (verkümmern) beginnt, wenn er nicht ständig durch Nahrungsmittel angeregt wird, die den Darm passieren. Die Unversehrtheit der Darmwände sinkt, parallel dazu steigt das Risiko einer bakteriellen Infektion. Ein Beispiel für diese Prozess findet man bei lebensbedrohenden Erkrankungen wie z. B. bei Krebs oder AIDS, bei denen ebenfalls die Unversehrtheit der intestinalen Schutzschicht abzunehmen droht und es als Folge dann eben zu einem gesteigerten Risiko für infektiöse Erkrankungen kommen kann, durch die letztendlich die Lungen, das Herz und die Nieren in Mitleidenschaft gezogen werden. Die „enterale Zufuhr" der Ernährung, d. h. die Aufnahme der Nahrungsmittel durch den Mund oder aber die Gabe direkt in den Darm, bietet den Krankenhauspatienten deutliche bessere Möglichkeiten, ihre Darmwände intakt zu erhalten, als die Gabe von Nährstoffen durch die Venen. Um seine regelrechte Funktion als Schutzschicht gegen die zahlreichen Toxine erfüllen zu können, muss der Verdauungstrakt regelmäßig mit allen notwendigen Nährstoffen versorgt werden.

Candidamykosen:
Ein Versuch zur Deutung

In Karens Fall vermutete ihr behandelnder Arzt außerdem, dass ihre Dysbiose die Funktionsfähigkeit des Gastrointestinaltrakts so stark gestört hatte, dass der Hefepilz Candida albicans, der im Normalfall nur in geringen Zahlen im Darmtrakt existiert, die Möglichkeit genutzt hatte, sich stark zu vermehren.

Unser Verdauungstrakt stellt ein höchst komplexes System dar, in dem ortständige Bakterien und andere Organismen, die mit der normalen Bakterienflora in Konkurrenz um den verfügbaren Lebensraum stehen, durch Faktoren wie die *peristaltische Bewegung* (rhythmische muskuläre Kontraktion des Darms, welche eine Elimination der Abfallprodukte bewirkt), die Sekretion von Schleim durch Darmwandzellen, die Produktion von Immunsubstanzen, *sekretorische Immunglobulin A - Antikörper* genannt, durch spezielle Zellen im gesamten Gastrointestinaltrakt und schließlich auch durch die Zusammensetzung der Kost gesteuert werden. Wenn die Ernährung einer Person reich an Zucker und arm an Ballaststoffen ist, bewirkt der Stress, der auf den Organismus einwirkt, Veränderungen im Bereich des Immunsystems. Enthält die Kost dieser Person gleichzeitig keine Nahrungsmittel, die das Wachstum der „probiotischen" (= freundlichen oder gesundheitsfördernden Keimen) anregen, gelingt es dem Candidapilz, sich auszubreiten, was wieder einmal zur Produktion von Giftstoffen und zur Entstehung der typischen Symptome einer *Candidiasis* (Infektion durch den Candidapilz) kommt, die in dem Buch von Dr. Cook beschrieben werden.

Im Gegensatz dazu produzieren die symbiotischen Bakterien in einem gesunden Gastrointestinaltrakt Stoffe, die das Wachstum und die Aktivität von Candida albicans hemmen und gleichzeitig die probiotischen Bakterien auf Kosten der Candida-Pilze wachsen und gedeihen lassen. Um eine chronische Candidainfektion des Darms in den Griff zu bekommen, muss man den Gastrointestinaltrakt wieder mit den freundlichen Bakterien besiedeln, die das Wachstum der Hefepilze bremsen können. Eine der erfolgreichsten Methoden, um die Symptome einer chronischen Darmpilzerkrankung zu kontrollieren, besteht darin, seine Ernährung so umzustellen, dass die Zahl der probiotischen Bakterien steigen kann, die als natürliche Feinde von Candida albicans gelten, anstatt sich auf Medikamente gegen Candida, wie z. B. das Antimykotikum *Nystatin* zu verlassen.

Mit zunehmendem Alter vermehren sich die Probleme durch Dysbiose und Darmtoxizität. Untersucht man die Bakterienflora im Darm von Angehörigen der Kulturen, welche statistisch die höchste durchschnittliche Lebenserwartung aufweisen, so findet man bei ihnen hohe Anteile an symbiotischen und geringe Anteile an parasitären Darmkeimen. Dagegen zeigen ältere Mitglieder der Kulturen mit geringerer Lebenserwartung, wie z. B. die amerikanische Bevölkerung, proportional höhere Anteile an toxischen Bakterien im Darm auf. Dabei kann die Anzahl toxischer Bakterien sogar die Zahl der symbiotischen Bakterien übertreffen.

Die Abbildung 7.1 zeigt altersabhängige Veränderungen der Anzahl der symbiotischen (Klasse I), der kommensualen (Klasse II) und der parasitären Bakterien (Klasse III) im Verdauungstakt von Personen aus westlichen Kulturen. Wie Sie sehen, kommt es im Alter von ungefähr 50 Jahren zu einem drastischen Anstieg der Anzahl parasitärer Bakterien der Klasse III, während gleichzeitig die Anzahl der probiotischen Bakterien der Klasse I abnimmt. Viele Experten

Kapitel 7: Wie man Endotoxine beseitigt

glauben, dass diese altersabhängige Veränderung der Bakterienflora mit einer verminderten Funktion des Gastrointestinaltrakts und einer vermehrten Ausschüttung von Darmtoxinen einhergeht. Eine ganze Reihe von Prozessen, die wir mit dem Altern in Verbindung bringen, können – zumindest zeitweise – aus dem Zusammenbruch der Darmwand sowie der zunehmenden Freisetzung von Toxinen in die Leber resultieren, wo diese Toxine zusätzlich entgiftet werden müssen.

Abbildung 7.1:
Veränderungen der Bakterienflora im Alter

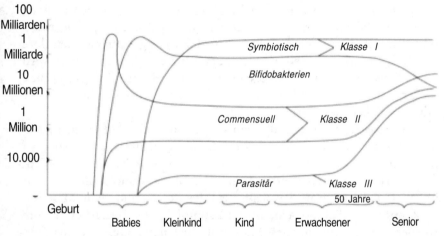

Diese zusätzliche Toxinbelastung steigert wiederum den oxidativen Stress, der die Darmschleimhaut weiter schädigt, was zu einer vermehrten Durchlässigkeit der Darmwände und einer ständig wachsenden Belastung der Leber durch die freiwerdenden Giftstoffe führt. Dieser Teufelskreis dreht sich immer weiter, während der Einzelne immer mehr altert, bis endlich eine manifeste Erkrankung diagnostiziert werden kann. Erkrankungen des Darms sind – das wissen wir heute – eng mit einer vermehrten Produktion von Stress-Substanzen verbunden.

Auch in Karens Fall war es somit besonders wichtig, zu allererst den Zustand ihres Gastrointestinaltrakts zu bestimmen, um zu erkennen, ob ihre Probleme ebenfalls durch eine erhöhte Durchlässigkeit der Darmwand, durch eine Dysbiose und durch oxidativen Stress ausgelöst worden waren.

Wie durchlässig ist der Darm?

Um den Zustand des Gastrointestinaltrakts bewerten zu können, setzen Praktiker der funktionellen Medizin, zu denen ja auch Karens Arzt gehörte, ein weiteres, „nicht invasives" (= unblutiges) Testverfahren ein. Hierbei müssen die Untersuchten zwei harmlose Testsubstanzen, *Mannitol* und *Laktulose*, schlucken, damit der Arzt die Durchlässigkeit der intestinalen Schutzschicht beurteilen kann. Laktose ist eine zuckerähnliche, großmolekulare Substanz, die von einem normalen Gastrointestinaltrakt nicht absorbiert werden kann, Daher verbleibt dieser Stoff im Darm und wird mit dem Kot ausgeschieden. Ist die Darmwand hingegen durchlässig, tritt die Laktulose durch sie hindurch, gelingt mit dem Blut in die Leber und wird schließlich mit dem Urin ausgeschieden. Eine erhöhter Laktulosegehalt im Urin nach einer oralen Gabe ist daher ein Indiz für eine erhöhte Durchlässigkeit des Darms.

Die zweite Substanz, die von den funktionellen Medizinern verwendet wird, um den Zustand des Gastrointestinaltrakts zu testen, ist das Mannitol, ein weiterer, selten vorkommender Zucker, der nicht vom Körper verwertet werden kann. Die Mannitolmoleküle sind nur ungefähr halb so groß, wie Laktosemoleküle. Nimmt man Mannitol zusammen mit Laktose ein, wird Mannitol in der Regel besser vom Körper aufgenommen. Das Mannitol wird dabei durch einen Vorgang, der sich *aktiver Transport* nennt, durch die Darmwand geschleust und gelangt dann ebenfalls in den Urin.

Alle Nährstoffe aus unserer Kost werden ebenfalls mit Hilfe des aktiven Transports, der gewissermaßen eine Art „Pumpsystem" darstellt, von der Oberfläche der Darmwand in die Blutgefäße in der Darmwand gepresst. Dieser aktive Transport ist ein Vorgang, der äußerst große Mengen an Energie benötigt. So werden fast 25 % der gesamten Stoffwechselenergien des Körpers nur für die Verdauung und Absorption von Nährstoffen verbraucht. Ist der Gastrointestinaltrakt in seiner regelrechten Funktion beeinträchtigt, sinkt auch die Effektivität, mit der das Pumpsystem Nährstoffe in die Blutbahn transportiert. In dem funktionellen Mannitoltest zeigt sich diese Störung des aktiven Transports durch einen niedrigeren Mannitolgehalt im Urin.

Als unser Kollege die Funktionsfähigkeit von Karens Verdauungstrakt mit Hilfe der zwei Tests untersuchte, fand er eine gesteigerte Laktose- und eine verringerte Mannitolausscheidung im Urin, was darauf hinwies, dass Karen tatsächlich unter einem Lochdarmsyndrom litt. Karen zeigte darüber hinaus noch deutliche Anzeichen für eine Störung, die man als *„Malabsorption"* bezeichnet, d. h. sie nahm aus ihrem Darm zu viele schädliche Bestandteile und zu wenige gesundheitsfördernde Nährstoffe auf. Da die Laktulose und das Mannitol vollkommen ungiftige und ungefährliche Substanzen sind, die ohne Probleme eingesetzt werden können, um die funktionelle Unversehrtheit des Gastrointestinaltrakts zu kontrollieren, ist dieser Test für die tägliche praktische Anwendung in der funktionellen Medizin unverzichtbar.

Der Laktulose- und Mannitoltest reagiert empfindlich auf all jene Faktoren, welche die intestinale Funktion und die Unversehrtheit der Darmwände beeinflussen. So fand man erst kürzlich in einer Untersuchung, die im Institut von Dr. Claude Andre und seinen Mitarbeitern durchgeführt und in den *„Annals of Allergy"* abgedruckt wurde, Folgendes: Wenn man Patienten, die auf bestimmte Nahrungsmittel allergisch reagierten, diese allergieauslösenden Nahrungsmittel verabreichte, so erhöhte sich bei diesen Patienten die Durchlässigkeit der Darmwand deutlich, wie man mit Hilfe der beiden genannten Tests beweisen konnte (8).

Viele Menschen wissen häufig nicht, dass sie empfindlich oder allergisch auf ein Nahrungsmittel reagieren und bombardieren so unter Umständen ihren Darm jahrelang mit Stoffen, die den Zustand ihrer Darmwand beeinflussen und so zu einem Lochdarmsyndrom führen können, wobei große Mengen von Giftstoffen aus dem Darm in die Leber gelangen können, wo es dann vermehrt zu oxidativem Stress kommt. Wie ich bereits erklärt habe, weisen zahlreiche Menschen, die empfindlich auf Glutene reagieren, eine gesteigerte Durchlässigkeit ihrer Darmwand und somit auch eine vermehrte Toxinbelastung auf. Auch das *Kasein*, ein Protein, das in Milch und Molkereiprodukten vorkommt und das *Lactalbumin*, ein Molkeprotein der

Milch, können gastrointestinale Reaktionen auslösen, die zu einer erhöhten Durchlässigkeit der Darmwände führen. Dieser Sachverhalt unterstreicht ein weiteres Mal das alte Sprichwort „Des einen Brot, des anderen Tod". Die Mehrzahl von uns toleriert Gluten oder Kasein ohne größere Probleme, aber für alle Menschen, die empfindlicher auf diese Nahrungsmittelproteine reagieren, kann ein ständiger Kontakt zu erheblichen Nebenwirkungen und Vergiftungszuständen führen.

Da das Ergebnis von Karens Laktose- und Mannitoltests auf eine erhöhte Durchlässigkeit ihrer Darmwände für Toxine und eine verminderte Absorption von Nährstoffen hinwies, musste als nächstes geklärt werden, ob sie außerdem noch unter einer vermehrten Besiedlung ihres Darmes durch eine toxische Bakterienart oder Parasiten wie Amöben oder Lamblien litt, die mit zu der veränderten Durchlässigkeit beigetragen haben könnten. So wurde bei ihr als nächstes eine umfassende Stuhluntersuchung durchgeführt, bei der eine Reihe von Charakteristiken des Stuhls ausgewertet werden, die mit einer regelrechten intestinalen Funktion in Zusammenhang stehen. Im Rahmen einer solchen Stuhlanalyse wird erstens bestimmt, welche unterschiedlichen Bakterienarten im Stuhl vorhanden sind und ob diese symbiotisch, parasitär oder kommensual sind. Zweitens überprüft man das Vorhandensein von Hefen wie z. B. Candida, drittens und letztens sucht man nach verschiedenen, anderen Parasiten.

Wir Amerikaner glauben gerne, Parasiten wären ein gesundheitliches Problem, das nur in Ländern der Dritten Welt mit deren ungenügenden sanitären Einrichtungen und schlechter Wasserqualität eine Rolle spielte. Dieser Glauben aber ist weit entfernt von jeder Realität. Viele Menschen, die unter chronischen Darmbeschwerden und anderen Symptomen einer ungenügenden Gesundheit zu leiden haben, weisen einen chronischen Befall des Darms mit Parasiten wie *Entamöba histolytica* oder *Gardia lamblia* auf. Diese Parasiten können aus dem Kot von Menschen und Tieren durch die Nahrung oder das Trinkwasser auf andere Menschen übertragen werden. Die Wahrscheinlichkeit einer Infektion durch solche Parasiten wird durch zunehmende Bevölkerungsdichte, Verunreinigungen bei der Herstellung und dem Vertrieb von Nahrungsmitteln, in Pflegeheimen und auch bei Campern bzw. Rucksacktouristen zunehmen. In vielen Fällen bedarf es

Kapitel 7: Wie man Endotoxine beseitigt

einer Stuhlanalyse, um einen Befall des Darms mit Parasiten zu diagnostizieren.

Durch die Ergebnisse von Karens Stuhlanalyse konnte unser Kollege feststellen, dass sie zwar unter keiner parasitären Infektion litt, gleichzeitig aber ein Ungleichgewicht zwischen parasitären und symbiotischen Darmbakterien vorlag. Die Betrachtung dieses Befundes unter Bezugnahme auf Karens Beschwerden und den Ergebnissen ihres Fragebogens ließen den Schluss zu, dass man es bei Karen mit einer endotoxischen Schädigung des Gastrointestinaltrakts verbunden mit einer erhöhten Durchlässigkeit der Darmwand und der dadurch bedingten vermehrten Belastung der Leber sowie deren Auswirkungen auf den gesamten Organismus zu tun hatte.

Um sich eine Vorstellung davon zu machen, ob ihr Organismus tatsächlich oxidativem Stress ausgesetzt war, bestimmte Karens Arzt zusätzlich das Verhältnis von *Sulfat* zu einer anderen Substanz, *Kreatinin* genannt, in Karens Urin. Diese beiden Stoffe liefern besonders gute Informationen darüber, welchen Belastungen die antioxidativen und entgiftenden Systeme des Körpers ausgesetzt sind. Ein - im Verhältnis zum Kreatininspiegel – relativ niedriger Sulfatanteil im Urin bestätigte zusätzlich den Verdacht, dass Karen tatsächlich unter sehr starkem oxidativem Stress litt, der drohte, ihre Entgiftungsmechanismen lahm zu legen.

Dieser Befund wurde weiter erhärtet, als eine Untersuchung von Karens Blut ergab, dass sie außerdem einen zu niedrigen Glutathionspiegel im Serum hatte, ein weiterer Hinweis auf den vermehrten Verbrauch von Antioxidantien als Folge des oxidativen Stress, unter dem sie zu leiden hatte. Jetzt war das Rätsel gelöst und unser Kollege hatte das Gefühl, einen guten Überblick aller Faktoren zu besitzen, die Karens Probleme hervorgerufen hatten.

Sobald er die Ursachen von Karens Beschwerden erkannt hatte, konnte sich unser Kollege auch erklären, woher ihre rheumatypischen Schmerzen stammen. Forscher des *„Health Sciences Center"* der *„McMaster University Medical School"* in Hamilton, Ontario haben erst vor kurzem berichtet, dass Personen mit einer erhöhten Durchlässigkeit der Darmwand bzw. einem Lochdarmsyndrom besonders häufig unter arthritisähnlichen Beschwerden leiden. (9) Sobald die intestinale Schleimhautbarriere zusammenbricht, gelangen zahlreiche Bakterien und Nahrungsmitteltoxine in das Blut. Der Anstieg der Toxinspiegel im Blut veranlasst die Leber, Alarmstoffe auszuschütten, die das Immunsystem aktivieren und zu Beschwerden führen, unter denen auch Rheumatiker leiden. Ein löcheriger Darm kann entzündliche Erkrankungen der Gelenke und auch der Muskulatur auftreten lassen, die als *Fibromyalgien* bekannt sind. Eine Fibromyalgie ist eine Erkrankung, die - zumindest teilweise – mit einer Vergiftung der Muskulatur im Zusammenhang stehen kann, welche durch die Freisetzung zahlreicher Endo- bzw. Exotoxine zu Stande kommt, welche die Muskelzellen vergiften und sie daran hindern, zelluläre Energie zu produzieren. (Ich werde zu diesem Thema im nächsten Kapitel noch ausführliche Stellung nehmen).

Traditionell orientierte Rheumatologen sind sich unter Umständen dieser Verbindung von Ernährung, Zustand des Darms und arthritischen Beschwerden noch nicht bewusst. Glücklicherweise beginnen aber immer mehr Ärzte zu begreifen, dass die Ernährung eine wichtige Rolle beim Verlauf und dem Ausmaß der typischen Beschwerden zahlreiche rheumatischer Leiden spielt.

Eine wichtige Sorge bei Karen bestand in der Möglichkeit, dass sie einen Dickdarmkrebs entwickeln könnte, wenn ihre Dysbiose nicht behoben würde. Zahlreiche Studien haben bereits gezeigt, dass der Stoffwechsel der pathogenen Bakterien im Gastrointestinaltrakt Stoffe entstehen lassen kann, die einen Dickdarmkrebs möglicherweise begünstigen. Um das Risiko einer Belastung durch solche Karzinogene zu senken, muss die Bakterienflora des Darms in ein normales und gesundes Gleichgewicht gebracht werden, bei dem ein Überhang an Symbionten und nur geringe Mengen pathologischer Keime vorliegen. Glücklicherweise unterstützt eine Ernährung, die einem Leaky-Gut-Syndrom vorbeugt, auch das Wachstum der freundlichen und probiotischen Bakterien.

Wie neuere Untersuchungen aus der Ernährungsforschung gezeigt haben, ist es durchaus möglich, nur mit Hilfe einer geeigneten Ernährung und ohne Medikamente ein gesundes Gleichgewicht der Darmflora zu fördern. Alles was man hierzu braucht, sind spezielle Nahrungsmittel, die besonders oder ausschließlich das Wachstum der freundlichen Keime fördern. Werden diese Nahrungsmittel verzehrt, vermehren sich die symbiotischen Keime auf Kosten der parasitären

Bakterien.

Schon seit einiger Zeit ist den Ernährungswissenschaftlern bekannt, das besonders die Kohlenhydrate aus Reis einfach verdaut werden und nicht durch parasitäre Bakterien fermentiert werden können, wobei der Reis aber nicht nur von den freundlichen Bakterien als Nährstoff genutzt wird. Eine Substanz, die ausschließlich das Wachstum probiotischer Bakterien fördert, wurde erst kürzlich von Ernährungswissenschaftlern in Form der sogenannten *Fructo-Oligo-Saccharide* (FOS) gefunden. Aus natürlichen Quellen, wie z. B. besonders aus Sojabohnen gewonnen, unterstützen FOS speziell das Wachstum von Bifidusbakterien und des Lactobacillus acidophilus, zweier pro- bzw. symbiotischer Bakterienstämme. Wie man erkannt hat, gehören die Fructo-Oligo-Saccharide zu einer bestimmten Gruppe von Kohlenhydraten, die tatsächlich als antibiotikaähnliche Substanzen zu bezeichnen sind, da sie den freundlichen Bakterien helfen, sich auf Kosten der pathologischen Keime auszubreiten.

Die Entdeckung, dass FOS in der Lage sind, selektiv nur probiotische Keime zu ernähren, hat es möglich gemacht, nur durch eine Ernährungsumstellung eine Besiedlung des Darms durch toxische Bakterien zu beseitigen, ohne dass dazu Medikamente notwendig waren. Somit bilden die Fructo-Oligo-Saccharide eine Art „natürlicher Bevölkerungskontrolle" für die Bakterienflora des Darms.

Zur Zeit sind bereits eine ganze Reihe von Oligosacchariden als Nahrungsergänzungsmittel im Handel. FOS sind besonders dann äußerst wirksam, wenn es darum geht, einen raschen Anstieg der Bifidus- und Lactobacilluskulturen im Darm erreichen zu wollen. Die Abbildung 7.2 zeigt die Zunahme der freundlichen Bakterien bei einer Gruppe von Personen, die über 22 Tage ein FOS-Supplement eingenommen hatten. Wie Sie dieser Abbildung entnehmen können, übertraf zu Beginn der Behandlung die Zahl der toxischen Keime die Zahl der Bifidusbakterien. Durch die Einnahme von Fructo-Oligo-Sacchariden drehte sich dieses Verhältnis um und nach 22 Tagen waren deutlich mehr Bifiduskeime als toxische Bakterien vorhanden.

Eine weitere Kohlenhydratquelle, das Mehl der *Topinamburknolle* kann ebenfalls das Wachstum der freundlichen auf Kosten der toxischen Bakterien fördern. Zusätzlich bewirkt der Verzehr von Topinambur die Freisetzung sogenannter *kurzkettiger Fettsäuren* in den Dickdarm. Diese kurzkettigen Fettsäuren sind Stoffwechselprodukte probiotischer Keime, die zur Ernährung und bei der Reparatur der Darmzellen benötigt werden. Außerdem wirken sie als wichtige Krebsschutzstoffe im Gastrointestinaltrakt. Hier finden wir ein typisches Beispiel für eine „echte" Symbiose, bei der die Abfallprodukte von Bakterien sowohl zur Ernährung als auch zum Schutz des Verdauungstrakts Anwendung finden.

Auch der tägliche Konsum von 20 – 30 Gramm Ballaststoffen hilft, die Bildung kurzkettiger Fettsäuren zu fördern. Ballaststoffe aus den Nahrungsmitteln werden durch probiotische Keime wie Acidophilus und Bifidus in kurzkettige Fettsäuren fermentiert (umgewandelt).

Abbildung 7.2:

Wirkung von FOS-Supplementen auf die Darmflora älterer Patienten

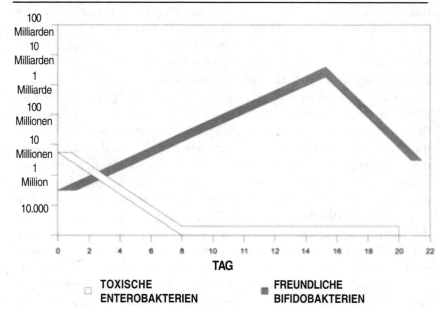

Kapitel 7: Wie man Endotoxine beseitigt

Zwei der besten Ballaststofflieferanten sind stabilisierte Reis- und Gerstenkleie. Diese beiden Kleiearten lösen im Gastrointestinaltrakt normalerweise keinerlei Nebenwirkungen aus. Sie liefern ausgeglichene Anteile an löslichen und unlöslichen Faserstoffen, die von den probiotischen Keimen in kurzkettige Fettsäuren umgewandelt werden können und sie sind außerdem noch reich an einer Substanz, die *Tocotrienole* genannt werden und nahe Verwandte des Vitamin E sind. Da Tocotrienole die Leber daran hindern, vermehrt Cholesterin zu produzieren, gelten sie auch als natürliche cholesterinsenkende Stoffe. Die Wirkung der Tocotrienole in der Leber besteht darin, die Aktivität jenes Enzyms zu senken, das für die Synthese von Cholesterin aus den Fettanteilen der Nahrung hauptverantwortlich ist. Der Verzehr von tocotrienolreicher Reis- oder Gerstenkleie hilft somit, die Cholesterinwerte zu senken und begünstigt gleichzeitig durch die Fermentation der Ballaststoffe die Ernährung der wichtigen Darmschleimhaut. Die Kombination von Fructo-Oligo-Sacchariden, Topinamburmehl und Reis- oder Gerstenkleie bieten bei der Wiederherstellung eines geschädigten Gastrointestinaltrakts ganz außerordentliche Vorteile.

Zusätzlich zu unserer Empfehlung, wie beschrieben die Ernährung und Supplementierung mit Nährstoffen durchzuführen, schlug unser Kollege Karen auch noch die Einnahme eines Konzentrats aus gefriergetrockneten Lactobazillen und Bifidusbaterien vor. Schon nach einigen Tagen hatte sich Karens Darmfunktion so weit gebessert, dass sie kaum glauben konnte, mit diesen Beschwerden jahrelang gelebt zu haben. Auch ihre morgendliche Gelenksteife, ihr Schmerzen und die anderen rheumatypischen Beschwerden begannen allmählich abzuklingen. Die Wirksamkeit des Programms wurde durch die funktionelle Untersuchung ihres Darms dokumentiert, indem der Laktulose- und der Mannitoltest ebenso wie die anderen Untersuchungsmethoden nach zwei Wochen ihres Programms wiederholt wurden.

Zusätzliche Maßnahmen zum Entgiften

Gelegentlich treffen wir auf Patienten, die auf unser Ernährungsprogramm nicht ausreichend schnell reagieren und die zusätzlicher Maßnahmen bedürfen. Wir verabreichen solchen Personen dann zusätzlich einen Antikörperkomplex, „*Inner Health*"™ genannt, der aus Kuhmilch hergestellt wird und von Mikrobiologen der Universität von Wisconsin entwickelt worden ist. (10) Dieses Nahrungsergänzungsmittel enthält eine Reihe von Proteinen, die gegen bestimmte parasitäre Keime schützen können. Die orale Gabe dieses Eiweißkomplexes in Verbindung mit einem Präparat aus Acidophilus- und Bifidusbakterien sowie das in diesem Buch beschriebene Diätprogramm bietet uns eine zusätzliche positive Unterstützung bei der Beseitigung einer intestinalen Toxikose.

Wie Untersuchungen an der Universität von Maryland gezeigt haben, kann dieser Kuhmilch-Antikörperkomplex auch helfen, sich gegen die Reisediarrhöe („Montezumas Rache") und andere Infektionen des Gastrointestinaltrakts zu schützen. (11) Wenn man diese Antikörperproteine schluckt, gelangt ein Teil der Antikörper in den Verdauungstrakt, und hilft dort beim Schutz vor bakteriellen Infektionen und der Stärkung der körpereigenen Abwehrmechanismen. Fructo-Oligo-Saccharide, Topinamburmehl und Ballaststoffe aus der Nahrung mit Tocotrienolen, Zitrusbioflavoniden und das Antikörperkonzentrat sind alles Stoffe, die aus Nahrungsmitteln hergestellt werden, die eine eindeutige Wirkung bei der Behandlung funktioneller gesundheitlicher Probleme aufweisen können.

Ein weiteres Präparat, das wir bei der Behandlung jener Patienten einsetzen, die auf eine normale Ernährungsumstellung nicht reagieren, ist die Aminosäure *L-Glutamin*. Glutamin stellt einen weiteren Nährstoff dar, der zur optimalen Heilung und Erholung einer geschädigten Darmwand beiträgt. Der zusätzliche Einsatz von Glutamin bei Patienten, die sich von einer Bestrahlung des Bauchraums oder einer Darmoperation erholen, hilft, das Operationsergebnis zu verbessern und beschleunigt die Erholung des Darmes. Ein neuerer Beitrag aus den „*Archives of Surgery*" beschreibt die Bedeutung einer Supplementierung mit L-Glutamin für den Heilungsprozess des Dünndarms von Patienten, deren Gastrointestinaltrakt beschädigt worden war. (12)

Glutamin wird von der Darmschleimhaut benötigt und regt die Erneuerung und Regeneration der Zellen im gesamten Dünndarmbereich an. Um diesen Effekt erreichen zu können, muss das Glutamin als isolierte Aminosäure verabreicht werden. Es reicht hier nicht aus, glutaminreiche Nahrungsmittel einzusetzen, da die Wirkung durch andere Aminosäuren aus den Nahrungsmitteln wieder neutralisiert würde. Außerdem ist die therapeutisch wirksame Glutamindosis so hoch, dass man sie nicht nur durch Nahrungsmittel decken könnte und somit ist es unverzichtbar, diese Behandlung durch einen erfahrenen Praktiker der funktionellen Medizin durchführen zu lassen, der über alle Details einer Nährstofftherapie zur Optimierung der Darmfunktion Bescheid weiß.

Wie ich bereits sagte: Begünstigt eine durchlässige Darmwand die Auswanderung von Toxinen aus dem Darminneren, wird das Immunsystem aktiviert und der gesamte Organismus muss unter den Folgen dieses Vorgangs leiden. Im nächsten Kapitel werde ich beschreiben, was das Immunsystem ist, wie wichtig es ist und welche Bedeutung es für Ihre Gesundheit hat.

So passen Sie Ihr Programm an, um Symptome zu verringern, die mit dem Verdauungstrakt in Zusammenhang stehen

Spezielle Empfehlungen	Tägliche Dosis
Phytonährstoff - Diät	
Gefriergetrockneter Bifidobakterium und/oder Lactobacillus acidophilus	1 TL
Gemisch aus löslichen und unlöslichen Ballaststoffen aus Reis, Karotten, Äpfeln und Zwetschgen	20– 30 Gramm
L-Glutathion	500 – 1000 mg
Reisproteine und Kohlenhydrate aus Reis	30 – 40 Gramm
Fructo-Oligo-Saccharide	3 – 6 Gramm
Topinamburmehl	¼ Tasse
Gemischte Bioflavonide	300 – 1000 mg
Boviner Antikörperkomplex (Globulinproteine aus Molke) bei Bedarf und wenn keine Milchallergie vorliegt	1 – 2 TL

Kapitel 8
Das Immunsystem stärken, Erschöpfungszuständen vorbeugen

Das „Chronische Erschöpfungssyndrom" (CFS) oder die Fibromyalgie sind Zustände, die aus einer mangelhaften zellulären Energieproduktion resultieren, die wiederum auf einer Vergiftung der energieproduzierenden Einheiten der Zelle (Mitochondrien) beruht. Das Verjüngungsprogramm unterstützt den Körper bei der Entgiftung dieser Strukturen.

Bei vielen Menschen begrenzen Erschöpfungszustände, chronische Immunprobleme und die Tendenz, sich jedes Virus einzufangen, das gerade in der Luft liegt, Gesundheit und Vitalität und schmälern die Lebensqualität. Probleme in diesen Bereichen werden durch hohe Ergebnisse in einer ganzen Reihe von Kategorien des Verjüngungsprogramm-Fragebogens erkenntlich. Wenn Sie Ergebnisse erreicht haben, die den nachfolgenden Punktzahlen entsprechen oder sogar noch darüber liegen, zeigt dies, dass auch Sie unter den genannten Problemen leiden und dieses Kapitel für Sie von besonderer Bedeutung ist.

Kopf	4 oder mehr Punkte
Augen	4 oder mehr Punkte
Nase	4 oder mehr Punkte
Mund/Hals	4 oder mehr Punkte
Verdauungstrakt	4 oder mehr Punkte
Lungen	4 oder mehr Punkte
Energie/Aktivität	4 oder mehr Punkte
Geist	4 oder mehr Punkte
Andere	4 oder mehr Punkte

oder Gesamtpunktzahl 40 bzw. mehr Punkte.

Keines unserer Organsysteme reagiert empfindlicher auf toxische Belastungen, als das Immunsystem, und kein System ist so von der Qualität Ihrer Ernährung abhängig. 70 % dessen, was Ihr Immunsystem ausmacht, befindet sich rund um den Gastrointestinaltrakt, wo es Sie vor den toxischen Stoffen schützen kann, die durch die Aktivität des Verdauungstrakts entstehen. Ihr Immunsystem ist das Verteidigungssystem Ihres Körpers, und wie jedes andere Verteidigungssystem verfügt es über spezialisierte Truppen und eine große Anzahl von Waffen.

Unser Immunsystem setzt sich aus Hunderten verschiedener spezieller Zellarten zusammen. Einige dieser Zellen wie die T- und B-Lymphozyten bewegen sich, genau wie die weißen Blutzellen (Leukozyten) frei im Blut, während andere Zellarten in den Lymphknoten, der Thymusdrüse und der Milz ansässig sind. Alle Immunzellen des Körpers wiegen zusammen mehrere Pfund.

Die Zellen, die nicht rund um den Verdauungstrakt „Wache halten", schwimmen durch das Blut und andere Organe (wie die Leber) wo sie dabei helfen „fremde" Eindringlinge zu identifizieren, bevor diese dem Körper schaden können. Diese fremden Eindringlinge können sowohl Bakterien oder Viren als auch toxische Substanzen wie Allergene, Gifte oder andere Fremdstoffe sein.

Das Immunsystem bietet uns ein bemerkenswertes Beispiel für die Spezialisierung einzelner Körperzellen. So sind einige Zellen im Blut darauf geeicht, Fremdstoffe gewissermaßen im „Nahkampf" anzugehen. Zu ihnen gehören die *phagozytären Zellen* wie *Neutrophile, Monozyten* und *Makrophagen*, die fremde Organismen umschließen (schlucken) und sie mit Hilfe chemischer Kampfstoffe töten können. Gleichzeitig scheiden sie Stoffe aus, die einer Lauge ähneln und töten Organismen, sobald diese als „fremd" identifiziert wurden, indem sie diese gewissermaßen „zu Tode laugen". Das gleiche Überwachungssystem kann auch Zellen erkennen, die *präkanzerös* geworden sind und diese durch den gleichen Prozess vernichten.

Andere spezialisierte weiße Blutzellen scheiden bestimmte Proteine aus, die *Antikörper* genannt werden und die Fähigkeit besitzen, Fremdstoffe und Chemikalien zu erkennen und diese zusammenzukleben, damit sie entgiftet und aus dem Körper entfernt werden können. Diese weißen Blutzellen, die *B-Lymphozyten*, „erinnern" sich an alles, mit dem wir im Laufe unserer gesamten Existenz in Kontakt gekommen sind. Eine übermäßige Aktivität dieser Zellen führt zu

Kapitel 8: Das Immunsystem stärken, Erschöpfung vorbeugen

einer Allergie und bestimmten Immunstörungen wie z. B. der Arthritis.

Die Wechselwirkung der unterschiedlichen Immunzellen ist ein Garant für die gesunde Balance unseres Immunsystems. Wenn unser Immunsystem hypoaktiv reagiert oder unterdrückt (subprimiert) wird, sind wir empfänglicher für Infektionserkrankungen und Krebs. Ist es hyperaktiv (übermäßig aktiv), dann leiden wir vermehrt unter Allergien, entzündlichen Leiden oder Autoimmunstörungen. Die ausgeglichene Kooperation aller Zellformen des Immunsystems wird gemeinsam durch die Aktionen des Verdauungssystems, der endokrinen Drüsen und des Nervensystems aufrecht erhalten.

Im gewissen Sinne stellt unser Immunsystem ein Frühwarnsystem für die Art und Weise dar, wie wir auf unsere Umwelt reagieren. Darüber hinaus reagiert das gesunde Gleichgewicht äußerst sensibel auf emotionelle und psychische Veränderungen. Wenn Sie sich falsch ernähren, zu negativem Denken neigen, vermehrt Toxinen und infektiösen Mikroorganismen ausgesetzt sind oder wenn bei Ihnen ein vermehrtes Wachstum von pathogenen Bakterien im Gastrointestinaltrakt vorliegt, werden alle Funktionen des Immunsystems beeinflusst und es kommt zum Auftreten von Beschwerden in zahlreichen Organen und Geweben, wie z. B. den Mandeln, den Lymphknoten, dem Blinddarm, dem Gastrointestinaltrakt, dem Blut und allen anderen Organen, die anfällig für Infektionen sind.

Störungen unseres Immunsystems - Chronisches Erschöpfungssyndrom (CFS), Fibromyalgien, Epstein-Barr-Infektionen oder AIDS – treten heutzutage immer häufiger auf.

Wieder einmal zeigt ein Fallbericht mit einer typischen Immunstörung und chronischem Erschöpfungssyndrom die Möglichkeiten auf, wie man diese Probleme mit Hilfe des Verjüngungsprogramms beheben kann. Judy war eine 46-jährige Grundschulleiterin. Obwohl sie ein Jahr lang verzweifelt versucht hatte, einen Zustand von ständiger Erschöpfung zu überwinden, musste sie sich schließlich geschlagen geben und spielte bereits mit dem Gedanken, sich vorzeitig pensionieren zu lassen, da sie ihren Pflichten als Schuldirektorin nicht mehr nachkommen konnte. Da sie ihren Beruf sehr liebte, belastete diese Situation sie um so mehr. Ihre Probleme hatten vor zwei Jahren im Wintersemester nach einer schweren Grippe begonnen. Auch nachdem die akuten Symptome dieser Grippe abgeklungen waren, fühlte Judy sich noch nicht wieder vollständig gesund. Im Gegenteil: Ihre Lymphknotenschwellungen, Kopfschmerzen und das Gefühl von Schwäche schienen sich im Laufe der Zeit eher zu verschlimmern. Sie beendete das Wintersemester mit der Hoffnung, dass ihr die Ferien Zeit zur Erholung bieten würden und dass sie wieder ihre gewohnte Vitalität erlangen könnte.

Als der Beginn des nächsten Halbjahres nahte, musste Judy allerdings erkennen, dass sie sich immer noch nicht viel besser fühlte. Zum ersten Male in ihrem Leben fürchtete sich Judy vor dem Beginn des Schuljahres. Obwohl sie ihr Möglichstes versuchte, war sie kurze Zeit, nachdem sie wieder allmorgendlich in die Schule gehen musste, so müde, dass sie kaum arbeiten konnte. Sie führte einige notwendige Telefonate und legte dann – nachdem sie ihre Sekretärin angewiesen hatte, sie für den Rest des Morgens nicht zu stören – den Kopf auf ihren Schreibtisch, um zu schlafen. Mit dem Mittagsklingeln verließ sie ihr Büro, um während der Mittagspause mit Lehrern und Schülern zu reden, um dann wieder in ihrem Büro zu verschwinden und den Nachmittag weiterzudösen.

Nachdem Judy sich auf diese Art und Weise fast durch das gesamte Semester gemogelt hatte, musste sie erkennen, dass keine Veränderung ihrer Situation zu erwarten sei und es keinen Sinn machte, sich in dieser Hinsicht etwas vorzumachen. So begann Judy nach einem Arzt zu suchen, der ihr bei der Lösung ihrer Probleme helfen könnte – aber ohne Erfolg. Abgesehen von der Diagnose „Stress und Überarbeitung" und dem Rat, einmal Urlaub zu machen, fand sie keine Unterstützung oder gar Hilfe. Mit jedem weiteren Tag stiegen Judys Depression und Ratlosigkeit. Keiner schien sie zu verstehen und sie verschwendete das bisschen Energie, das ihr noch verblieben war, mit dem Versuch eine Lösung für ihr Problem zu finden.

Sie hatte bereits sechs Ärzte konsultiert, die ihr eine ganze Batterie von Medikamenten verordnet hatten, zu denen auch *Synthroid,* ein Medikament zur Behandlung eines (nicht existierenden) Schilddrüsenproblems, *Felden* gegen ihre Muskelschmerzen und arthritisähnlichen Beschwerden, *Prozac* zur Linderung ihrer Depressionen und *Acetaminophen* (Paracetamol) gegen die Kopfschmerzen gehörten. Ihre Müdigkeit wurde hingegen immer schlimmer und au-

Kapitel 8: Das Immunsystem stärken, Erschöpfung vorbeugen

ßerdem wurde sie zunehmend depressiver. Schließlich und endlich hatte sie deutlich an Gewicht zugenommen, was zweifelsohne das Ergebnis ihrer mangelnden Aktivität und der vielen Medikamente war, die sie einnahm.

Eines Tages traf Judy ihre alte Freundin Dorothy, von der sie erfuhr, dass auch diese schon unter ähnlichen Beschwerden gelitten hatte. Auch Dorothy hatte verzweifelt nach einer Lösung gesucht und diese schließlich auch gefunden, als sie einen unserer Forschungskollegen traf, einen funktionellen Mediziner, der sie dann mit einem Behandlungsprogramm bekannt gemacht hatte, das auf den Prinzipien unseres Verjüngungsprogramms beruhte. Dieses Programm führte bei Dorothy zu einer so bemerkenswerten Besserung der Beschwerden, dass sie innerhalb von drei Monaten wieder voll arbeitsfähig war und sich vollständig gesund fühlte.

Sobald Judy diese Geschichte hörte, die ihrer eigenen so glich, suchte sie Dorothys Arzt auf. Durch ein Behandlungsprogramm, das grundsätzlich dem Programm ähnelte, welches Dorothy geholfen hatte, das aber Judys individuellen Bedürfnissen angepasst worden war, konnte Judy allmählich wieder ihre Aufgabe als Schulleiterin wahrnehmen. Zum Ende des Halbjahres war ihre Vitalität vollständig wieder hergestellt und sie selber bezeichnete ihre Freude an Beruf und Leben als so intensiv, wie nie zuvor.

Das chronische Erschöpfungssyndrom: Geburt einer neuen Krankheit

Ein Artikel in der Zeitschrift *„Annals of Internal Medicine"* aus dem Jahr 1988 beschreibt das *„Chronische Erschöpfungssyndrom"* (CFS) oder auch *„Epstein-Barr-Syndrom"* als eine eher vage Sammelbezeichnung für eine Reihe chronischer gesundheitlicher Probleme, bei denen als vorherrschende Gemeinsamkeit ein massiver Erschöpfungszustand vorliegt. (1) Die Autoren dieses Artikels weisen darauf hin, dass für dieses Syndrom keine eindeutige diagnostische Definition vorliegt, obwohl es häufig beobachtet wird. Nach einer Auswertung der verfügbaren Literatur und der Begutachtung von Patienten mit den Symptomen eines CFS entwickelten die Autoren einen Fragebogen, der weiter unten abgedruckt ist und mit dessen Hilfe geklärt werden kann, ob eine Person tatsächlich an einem chronischen Erschöpfungssyndrom leidet.

Man kann bei einer Person, welche die Fragen 1 und 2 mit Ja beantwortet und bei der außerdem acht oder mehr der fünfzehn Beschwerden vorliegen, die in Frage 3 aufgeführt werden, die Diagnose CFS stellen. Wenn Sie diesen Fragebogen studieren, werden Sie erkennen, das alle geschilderten Symptome in drei Kategorien eingeordnet werden können:

1. Erschöpfungszustände, die mindestens seit sechs Monaten vorliegen und keinen vorher bekannten Beschwerden ähneln,
2. Seelische und geistige Beschwerden wie Vergesslichkeit, Reizbarkeit, Verwirrtheit und Konzentrationsschwäche, und
3. Immunsystembezogene Probleme und Muskelschmerzen sowie Abnahme der Toleranz gegenüber körperlicher Belastung (2).

Ein Symptom, das fast alle Menschen mit einem chronischen Erschöpfungssyndrom teilen, ist die mangelnde Fähigkeit, körperliche Aktivitäten durchzuführen, die früher ohne Probleme geleistet wurden, ohne sich dabei vollständig zu verausgaben. Bereits nach einer geringen Anstrengung ist der Patient dermaßen erschöpft, dass er sich den Rest des Tages ausruhen muss. Viele CFS-Kranke klagen über starke Muskelschmerzen oder *Fibromyalgien*, deren Ursachen unbekannt sind. Außerdem weisen sie eine Reihe nervlicher oder psychischer Probleme wie beispielsweise Depressionen auf, die häufig mit Antidepressiva wie *Prozac* oder Schlafmitteln wie *Halcyon* behandelt worden sind.

Die traditionelle medizinische Behandlung von Patienten, die unter solchen Beschwerden leiden, erschöpft sich fast ausschließlich in der Linderung der körperlichen Symptome. Ein Medikament gegen den Muskelschmerz, ein zweites gegen die Kopfschmerzen, ein drittes gegen Depressionen und ein viertes für die Magen- oder Darmprobleme – aber kein Mittel, dass die Ursachen der Erkrankung behandelt. Das Chronische Erschöpfungssyndrom ist zu einer Erkrankung auf der Suche nach einer angemessenen Therapie geworden.

Die *Fibromyalgie* ist eine häufige Begleiterscheinung des CFS. Sie ist weit verbreitet und kommt bei 6 – 15 % der erwachsenen US-Bürger vor. Sie kann in Form diffuser Schmerzen, Reißen und Steif-

Kapitel 8: Das Immunsystem stärken, Erschöpfung vorbeugen

Fragebogen zum CFIDS
(Chronic Fatigue Immune Deficiency Syndrome)

Bitte markieren Sie alle Ziffern vor den nachfolgenden Abschnitten, wenn bei Ihnen die geschilderten Symptome vorliegen:

1. Ich leide unter leichter Ermüdbarkeit, die seit mindestens sechs Monaten besteht
2. Ich bin von einem Arzt untersucht worden, um alle möglichen körperlichen oder seelischen Erkrankungen auszuschließen, die ebenfalls Symptome eines CFIDS auslösen können.
3. Ich leide mindestens seit sechs Monaten immer wieder oder anhaltend unter folgenden Beschwerden:
   a) Schüttelfrost oder leichtes Fieber, Hautausschlägen, die immer wiederkehren
   b) Rauher, geröteter Hals oder Halsschmerzen
   c) schmerzende oder geschwollene Lymphknoten
   d) unerklärliche, allgemeine Muskelschwäche
   e) Erschöpfung nach körperlicher Belastung, die früher keine Probleme bereitete und die länger als 24 Stunden anhalten
   f) Kopfschmerzen, die sich von früheren Schmerzattacken unterscheiden
   g) Gelenkschmerz ohne Schwellung oder Rötung der Gelenke
   h) Vergesslichkeit
   i) vermehrte Reizbarkeit
   j) Verwirrtheit
   k) mangelnde Konzentrationsfähigkeit
   l) Depressionen
   m) Schlafstörungen

Interpretation: Das „*Center for Disease Control*" (CDC) in Atlanta, USA definiert ein CFIDS als wahrscheinlich, wenn der Patient die Fragen 1 und 2 mit „Ja" beantwortet hat und mindestens acht der 15 Kriterien in Frage 3 zutreffen.

heit der fibrösen Gewebe (Muskeln und Bindegewebe) des Körpers auftreten, ohne dass gleichzeitig jene Schwellungen und Rötungen der Gelenke vorliegen, die für eine Arthritis typisch sind. Der Schmerz und das Gefühl der Steife einer Fibromyalgie tritt am häufigsten im Nacken, den Schultern, Ellbogen, Knien, Hüften und dem Rücken auf. Anders als die Gelenksteife bei einer rheumatoiden Arthritis bessern sich die Fibromyalgien nicht durch Bewegung. Die Schmerzen nehmen bei kalter und feuchter Witterung, durch Überlastung bzw. bei Angst- oder Stressreaktionen an Stärke zu. (3)

Bei Untersuchungen am „*Abington Memorial Hospital*" in Pennsylvanien fanden Rheumatologen heraus, dass Fibromyalgiepatienten unter einem Zustand leiden, den man im wahrsten Sinne des Wortes als „Muskelvergiftung" bezeichnen kann und bei dem die Strukturen in den Muskelzellen, die Mitochondrien genannt werden, eine verringerte Energieproduktion aufweisen. (4)

Ironischerweise sind es diese Mitochondrien, die während körperlicher Belastung an der Herstellung von zellulärer Energie beteiligt sind. Wenn übermäßige körperliche Belastung bei Ihnen zur Erschöpfung führt, wenn Sie unter Muskelkater leiden, dann haben sie die Fähigkeit Ihrer Mitochondrien überbeansprucht, effektiv Energie herzustellen, und in den Mitochondrien sammeln sich Abfallprodukte an, die deren Funktion beeinträchtigen. Sportphysiologen bezeichnen diesen Zustand, der zu einer raschen Erschöpfung führt, als „*anaerobe Schuld*". Der Fibromyalgiepatient fühlt sich in etwa so, als hätte er an einem Marathonlauf teilgenommen, obwohl er sich in Wirklichkeit nicht besonders intensiv belastet hat.

Zur Bestätigung der Hypothese, dass chronische Erschöpfung und die Fibromyalgie mit der Anhäufung von Toxinen im Körper Hand in Hand gehen, haben Forscher herausgefunden, dass Patienten mit einem chronischen Erschöpfungssyndrom in ihren Zellen sehr niedrige Magnesiumspiegel aufweisen. (5) Als Folge dieser Erkenntnis, das ein CFS Folge eines Magnesiummangels sein könnte, begann man, CFS-Patienten mit hohen Magnesiumdosen zu behandeln. Leider konnte man die intrazellulären Magnesiumspiegel auf diese Art und Weise nicht beeinflussen und die Patienten mussten weiterhin mit ihren Beschwerden leben. Als meine Mitarbeiter und ich das Problem aus einem anderen Blickwinkel betrachteten, kamen wir rasch zu dem Schluss, dass nicht ein Magnesiummangel, sondern eben eine toxische Schädigung des energieproduzierenden Apparates der Zelle das Hauptproblem darstellte, das zu einer verringerten Aufnahme von Magnesium durch die Zelle führt. Tatsächlich vermuteten wir, das Magnesium nicht der einzige Nährstoff sein könnte, dessen Aufnahme durch die Zelle gestört wird, wenn die Mitochondrien vergiftet werden. Auch eine Reihe anderer Nährstoffe, die zur Unterstützung der Mitochondrien notwendig sind, können durch diesen Vorgang betroffen werden, wenn die Mitochondrienfunktion eingeschränkt ist. Die beste Vorgehensweise – so beschlossen wir – besteht darin, einen Weg zu finden, auf dem man die normalen Transportmechanismen verbessert, indem man die Energieproduktion in den Mitochondrien ankurbelt. Wie Biochemiker erkannt haben, hängt die Steuerung der Energieproduktion in den Mitochondrien von der Aufnahme bestimmter essentieller Fettsäuren ab.

Der Aufbau einer Zellmembran

Die Zellmembranen (Zellwände) bestehen aus einem komplexen Muster aus essentiellen Fettsäuren, von denen viele direkt aus der Nahrung gewonnen werden. Diese Fettsäuren werden in einer Form in die Zellmembran eingebaut, die etwas an ein belegtes Brot erinnert, bei dem die Fettsäuren das Brot, die Proteine den Belag und Cholesterin die Margarine verkörpern. Cholesterin ist für den Zustand einer Zellmembran eben so wichtig, wie die richtigen essentiellen Fettsäuren. Das Modell einer Zellmembran mit ihren zweifachen Lipidschichten zeigt die Abbildung 8.1

Die Membran stellt einen wichtigen Bestandteil der Zelle dar, deren Aktivität stark von ihrer chemischen Zusammensetzung abhängt und diese Zusammensetzung wiederum ist auf das Engste mit den essentiellen Fettsäuren verbunden, die wir bereits im dritten Kapitel besprochen haben. Besonders die essentiellen Fettsäuren aus der Familie der *Omega-3-Fettsäuren* zu denen auch die Fisch- und Leinöle gehören, haben als Bausteine für eine regelecht funktionierende Zellmembran und ein gesundes Immunsystem eine zentrale Bedeutung. Das Verjüngungsprogramm enthält Nahrungsmittel und zusätzliche Fettsäurensupplemente, um ausreichende Mengen dieser wichti-

Abschnitt 2: Das Programm - Wie?

Abbildung 8.1:
Die Zelle

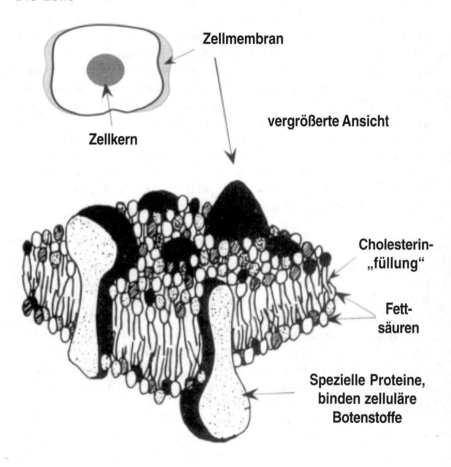

Dreidimensionale Struktur einer Zellmembran

aus: Timbrell, J.A., *Introduction to Toxicology,* Taylor and Francis, London, 1989

Kapitel 8: Das Immunsystem stärken, Erschöpfung vorbeugen

gen Zellbausteine zu liefern. Es mag schwer vorstellbar sein, dass es essentielle, also lebenswichtige Fettsäuren gibt, wo man uns doch ständig erklärt, dass jedes Fett schlecht ist. Dennoch liefert die jüngere Forschung eindeutige Beweise: Wir brauchen ausreichende Mengen dieser wichtigen Fette in unserer Nahrung und viele von uns erhalten eben diese Fettsäuren nicht in den notwendigen Mengen.

Außer Fettsäuren und Cholesterin muss die Zellmembran ausreichende Mengen an Antioxidantien enthalten, um sich vor oxidativem Stress schützen zu können. Vitamin E stellt zum Beispiel ein bedeutendes Mittel der antioxidativen Schutztruppe in der Zellmembran dar. Es hilft, die oxidierenden freien Radikale zu entschärfen, bevor diese die Gelegenheit haben, die Zellmembran zu zerstören. Meine Kollegen und ich vermuten, dass eine Infektion oder ein Kontakt mit einer toxische Substanz die Mitochondrien CFS-Kranker vergiften, wodurch es zu einer veränderten Energieproduktion, vermehrtem oxidativem Stress und einer Schädigung der Zellmembran kommt, was die unzureichende Nährstoffaufnahme durch die Zellmembran bedingt. So könnte auch erklärt werden, warum die Symptome eines chronischen Erschöpfungssyndroms so unterschiedlich sind und von Fibromyalgien bis hin zu immunologischen oder neurologischen Störungen reichen, die nicht nur durch eine Infektion erklärt werden können.

Weiterhin fragten wir uns, ob nicht andere, durch Viren ausgelöste Erkrankungen, die mit der CFS in Zusammenhang gebracht worden sind, auf einer Störung des Immunsystems beruhen könnten, bei der eine Vergiftung die Aktivierung von ehemals inaktiven Viren begünstigt. Zwei Virusinfektionen, über die besonders in den letzten Jahren häufig berichtet worden ist, sind das *Post-Polio-Syndrom,* eine leichter verlaufende Infektion durch das Poliovirus (Erreger der Kinderlähmung), die bei einigen Menschen zum Auftreten von Beschwerden führt, und Infektionen durch Viren aus der Familie der *Herpeviridae* (Herpesviren).

Das Post-Polio-Syndrom ist eine opportunistische Infektion. Zahlreiche Menschen, die vor mehreren Jahren an einer Kinderlähmung erkrankt waren, erleben 20 - 40 Jahre nach ihrer Ersterkrankung ein Wiederaufflackern der Symptome. Die Symptome eines Post-Polio-Syndroms - Schwächezustände, Müdigkeit und Gelenkschmerzen -

erinnern stark an ein CFS bzw. an eine Fibromyalgie. (6)

Die Gürtelrose, *Herpes zoster,* eine Virusinfektion der Nerven, wird durch ein anderes Virus ausgelöst, das über Jahre und Jahrzehnte im Körper seines Wirts im dormanten (inaktiven) Zustand existieren und wieder aktiv werden kann, wenn das Immunsystem des Wirts ungenügend funktioniert.

Ein Virus ist kein lebender Organismus und wirkt nicht selber beim Entstehen einer Krankheit mit. Ein Virus besteht nur aus einem Stück genetischer Information, die von einer Proteinhülle umgeben ist. Ein Virus kann im dormanten Stadium Jahrtausende überleben. Seine Aufgabe besteht darin, die Stoffwechselaktivitäten seines Wirts zu übernehmen und diese Funktionen zur Herstellung von Millionen neuer Viruspartikel zu nutzen. Viren können auch in kristalliner Form (ähnlich wie Natriumchlorid oder Kochsalz) existieren. Sie können sich nur vermehren, wenn es ihnen gelingt, den Metabolismus ihres Wirts zu kontrollieren, wobei sie in der Auswahl ihres Wirts äußerst penibel sind. Wird ein solcher Wirt infiziert (= von dem Virus befallen), so versucht er, den Kampf gegen das Virus zu gewinnen, indem er sein Immunsystem aktiviert, die Aggressivität bestimmter weißer Blutzellen steigert und spezielle Schutzproteine herstellt, die Antikörper genannt werden. Die Ärzte erkennen Virusinfektionen nicht, indem sie den Erreger nachweisen, sondern sie suchen nach den jeweiligen Antikörpern, die das Immunsystem als Antwort auf den Virenbefall produziert hat.

Der Vormarsch der Viren

Warum ist es gegen Ende des 20. Jahrhunderts zum Auftreten so vieler neuer Virusinfektionen gekommen? Sind diese Viren wirklich neu, oder existieren sie schon längere Zeit und sie haben erst jetzt den „passenden" Wirt gefunden? Nach Meinung von Robin Marantz Henig und ihrem Buch „*Dancing Matrix: Voyages along the Viral Frontier*" vermuten die meisten Wissenschaftler, dass die Mehrzahl der bekannten Viren schon Jahrhunderte, wenn nicht Jahrtausende existieren und erst jetzt infektiös geworden sind. (7) Viren, mit denen wir die meiste Zeit harmonisch zusammenleben konnten, werden dann zu Erregern von Krankheiten, wenn unsere Fähigkeiten schwinden,

Kapitel 8: Das Immunsystem stärken, Erschöpfung vorbeugen

diese Keime in Schach zu halten und wenn unsere Anfälligkeit für Infektionen als Folge von Stress, Alter, Umweltverschmutzung, mangelhafter Ernährung oder Toxikosen wächst.

Es sind eine Reihe von Faktoren, die den Vormarsch virusbedingter Erkrankungen begünstigen. Flugreisen ermöglichen die rasche weltweite Verbreitung von Viren, die früher in einer Region isoliert waren. Die Bevölkerungsdichte in Großstädten begünstigt die Übertragung vom Tier (wie z. B. der Ratte) auf den Menschen. Die globale Erwärmung hat Umweltbedingungen geschaffen, unter denen Viren *virulenter* (ansteckender) geworden sind. Die moderne Massentierhaltung erleichtert die Übertragung von Viren innerhalb der Viehbestände und schließlich auch auf den Menschen. Die Eindämmung von Flüssen vermindert die Fließgeschwindigkeit des Wassers und erhöht für Insekten und andere Tiere die Ansteckungsgefahr durch Viren, die schlussendlich auch auf die Menschen übertragen werden können. Schließlich und endlich ist unser Immunsystem durch die ständig wachsenden Umweltbelastungen, Mangelernährung, zunehmendem psychischen Stress und nicht zuletzt modernen medizinischen Behandlungsverfahren, bei denen Medikamente eingesetzt werden, die das Immunsystem schädigen, deutlich empfindlicher für virale Infektionen geworden. Einige der genannten Faktoren fördern die Verbreitungsmöglichkeiten der Viren, andere verändern die menschlichen Abwehrfunktionen und machen den Menschen anfälliger für Viren, vor denen er früher geschützt war.

Die gefährlichste und bedrohlichste Viruserkrankung ist zur Zeit wohl die Infektion mit dem *Human Immunodeficiency Virus* (HIV) Seit das HIV zu Beginn der achtziger Jahre erstmals identifiziert wurde, ist es zu einer seuchenartigen Zunahme von Erkrankungen und Todesfällen als Folge des *Acquired Immunodeficiency Syndrome* (AIDS) gekommen, von dem man glaubt, dass es eine Folge einer HIV-Infektion ist. Nach Aussage der Gesundheitsbehörde (WHO) hat aber nicht jeder, der HIV-Antikörper aufweist, die gleiche Aussicht, auch wirklich an AIDS zu erkranken (8) Wie sich gezeigt hat, weisen die Personen, die am ehesten AIDS im Vollbild entwickeln, zusätzliche Risikofaktoren auf, die das Immunsystem schädigen. Zu diesen Faktoren zählt man unter anderem das Vorliegen chronischer Infektionserkrankungen, den Gebrauch von Rausch- und Konsumdrogen, eine langzeitige oder hoch dosierte Behandlung mit Antibiotika, Antivirenmedikamenten, Mitteln gegen Parasiten, Narkose- oder opiumhaltigen Schmerzmitteln, Steroiden (Kortisonpräparaten) oder – was vielleicht am bedeutendsten ist – ungenügender Ernährung.

An der *Bastyr Universität* in Seattle, Washington, wird zur Zeit eine Studie durchgeführt, die klären soll, ob eine Ernährungstherapie das Auftreten von AIDS bei HIV-Infizierten reduzieren kann. Die meisten HIV-Infizierten, bei denen es zum Ausbruch von AIDS gekommen ist, leiden unter schwersten Problemen des Gastrointestinaltrakts wie einer erhöhten Durchlässigkeit der Darmwand, einem vermehrten Wachstum toxischer Bakterien und Pilzen im Verdauungstrakt. Stress, „mangelhafte" Ernährung, Drogen und Medikamente können zu einer Infektion mit „Viren unbekannter Herkunft" führen. Da die Medizin nur über wenig Mittel zur Bekämpfung von Viren verfügt, stellt die uneingeschränkte Funktion des Immunsystems eine zentrale Maßnahme sowohl bei der Vorbeugung als auch der Behandlung von Virusinfektionen dar. Das Immunsystem und seine Reaktion auf Tausende von Viren in unserer Umwelt hängt eindeutig von einer ausgewogenen Ernährung und – in einigen Fällen – von der Behandlung mit immunstärkenden Nährstoffen wie Zink, Vitamin E, Vitamin C, Selen und Karotinen ab.

Ein klinischer Versuch zur Bewertung des CFS

Die Menge der vorliegenden Informationen bewog mein Forschungsteam und mich, unsere Hypothese, das chronische Erschöpfungssyndrom könnte die Manifestation einer metabolischen Vergiftung darstellen, durch einen klinischen Versuch zu untermauern. An unserer Studie nahmen 22 Frauen im durchschnittlichen Alter von 42 Jahren teil, deren CFS-Symptome bereits über mehr als 2 Jahre vorhanden waren. Alle Studienteilnehmerinnen waren schwer depressiv und zeigten in unserem Verjüngungsprogrammfragebogen hohe Ergebnisse auf (die durchschnittliche Gesamtpunktzahl betrug 178 Punkte). Wie Sie sich erinnern werden, gelten Ergebnisse von 100 Punkten und mehr als hoch verdächtig. Seit der ersten Veröffentlichung dieser Studie haben wir das Projekt um weitere 41 Teilnehmerinnen erweitert.

Kapitel 8: Das Immunsystem stärken, Erschöpfung vorbeugen

Um sich für die Teilnahme an der Studie zu qualifizieren, mussten alle Frauen die CFS-Definition nach Vorgabe des CDC-Fragebogens erfüllen. Nach Auswahl der Teilnehmerinnen wurden die Beschwerden jeder einzelnen ausgewertet, die Durchlässigkeit der Darmwand mit Hilfe des Laktulose-Mannitol-Tests untersucht, die Leberfunktion gemessen und die Funktion des Immunsystems dokumentiert. Alle Teilnehmerinnen unterzogen sich dann einem ernährungstherapeutischen Programm, das speziell erstellt worden war, um die Entgiftungsaktivität der Leber zu normalisieren, und eine optimalere Funktion des Gastrointestinaltrakts zu fördern. Außerdem enthielt das Programm antioxidative Nährstoffsupplemente, um den Schutz gegen oxidativen Stress zu erhöhen.

Am Ende des zwanzigtägigen ernährungstherapeutischen Programms, das diesem Verjüngungsprogramm entspricht und jeweils nach einem, zwei und drei Monaten eines „Erhaltungsprogramms" wurden die Beschwerden, die individuelle Krankengeschichte und die funktionellen Tests neu erfasst. Die Ergebnisse waren beeindruckend. Zu Beginn des Ernährungsprogramms lagen die Ergebnisse des Verjüngungsprogramm-Fragebogens bei unseren CFS-Patientinnen noch in Bereichen zwischen 78 und 299 Punkten, was darauf hinweist, dass einige der Patientinnen so sehr beeinträchtigt waren, dass sie in jeder Kategorie besonders hohe Werte aufwiesen.

Nach Ende der ersten Woche zeigte sich bereits eine durchschnittliche 35%ige Verringerung der Beschwerden und am Ende der dritten Woche waren die Punktzahlen auf die Hälfte der ursprünglichen Werte abgefallen. Bei den Teilnehmerinnen handelte es sich um Frauen, die vorher bereits im Durchschnitt sechs Ärzte konsultiert hatten und deren Beschwerden schon zwei Jahre oder länger angehalten hatten. Daher kann die deutliche Besserung der Beschwerden, die wir im Zeitraum von nur 20 Tagen beobachteten, mit Fug und Recht als dramatisch bezeichnet werden. Während die Teilnehmerinnen in den folgenden drei Monaten ihr „Erhaltungsprogramm" absolvierten, trat ein weiterer Rückgang der Beschwerden auf. Gegen Ende des Programms hatten alle Beteiligten wieder ihre regelmäßige Arbeit aufgenommen und „funktionierten" wieder vollkommen normal. Zwei Drittel der Beschwerden waren entweder vollständig verschwunden oder traten zumindest deutlich seltener und weniger schwer auf.

Abschnitt 2: Das Programm - Wie?

Die rasche Besserung der Beschwerden weist darauf hin, dass sich viele unserer Patientinnen in einem Zustand schwerwiegender metabolischer Vergiftung befunden hatten. Sie erhielten Unterstützung durch ein therapeutisches Ernährungsprogramm, das geeignet war, die Funktionsfähigkeit ihres Gastrointestinaltrakts zu normalisieren, die Entgiftungstätigkeit der Leber zu fördern und zu bessern sowie vor oxidativem Stress zu schützen.

Sowohl vor als auch nach dieser Intervention untersuchten wir das Blut der Teilnehmerinnen, um Aufschluss über die Zahl und Aktivität der Immunzellen (T-Helfer- und Suppressorzellen, NK-Zellen) zu gewinnen. Dabei zeigten viele der Untersuchten ein verändertes Immunprofil auf. Wie bei Patienten mit immunsuppressiven (das Immunsystem unterdrückenden) Störungen – HIV-Infektionen und anderen Virusinfekten wie z. B. Herpesinfektionen – liegt auch bei den CFS-Patienten eine Veränderung im Verhältnis von Helfer- zu Suppressorzellen sowie der Aktivität der NK-Zellen vor. Nach drei Wochen hingegen hatten sich viele dieser Störungen in der Funktion des Immunsystems gegeben, die Abwehrsysteme unseres Patientinnen waren deutlich gestärkt worden.

Gleichzeitig zeigte sich bei einem Drittel der CFS-Patientinnen ein veränderter Magnesiumspiegel, der sich auch durch das Ernährungsprogramm besserte, ohne dass die Notwendigkeit bestanden hätte, Magnesium intravenös oder oral in hohen Dosierungen zuzuführen. Das Ergebnis dieser Studie scheint unsere Hypothese zu unterstützen, nach der die niedrigen intrazellulären Magnesiumspiegel der CFS-Patienten nicht die Folgen eines Magnesiummangels bzw. eines gesteigerten Magnesiumverlusts durch die Nieren sind, sondern als eine Folge eines gestörten Magnesiumtransports in die Zellen auftreten, der durch eine toxische Schädigung der *„Magnesium-Kalium-ATPase-Pumpe"* ausgelöst wird. Durch die Verringerung der Belastung des energieproduzierenden Apparats mit Hilfe eines Entgiftungsprogramms bzw. durch den Abbau von oxidativem Stress an den Zellmembranen und anderen Organellen wie den Mitochondrien, wird die Energieproduktion drastisch erhöht. Die Folgen zeigen sich in einer verbesserten Aufnahme von Nährstoffen wie Magnesium, in einer erhöhten Energieproduktion und in einer Verringerung der Erschöpfungszustände.

Kapitel 8: Das Immunsystem stärken, Erschöpfung vorbeugen

Jene CFS-Patientinnen, die am schwersten erkrankt waren, stellten gleichzeitig auch die Gruppe der Teilnehmerinnen dar, bei der wir Störungen im Bereich der Toxineliminierung durch die Leber fanden. Wir haben diesen Vorgang ausführlich im sechsten Kapitel beschrieben.

Die Resultate unserer klinischen Studie haben meine Mitarbeiter und mich davon überzeugt, dass ein entgiftendes, unterstützendes Ernährungsprogramm bei der Bekämpfung eines chronischen Erschöpfungssyndroms oder der Fibromyalgie von allerhöchstem Vorteil sein könnte. Noch eindeutiger, als die Veränderungen der Laboruntersuchungen waren die gesundheitlichen Verbesserungen bei unseren Patientinnen, die schließlich und endlich das Ziel eines jeden Interventionsprogramms sein sollten. Die meisten Teilnehmerinnen der Studie, deren Ergebnisse aus dem Verjüngungsprogramm-Fragebogen anfangs sehr hoch gewesen waren, hatten zum Ende des Programms weniger als 70 Punkte. Damit war es ihnen wieder möglich, Aufgaben in Beruf und Familie in einem Ausmaß aufzunehmen, das sie seit der vergangenen zwei Jahren nicht gekannt hatten.

Infektionen durch das Epstein-Barr-Virus oder anderen herpesähnlichen Viren sind nicht zwangsläufig die alleinigen Ursachen für ein CFS oder ein Fibromyalgiesyndrom. Die Krankengeschichten von Patienten, die wir im Laufe der vergangenen Jahre untersucht haben, zeigen, dass viele CFS-Patienten mit Rauschmitteln experimentiert hatten, vermehrt giftigen Umweltchemikalien ausgesetzt waren bzw. unter gastrointestinalen Problemen oder Nahrungsmittelallergien litten. Der Ausbruch eines chronischen Erschöpfungssyndroms muss also als das Ergebnis zahlreicher Faktoren betrachtet werden, deren Summation die metabolische Vergiftung der Mitochondrien, die Ineffizienz der Energieproduktion und eine abnehmende körperliche Leistungsfähigkeit sowie Erschöpfungssymptome ebenso begünstigen kann, wie auch Veränderungen im Bereich des Immun-, Nerven- und des endokrinen Systems.

Wenn sich der Zustand von 70 Patienten mit einem schweren chronischen Erschöpfungs- und Fibromyalgiesyndroms innerhalb von drei Wochen nach Beginn eines Ernährungsprogramms derart eindeutig bessert, muss der Zusammenhang mit einer metabolischen Vergiftung ernsthaft erwogen werden. Die CFS-Patienten, die am schwersten erkrankt waren, schienen auch die massivsten Veränderungen hinsichtlich der Durchlässigkeit ihrer Darmwände aufzuweisen. Patienten, die am längsten erkrankt waren und die über die meisten Symptome klagten, waren gleichzeitig die Personen mit der höchsten Durchlässigkeit der Darmwände und den größten Störungen bei der Absorption der Nährstoffe. Sie stellte außerdem die Personengruppe mit ausgebrannten antioxidativen Systemen dar, die am stärksten oxidativem Stress ausgesetzt gewesen waren, was auf einen besonderen Bedarf für eine Ernährungstherapie und eine Behandlung mit Antioxidantien hinweist.

Nachdem ich viele dieser Patienten über drei Jahre beobachtet habe, bin ich fest davon überzeugt, dass dieses Ernährungsprogramm, dessen Wirkung auf einer Reinigung und Entgiftung des Stoffwechsels beruht, helfen kann, die funktionelle Gesundheit Tausender von Patienten zu verbessern, die nach einer Lösung für ihre CFS- und Fibromylagiebeschwerden oder andere, immunbedingte Probleme suchen.

So passen Sie Ihr Programm an, um Probleme des Immunsystems zu verringern

Spezielle Empfehlungen	Tägliche Dosis
Phytonährstoff - Diät	
Vitamin E	200 – 800 IU
Vitamin C	500– 2000 mg
Karotine	10 – 30 mg
Coenzym Q10	10 – 30 mg
Selen	100 – 200 µg
Vitamin A	5.000 – 10.000 IU
B-Vitamin-Komplex	Hochdosiertes Supplement (mit den 3- bis 10-fachen RDAs)
Magnesium (als Malat)	400 – 800 mg
Zink (als Methionat oder Chelat)	15 mg

Kapitel 9

Wie man die Hormone ausbalanciert

Eine Ernährungstherapie kann eine wichtige Rolle dabei spielen, Ihr Risiko für endokrin bedingte Erkrankungen der Schilddrüse, des Pankreas, der Nebennieren, der Ovarien und Hoden sowie des Gastrointestinaltrakts zu senken.

Wenn Ihre Ergebnisse in den nachfolgend aufgezählten Kategorien so hoch oder höher sind, als die vorgegeben Punktzahlen bzw. wenn Sie unter hormonabhängigen Problemen leiden, werden Sie besonders von den Informationen dieses Kapitels profitieren.

Gewicht: 4 oder mehr Punkte
Energie/Aktivität: 4 oder mehr Punkte
Geist: 6 oder mehr Punkte
Andere: 4 oder mehr Punkte
Emotionen: 4 oder mehr Punkte,

bzw. wenn Sie unter hormonell bedingten Problemen wie Prostataproblemen, Menopause oder dem prämenstruellem Syndrom (PMS) leiden.

Das *hormonelle* oder *endokrine System* stellt das chemische Informationssystem unseres Körpers dar. Die *endokrinen Drüsen* (Schilddrüse, Nebenschilddrüsen, Hypophyse, Thymus, Nebennieren, Hoden bzw. Ovarien und der Pankreas) empfangen Botschaften vom Gehirn und setzen diese in spezielle Organfunktionen um, indem sie Hormone ausschütten. Die Übersetzung des Begriffs „endokrin" lautet „nach innen absondernd". Diese Bezeichnung bezieht sich auf die Produktion von Substanzen (Hormonen), die auf andere Organe oder Körperteile eine bestimmte Wirkung ausüben und die mit dem Blut oder der Lymphflüssigkeit durch den Körper transportiert werden. Als *endokrines System* bezeichnet man das System aller Drüsen und anderer Strukturen, die Hormone herstellen, die direkt in das Blut ausgeschieden werden, um Vorgänge im Körper zu beeinflussen und zu steuern.

Das System der endokrinen Drüsen steht im ständigen Kontakt mit dem Nerven- und Immunsystem. Alle Systeme bilden gemeinsam eine Art „Supersystem", das die Reaktion unseres Körpers auf seine Umgebung steuert. Jede Art von Fehlreaktion auf unsere Umwelt kann zu Symptomen chronischen Unwohlseins führen. Schilddrüsenstörungen stellen ein gutes Beispiel dafür dar, was passiert, wenn ein Teil dieses Systems aus dem Takt gerät. Die Schilddrüse steuert den Stoffwechsel zahlreicher Zellen. Personen, die unter einer verringerten Schilddrüsenaktivität leiden, weisen einen niedrigen Energielevel, Lethargiezustände und Gewichtszunahme auf. Personen, bei denen Untersuchungen ergeben haben, dass sie „hypothyreot" sind, also eine Unterfunktion der Schilddrüse aufweisen, erhalten dann eine medikamentöse Behandlung in Form von Schilddrüsenhormonen wie auch Diabetiker durch den Einsatz des ihnen fehlenden Hormons, des Insulins, behandelt werden.

Eine weitere Erkrankung der Schilddrüse ist die *„Autoimmunthyreoditis"*, bei der unser Körper auf die eigene Schilddrüse „allergisch" reagiert und beginnt, *Autoantikörper* genannte Immunkomplexe gegen die Schilddrüse zu produzieren und somit deren Zerstörung zu bewirken. Eigentlich weiß niemand so genau, weswegen ein Mensch plötzlich allergisch auf die eigene Schilddrüse reagiert, wobei eine mögliche Erklärung für diese Erkrankung lautet, dass eine Person, deren Körper allergisch auf die eigene endokrinen Drüsen reagiert, unter einer Vergiftung (Toxikose) leidet. Die Anwesenheit und auch die Abwesenheit der Autoantikörper bietet eine Möglichkeit, um festzustellen, ob eine Person gesund ist. Bei der Untersuchung älterer Menschen gilt das Fehlen von Autoantikörpern auf endokrine Drüsen wie Schilddrüse, Pankreas oder Nebennieren als ein sicheres Anzeichen für deren Gesundheit. In einer Studie aus Italien untersuchte man gesunde Personen im Alter von 100 Jahren und mehr und stellte dabei fest, dass diese – im Gegensatz zu jüngeren, kranken Menschen – nahezu keine Autoantikörper gegen die Schilddrüse oder andere endokrine Drüsen besaßen, was bedeutet, dass diese gesunden und hochbetagten Personen nicht „allergisch auf sich selber" reagierten. (1)

Niemand weiß genau, warum Menschen während des Vorgangs,

den wir als „normales" Altern bezeichnen, eine Autoimmunerkrankung oder eine allergische Reaktion auf die eigenen Organe entwickeln. Zahlreiche Hinweise aus der medizinischen Fachliteratur lassen vermuten, dass dieser Vorgang alles andere als „normal" zu sein scheint. Toxische Prozesse, die das Immunsystem reizen, können dafür verantwortlich sein, dass unser Abwehrsystem die eigenen Organe angreift. Das Verjüngungsprogramm hilft dabei, unser überreiztes Immunsystem wieder zu „beruhigen" und unterstützt gleichzeitig das endokrine System dabei, Organreserven wieder aufzubauen und den Organen so zu einem geringerem funktionellen Alter zu verhelfen.

Die Ursachen des Altersdiabetes

Ein anderes, endokrinologisch bedingtes Problem, das regelmäßig im Laufe des Altersvorgangs auftritt, ist der Beginn des *Altersdiabetes,* der auf funktionellen Defekten des Pankreas (Bauchspeicheldrüse) bzw. anderen Faktoren beruht, die den Blutzuckerspiegel im menschlichen Organismus regulieren. Dieser Prozess wird durch eine Reihe von Problemen charakterisiert, die auftreten, wenn eine Person altert. So wird ein Mensch beispielsweise nicht mehr in der Lage sein, seinen Blutzucker effektiv zu regulieren, was das Risiko eines grauen Stars oder Schäden am Nervensystem und den Nieren nach sich ziehen kann. Es ist heute möglich die „Toxizität" abnorm hoher Zuckerspiegel im Blut zu verringern, die gemeinsam mit einem Altersdiabetes auftreten. Die hierzu notwendigen Maßnahmen umfassen nicht nur eine Gewichtsreduktion bei adipösen (= fettleibigen) Diabetikern und die Aufnahme eines regelmäßigen Programms mit sportlicher Aktivität. Auch die gesteigerte Zufuhr von antioxidativen Phytonährstoffen wie Vitamin C und E, eine vermehrte Aufnahme der Spurenelemente Chrom und Vanadium, welche die Produktion von Insulin stabilisieren und die Empfänglichkeit des Organismus für dieses Hormon steuern sowie der gezielte Einsatz des B-Vitamins *Niacin* (Vitamin B_3) gehören ebenso dazu, wie eine Ernährung, die reich an komplexen Kohlenhydraten und Ballaststoffen ist sowie der Verzicht auf tierische Fette zu Gunsten einer vermehrten Nutzung von Ölen aus Bohnen, Nüssen oder Leinsamen, die reich an Omega-3-Fettsäuren sind.

Prinzipien des Verjüngungsprogramms und die Behandlung der Zuckerkrankheit

Auf den ersten Blick mag die Vorstellung, ein Ernährungsprogramm könne den Diabetes beeinflussen, verwundern – hat man uns doch immer erzählt, Diabetes sei die Folge einer genetischen Störung, gegen die man wenig unternehmen könne. Neuere Informationen weisen nun eindeutig darauf hin, dass der Altersdiabetes weniger die Folge einer genetischen Anlage als eines veränderten Lebensstils und einer toxisch wirkenden Ernährung sein könnte. Die meisten Fälle von Alterdiabetes können sehr gut nur dadurch behandelt werden, dass man die Ernährung und die Lebensführung ändert, wenn man bereit ist, eine Kost zu verzehren, die frei von toxischen Bestandteilen und reich an unraffinierten, stärkehaltigen Körnern und Leguminosen (Hülsenfrüchten) ist, eine Kost, die ausreichende Mengen an antioxidativen Vitaminen aus Obst und Gemüse enthält – sofern man dann noch die Aufnahme von tierischen Fetten zu Gunsten jener „guten" Fette reduziert, die in Bohnen, Nüssen oder Samen enthalten sind. Die grundsätzlichen Unterschiede einer toxischen Ernährung die typischerweise mit einem Altersdiabetes in Verbindung gebracht wird und unserem Verjüngungsprogramm, das sich positiv auf die Menschen auswirken kann, bei denen eine Anlage für dieses Leiden besteht, entnehmen Sie der folgenden Aufstellung.

Vergleich der „toxischen" Standardkost mit dem Verjüngungsprogramm

Charakteristika	toxische Standardkost	Verjüngungsprogramm
Kalorien	Mehr als notwendig	Der Aktivität angepasst
Proteingehalt	12 %	20 %
Stärkegehalt	23 %	50 %
Zuckergehalt	23 %	10 % (natürliche Zucker)
Fettgehalt	42 %	20 %
Gesättigte Fettsäuren	30 %	< 5 %

Cholesterin	600 mg	< 100 mg
Natrium (Kochsalz)	2300 – 6900 mg	< 2500 mg
Ballaststoffe	19 g	30 g und mehr
Vitamine Mineralstoffe	Gering	Hoch
Antioxidantien	Gering	Hoch

Wie Sie sehen, bestehen hinsichtlich der Nährstoffaufnahme und den Verhaltensmustern dieser zwei Kostformen recht deutliche Unterschiede. Das Verjüngungsprogramm empfiehlt eine Kost, die gut schmeckt, ernährungstechnisch ausgewogen ist und die Entgiftung fördert. Diese Kost unterscheidet sich deutlich von jener Standardkost des Amerikaners (und ebenfalls des Europäers), die tatsächlich bei erblich vorbelasteten Personen zu einer Progression der Erkrankung führen kann.

Veränderte Hormonspiegel und bestimmte Krebsformen

Eine Veränderung der endokrinen Funktion ist mit einem gesteigerten Risiko für den Brustkrebs der Frau und dem Prostatakrebs des Mannes in Verbindung gebracht worden. Schon vor Jahren fand der Mediziner Henry Lemon, Professor an der medizinischen Fakultät der Universität von Nebraska heraus, dass Frauen, bei denen er einen mangelhaften Östrogenstoffwechsel nachgewiesen hatte, unter einem erhöhten Brustkrebsrisiko litten. (2) Frauen, deren Leber am wenigsten in der Lage war, Östrogene zu verarbeiten, zeigten bei einer Krebstherapie die schlechtesten Ergebnisse.

Östrogen, das vorwiegend in den Ovarien (Eierstöcken) hergestellt wird, kann in der Leber durch die Enzymsysteme der Phasen I und II, die wir ausführlich im sechsten Kapitel beschrieben haben, entgiftet werden. Funktionieren diese Enzymsysteme nur ungenügend, entwickeln sich im Körper der Betroffenen Östrogenformen, die eine potentiell krebserregende Wirkung haben. Das Östrogen wird zuerst in *Östron* bzw. *Östradiol* und in der Folge in *Östriol* verwandelt, das in der Leber mit einer entgiftenden Substanz konjugiert und kombiniert wird, um dann mit dem Urin ausgeschieden zu werden. Gelingt es der Leber nicht, alle Schritte dieses Neutralisierungsvorgangs bis hin zur Bildung von ungiftigem Östriol zu durchlaufen, kommt es zu einer Anreicherung von Östron und Östradiol im Körper, was bei anfälligen Frauen das Risiko einer Krebserkrankung von Brust oder *Endometrium* (faltenlose Schleimhaut der Gebärmutter) erhöht.

In ihrer Praxis bestimmen unsere Kollegen der funktionellen Medizin die Fähigkeit einer Frau, Östrogen zu neutralisieren, indem sie im Urin über einen Zeitraum von 24 Stunden die Ausscheidung der Hormone Östron, Östradiol und Östriol messen. Das Gleichgewicht dieser Hormone ist eng mit der Fähigkeit der Leber, Östrogen zu verarbeiten und dem Brustkrebsrisiko der so vorbelasteten Frauen verbunden. Ein hoher Östriol- und relativ niedrige Östrion- und Östradiolspiegel lassen auf eine gute Entgiftung und ein geringeres Krebsrisiko schließen. Im Gegensatz dazu belegen niedrige Östriol- und höhere Östron- und Östradiolspiegel ein höheres Krebsrisiko.

Manche Frauen werden mit einer solchen östrogenbedingten Anfälligkeit für Brustkrebserkrankungen geboren. Für diese Personengruppe ist es noch wichtiger, die Entgiftungsaktivität der Leber zu forcieren, um dieses Risiko durch die krebsbegünstigenden Formen des Östrogens zu senken.

Wie die Erforschung dieser Zusammenhänge eindeutig erkennen lässt, steigt die Aktivität der Leber, Östrogen zu entgiften, wenn die betroffenen Frauen ihre Ernährung von einer traditionellen, fleischreichen Kost auf eine Kostform wie die Phytonährstoffdiät umstellen, die mehr Gemüse enthält. Wissenschaftler des *„New England Medical Center"* in Boston haben herausgefunden, dass Frauen, die eine vegetarische Ernährung verzehren, mit ihrem Stuhlgang mehr als doppelt so große Mengen an entgiftetem Östrogen ausscheiden, wie Frauen, die eine fettreiche und fleischhaltige Kost zu sich nehmen. (3)

Was genau in einer gemüsehaltigen Kost die Verstoffwechselung und Ausscheidung von Östrogen fördert, ist noch nicht vollständig geklärt. Die Zellen pflanzlicher Nahrungsmittel enthalten bestimmte Stoffe, *Lignine* genannt, die – wie die Forschung gezeigt hat – durch bestimmte „freundliche" Bakterien des Gastrointestinaltrakts in andere Substanzen, sogenannte *Lignane* umgewandelt werden, die ihrerseits helfen, die Östrogenaktivität zu drosseln. Die Absorption eines dieser Stoffe, *Equol* genannt, aus dem Gastrointestinaltrakt in das Blut fördert die Verarbeitung des Östrogens in der Leber. Eine Kost, die im wesentlichen aus phytonährstoffreichen Gemüsesorten besteht, kann helfen, viele der Symptome zu lindern, unter denen Frauen leiden, deren Körper zu viel oder zu wenig Östrogen produzieren. Somit kann eine Phytonährstoffdiät auch als eine östrogenregulierende Maßnahme bezeichnet werden. Zu hohe Östrogenspiegel werden gesenkt und zu niedrige Hormonspiegel, wie sie in der peri- und postmenopausalen Phase vorkommen, werden wieder erhöht. Das Verjüngungsprogramm gestattet es der Ernährung und der Darmfunktion, sich gegenseitig zu ergänzen und so den Östrogenstoffwechsel positiv zu beeinflussen.

Spezielle phytonährstoffhaltige Nahrungsmittel zur Hormonregulierung

Ein Nahrungsmittel, das ein pflanzliches Östrogen oder auch *Phytoöstrogen* zu enthalten scheint, ist die Sojabohne. Der Sojaspezialist Mark Messina, Ph.D., nimmt an, dass die Sojabohne Stoffe enthält, die eine derartig starke krebsvorbeugende Wirkung entfalten können, dass eine Portion eines Sojaprodukts (wie z. B. eine halbe Tasse Tofu oder 1 Tasse Sojamilch) eines Tages Bestandteil der offiziellen Empfehlungen für eine gesunde Ernährung werden könnte. (4)

Kenneth Setchell, Ph.D. vom „*Children´s Hospital Medical Center*" in Cincinatti, Ohio, fand in Tierversuchen heraus, dass auch andere Bestandteile des Sojaproteins, *Isoflavone* genannt, helfen, die Zahl von Tumoren zu verringern. Dr. Setchell vermutet, dass der Einsatz von 2 - 3 Portionen Sojaprotein oder anderer sojahaltiger Nahrungsmittel in der Kost helfen kann, einer Brustkrebserkrankung bei den Frauen vorzubeugen, die ein erhöhtes Krebsrisiko als Folge eines gestörten Östrogenstoffwechsels aufweisen.

Nahrungsfette und Brustkrebs

Die Menge und Zusammensetzung der Fette in unserer Nahrung können ebenfalls die Hormonspiegel unseres Körpers beeinflussen. Vor mehreren Jahren betrieb ich – gemeinsam mit dem inzwischen verstorbenen Ewan Cameron, M.D. - am „*Linus Pauling Institute of Science and Medicine*" verschiedene Forschungsvorhaben. Wir führten Tierversuche durch, um die Auswirkungen unterschiedlicher Fettarten aus der Nahrung auf die Brustkrebshäufigkeit zu bestimmen. Für diese Untersuchungen wählten wir eine bestimmte Mäuserasse, die auch bei den Studien des nationalen Krebsinstituts der USA eingesetzt werden, weil im Erbgut der Mäuse eine besondere Tendenz angelegt ist, die das Auftreten von Brustkrebs begünstigt. Um die Wahrscheinlichkeit einer Brustkrebserkrankung bei unseren Versuchstieren weiter zu steigern, setzten wir – mit Ausnahme der Kontrollgruppe – alle Tiere einer bekannten, krebsauslösenden Substanz aus. Dann erhielten alle Mäuse Futter, das sich durch die Zusammensetzung unterschiedlicher Fettarten unterschied. Einige Tiere erhielten normales Futter, anderen Gruppen verabreichten wir Futter, das entweder mit Mais-, Saflor-, Lein-, Fisch- oder Nachtkerzenöl angereichert wurde.

Jedes dieser genannten Öle enthält unterschiedliche Fettsäuren. Mais- und Safloröle liefern zum Beispiel mehr *Linolensäure,* eine sogenannte Omega-6-Fettsäure, eine Fettart, die vorwiegend in Warmwetterpflanzen vorkommt und die in der typischen westlich zivilisierten Kost am häufigsten vorkommt. Leinöl und Fischöle enthalten vorwiegend *alpha-Linolensäure* (ALA) und *Eicosapentaensäure* (EPA), beide Mitglieder der Omega-3-Fettsäuren die in unserem Speiseplan seltener vorkommt, als in der Ernährung unserer Vorfahren. Nachtkerzenöl schließlich enthält eine Fettsäure, die *Gamma-Linolensäure* (GLA), welche im Körper die Herstellung einer bestimmten Art von Anti-Krebs-Prostaglandinen ankurbelt.

Wir teilten alle Mäuse in sechs Gruppen zu jeweils 50 Tieren auf. Die Information über die einzelnen Gruppen wurden so verschlüsselt, dass wir selber nicht wussten, welches Tier welcher Gruppe angehörte. Ein Tierarzt untersuchte wöchentlich alle Tiere auf das Vorhandensein etwaiger Tumore. Nach 40 Wochen waren alle Tiere aus vier der sechs kodierten Gruppen verstorben, während aus einer der zwei verbleibenden Gruppen nur ein Tier und aus der zweiten Gruppe nur zwei Mäuse gestorben waren.

Die Ergebnisse dieser Untersuchung ließen offensichtlich keine Zweifel an ihrer Eindeutigkeit. Wir waren uns ziemlich sicher, dass eine der zwei verbliebenen Gruppen die Kontrollgruppe sein musste, deren Tiere nicht zusätzlich der krebserregenden Substanz ausgesetzt worden waren und die das normale Futter erhalten hatten. Ums so größer war unsere Überraschung, als wir nach der Entschlüsselung der

Daten erkennen mussten, dass unsere Vermutung nicht stimmte: Auch alle Tiere der Kontrollgruppe waren verstorben. Zwei der Versuchsgruppen, die wir mit dem Karzinogen in Kontakt gebracht hatten, überlebten die Kontrollgruppe ganz deutlich, was darauf hinwies, dass die verabreichten unterschiedlichen Fettsäuren tatsächlich eine deutliche Krebsschutzwirkung aufwiesen, mit deren Hilfe das Karzinogen neutralisiert werden konnte. Das gestattete den Tieren aus dieser Gruppe länger als die Mäuse zu leben, die keinen Kontakt mit der krebsauslösenden Substanz gehabt hatten.

Die beiden Versuchsgruppen mit den niedrigsten Sterberaten waren die Gruppen, die das Omega-3-haltige, mit Lein- oder Fischöl versetzte Futter erhalten hatten.

Wir dokumentierten die Ergebnisse unserer Untersuchung und reichten sie zur Veröffentlichung bei einer wissenschaftlichen Zeitung ein, nur um von den Herausgebern informiert zu werden, sie könnten diese Arbeit nicht abdrucken, da die Studienergebnisse so eindeutig sein, dass sie gefälscht worden sein müssten. Sie schlugen uns vor, die Untersuchung noch einmal zu wiederholen und das Studiendesign leicht abzuändern. Also gingen wir zurück in unser Labor und führten mit einer weiteren Gruppe von Tieren noch eine 40wöchige Studie durch. Am Ende dieser Untersuchung kamen wir zu genau den gleichen Ergebnissen: Bei den Tieren aus der Fisch- und Leinölgruppe traten in ganz wenigen Fällen eine Brustkrebserkrankung auf, während im gleichen Zeitraum alle Tiere der anderen Gruppen an Brustkrebs verstorben waren. Wir schlossen daraus, dass die Art des Öls, das Tiere erhalten hatten, die vorher einem Karzinogen ausgesetzt worden waren und daher ein hohes Brustkrebsrisiko aufwiesen, auf die Entstehung dieser Erkrankung einen deutlichen Einfluss haben musste. (5)

Wie man aus der Abbildung 9.1 erkennt, haben Omega-3-Fettsäuren (Fisch- oder Leinöl) eine vollständig andere Wirkung auf den Organismus, als die Omega-6-Fettsäuren,. Omega-3-Fettsäuren helfen, einer Tumorbildung vorzubeugen.

Diese Studie, die in der Zwischenzeit mehrfach von anderen Wissenschaftlern wiederholt worden ist, belegt die deutlichen krebsschützenden Wirkungen der Omega-3-Fettsäuren. Sie beweist aber auch die Wirksamkeit einer Ernährungsumstellung auf die Funktionen des

Abschnitt 2: Das Programm - Wie?

Abbildung 9.1:

Wirkung von Nahrungsfetten auf den Organismus

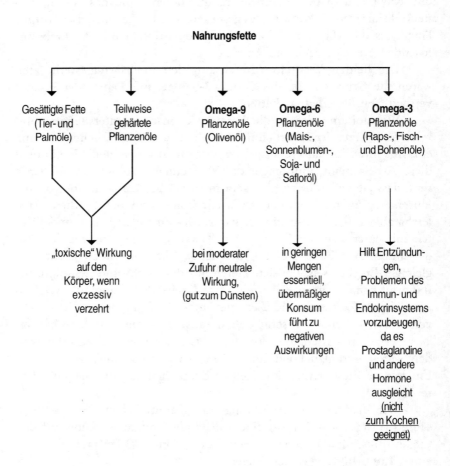

Endokrin- und Immunsystems und öffnet unsere Augen für die Tatsache, dass die Art und Menge der verzehrten Nahrungsfette das Risiko für verschiedene Krebsarten deutlich beeinflussen kann. (Diese Untersuchung führte auch dazu, dass Omega-3-Fettsäuren in das

Verjüngungsprogramm aufgenommen wurden.)

Die Auswertung des Prostatakrebsrisikos

Das Prostatakrebsrisiko des Mannes zeigt eine Reihe von Gemeinsamkeiten mit dem Brustkrebsrisiko der Frau. Bei älteren Männern aus zivilisierten Nationen ist die Prostatakrebshäufigkeit sehr hoch. Afroamerikaner weisen dabei die weltweit höchste Krebsinzidenz auf, während das Risiko von Japanern das geringste ist.

Die Gründe für diese unterschiedlichen Risikoquoten sind immer noch nicht vollkommen bekannt, wobei diese Ursachen – wieder einmal – im Bereich von Genetik und Ernährung zu suchen sein müssen. Männer, die als Folge einer gesteigerten Aktivität eines Enzyms mit Namen *5-alpha-Reductase* einen gestörten Testosteronstoffwechsel aufweisen, leiden unter einem deutlich höheren Prostatakrebsrisiko, als Männer, deren Enzymaktivität geringer ausfällt. Wie man heute weiß, können bestimmte Nahrungsmittel, die auch in der Phytonährstoffdiät vorkommen, die Aktivität dieses Enzyms bremsen und somit die Produktion der gefährlichen Testosteronform *Dihydrotestosteron* drosseln.

Es mag Sie erstaunen, dass eine solche „giftige" Form von Testosteron existiert. Dennoch hat die wissenschaftliche Forschung bewiesen, dass die Überproduktion der, durch die 5-alpha-Reductase angeregten Form von Testosteron mit Namen *Dihydrotestosteron* (DHT) negative gesundheitliche Wirkungen haben kann. Die vermehrte Produktion von DHT in den Follikeln der Kopfbehaarung führt beim Mann zur Glatzenbildung; in der Prostata bewirkt eine erhöhe Konzentration von DHT eine *Prostatahyperplasie* (Wucherung der Prostata).

Die Ernährung übt einen starken Einfluss auf die Aktivität der 5-alpha-Reductase und somit auf die Produktion von Dihydrotestosteron aus. So scheint eine fettreiche Kost die Dihydrotestosteronspiegel ansteigen zu lassen, während eine Ernährung, die weniger gesättigte Fettsäuren und mehr Leinsamen, Sojaisoflavone und bestimmte mehrfach ungesättigte Fettsäuren (PUFAS) aus Leinöl enthält, die Spiegel dieses „toxischen" Testosterons absinken lässt.

In der letzten Zeit hat sich gezeigt, dass ein Heilkräuterkonzentrat dämpfend auf die Aktivität der 5-alpha-Reductase wirken kann. Aus den Beeren der *Sägepalme (Serenoa repens)* gewonnen, kann dieses Präparat die Beschwerden der *gutartigen Prostatavergrößerung* (BPH) lindern, die als Anzeichen für ein erhöhtes Prostatakrebsrisiko gilt. Der Extrakt aus der Sägepalme, die natürlich im Südosten der USA vorkommt, kann helfen, die 5-alpha-Reductasespiegel zu senken und er kann – in Verbindung mit einer fettarmen, reis- und sojahaltigen Kost, die außerdem die essentiellen Mineralstoffe Zink und Selen liefert – eingesetzt werden, um wieder eine regelrechte Prostatafunktion herzustellen. Präparate mit standardisiertem Sägepalmenextrakt erhält man in Apotheken, Drogerien oder Reformhäusern.

Zahlreiche Ärzte, die eine funktionelle oder ernährungsbezogene Medizin praktizieren, haben bereits erkannt, dass die Optimierung der Prostatafunktion durch den Einsatz einer Ernährungsumstellung eine der einfachsten und wirksamsten Maßnahmen darstellt, die ihnen zur Verfügung steht.

Eine Kost, die mehr Soja, andere Gemüseprodukte, Antioxidantien und geringere Fettanteile enthält, senkt die 5-alpha-Reductasespiegel bei Männern, die ein erhöhtes Prostatakrebsrisiko aufweisen. Das lässt einmal mehr erkennen, dass die Ernährung bei der Beeinflussung von Testosteronstoffwechsel und Prostatakrebsrisiko eine wichtige Rolle zu spielen scheint.

Man hat zur Bewertung des individuellen Prostatakrebsrisikos einen Test entwickelt, der das Vorkommen einer Substanz im Blut erkennen lässt, die *prostataspezifisches Antigen* (PSA) genannt wird. Dieser PSA-Test vereinfacht die Untersuchungsmöglichkeiten zur frühzeitigen Erkennung einer gutartigen Prostatavergrößerung (BPH). Erhöhte PSA-Spiegel weisen - ähnlich wie die Veränderungen der Östrogenzusammensetzung im Urin der Frauen ein erhöhtes Brustkrebsrisiko anzeigen - auf ein gesteigertes Prostatakrebsrisiko hin. Beide Tests zeigen die Notwendigkeit einer Entgiftungskost zur Optimierung des Hormonstoffwechsels bzw. der Hormonausscheidung an. Eine nährstoffangepasste, gemüsereiche Ernährung spielt eine wichtige Rolle bei der Senkung des Prostatakrebsrisikos, wie sie auch bei Frauen das Brustkrebsrisiko verringern kann.

Teamwork bei der Kontrolle endokriner Probleme

Insgesamt weist die Mehrzahl aller Forschungsergebnisse darauf hin, dass es zahlreiche Wege gibt, auf denen man seine Ernährung nutzen kann, um sein Krebsrisiko bzw. die Wahrscheinlichkeit anderer, endokrin bedingter Erkrankungen zu beeinflussen. So können auch Personen, bei denen ein vermehrtes Wachstum toxischer Darmkeime das Risiko für eine Krebserkrankung des Darms steigen lässt, dieses Risiko durch eine Umstellung ihrer Ernährung senken. Die vermehrte Zufuhr von Kalzium und Vitamin D kann Personen mit einer gestörten Bakterienflora und Dysfunktionen des Gastrointestinaltrakts helfen, das Dickdarmkrebsrisiko zu minimieren. Wie Sie sich erinnern werden, erhöht eine gestörte gastrointestinale Funktion den Ausstoß von Toxinen in die Leber. Die Leber produziert in der Entgiftungsphase vom Typ I biotransformierte Substanzen, die selber krebsfördernd wirken können.

Unsere eigenen klinischen Erfahrungen weisen eindeutig darauf hin, dass eine korrekte Ernährung helfen kann, die Entgiftungsfunktion der Leber zu optimieren und die Bildung freier Sauerstoffradikale zu verringern. Wie eine Reihe von Studien gezeigt hat, verringert die Anreicherung des Tierfutters mit Antioxidantien die Schäden durch experimentell eingesetzte Endotoxine an Leber und anderen Organen und hemmte die Produktion potentiell krebserregender Stoffe.

Vitamin C, Vitamin E, Beta-Karotin und andere pflanzliche Antioxidantien helfen, den oxidativen Stress zu senken, der durch Medikamente oder endotoxische Belastungen ausgelöst wird und der sonst zu Bildung von Verbindungen beitragen könnte, die krebserregender wirken, als die ursprünglichen Substanzen.

Wieder einmal lautet die Botschaft: Unser Körper und seine Funktionen sind in holistischer Art und Weise miteinander verknüpft. Oder, um es anders auszudrücken: In jeder biologischen Funktion des menschlichen Organismus finden wir eine Teil des großen Gesamten. Um die „ganze" Person zu behandeln, haben wir bei der Gestaltung des Verjüngungsprogramms versucht, alle Aspekte der menschlichen Gesundheit zu integrieren. Da das Verjüngungsprogramm der individuellen Situation jedes Einzelnen angepasst werden kann, trägt es dem Konzept der biologischen Einzigartigkeit Rechnung.

Auch unser endokrines System arbeitet nicht unabhängig und isoliert. Es ist auf das Engste mit den Funktionen von Gastrointestinaltrakt, Immun- und Nervensystem verkoppelt. Wenn diese unterschiedlichen Organsysteme nicht in vollkommener Harmonie operieren, treten Schmerzen oder Entzündungssymptome auf. Diese häufig vorkommenden Beschwerden werden das Thema des folgenden Kapitels sein.

So passen Sie Ihr Programm an, um Probleme des endokrinen Systems zu reduzieren

Phytonährstoff - Diät mit zusätzlicher Gabe von sojahaltigen Nahrungsmitteln (insgesamt drei bis vier Portionen täglich). Wählen Sie hierbei aus den folgendem Produkten: ½ Tasse Sojabohnen, ½ Tasse Tofu oder Tempeh, ¼ Liter Sojamilch , ½ Tasse gequollenes TVP (*Textured Vegetable Protein*) oder 85 Gramm Sojafleisch.

Spezielle Empfehlungen	Tägliche Dosis
Phytonährstoff - Diät	s. o.
Vitamin E	200 – 400 IU
Vitamin C	500– 2000 mg
Chrom (als Nicotinat)	100 – 300 µg
Vanadium	100 – 300 µg
Leinsamen, geschrotet	2 – 3 TL
Gamma-Linolensäure	1.000 – 3.000 mg
Leinöl	3 – 4 TL
Sägepalmenextrakt (f. d. Prostata)	100 – 400 mg
Vitamin B_6	5 – 25 mg
Vitamin B_{12}	25 – 500 µg
Kalzium (als Zitrat oder Hydroxyapatit)	800 – 1500 mg
Zink (als Chelat)	15 mg

Kapitel 10
Schmerzen und Entzündungen überwinden

Das Verjüngungsprogramm hilft, Schmerzen und inflammatorische (entzündliche) Prozesse zu reduzieren, indem es gleichzeitig die Last jener Substanzen senkt, die den Entzündungsprozess in Gang halten und dazu noch jene Nährstoffe liefert, die notwendig sind, um die Freisetzung zytotoxischer (zellschädigender) Stoffe zu bremsen.

Wenn Sie häufiger unter schmerzenden Muskeln oder Gelenken leiden und bei den Kategorien Kopf, Gelenke/Muskulatur, Energie/Aktivität, Geist und Emotionen ein Ergebnis von 3 oder mehr Punkten erreicht haben, wenn Ihr Gesamtergebnis über 30 Punkten liegt und Sie gleichzeitig auch erhöhte Punktzahlen in diesen Kategorien aufweisen, dann werden die Erfahrungsberichte und Empfehlungen, die in diesem Kapitel abgedruckt werden, für Sie von besonderer Bedeutung sein.

Schmerz und Entzündungssymptome sind zwei der Beschwerden, wegen denen Menschen am häufigsten einen Arzt konsultieren. Diese Begleiterscheinungen, die häufig Teil des Frühstadiums vieler Erkrankungen darstellen, sind oft mit biologischen Vorgängen verbunden, die unseren Organismus in einen Alarmzustand versetzen und auf die drohende Gefahr hinweisen.

Schmerzen werden mit Verletzungen, Vergiftungen und anderen Vorgängen assoziiert, die entzündliche Prozesse auslösen können. Da Schmerzen und Entzündungen charakteristisch für eine Reihe von Erkrankungen sind, ist es manchmal nicht möglich, in jedem einzelnen Fall die genaue Ursache der Beschwerden zu ergründen. Ein Großteil der rezeptfreien und -pflichtigen Medikamente auf dem Markt wurden hergestellt, um diese Beschwerden zu erleichtern.

Fast alle Kategorien des Verjüngungsprogramm-Fragebogens enthalten Symptome, die sich auf Schmerzzustände beziehen, wobei aber in den Kategorien Energie/Aktivität, Kopf, Gelenke/Muskulatur und Geist diese Beschwerden besonders typisch sind. Menschen, die unter einer metabolischen Toxikose oder dem „Walking Wounded Syndrom" leiden, erreichen in diesen Kategorien üblicherweise recht hohe Ergebnisse. So lange keine eindeutig zu diagnostizierende Erkrankung für die Beschwerden verantwortlich zu machen ist, bietet sich diesen Betroffenen eine optimale Möglichkeit, sich durch das Verjüngungsprogramm besser zu fühlen, das angelegt wurde, um die Ursachen von Schmerz und Entzündung zu kontrollieren.

Ein Beispiel für die Zusammenhänge zwischen Schmerz und Entzündung

Marlene litt schon seit mehreren Jahren unter ständig wachsenden arthralgischen Beschwerden, (Arthralgien = Gelenkschmerzen), Myalgien (Muskelschmerzen) und Fibromyalgien (Schmerzen der fibrösen Gewebe), obwohl bei ihr nie eine Arthritis festgestellt werden konnte. Obschon sie immer höhere Dosen Aspirin, Acetaminophen (Paracetamol) und Ibuprofen einnahm, wurden die Schmerzen ständig stärker. Morgens hatte Marlene die meisten Probleme, an manchen Tagen war sie nicht einmal fähig, ihr Bett zu verlassen. Wie sie ihrem Sohn berichtete, waren ihre Beschwerden in der letzten Zeit so schlimm geworden, das ihr Arzt ihr vorgeschlagen hatte, kortisonhaltige entzündungshemmende Präparate einzunehmen, obwohl er sie gleichzeitig vor einigen, ziemlich schwerwiegenden Nebenwirkungen dieser Präparate warnen musste. Marlene hatte vor diesem Schritt begreiflicherweise Angst und suchte nach Alternativen. Ihr Sohn berichtete Marlene von unserem Verjüngungsprogramm und gab ihr einen Verjüngungsprogramm-Fragebogen zum Ausfüllen. Marlenes Gesamtergebnis bei diesem Fragebogen betrug 78 Punkte – kein sehr hohes Ergebnis – aber sie erreichte sehr hohe Werte in den Kategorien Gelenke/Muskulatur und Energie/Aktivität.

Die Gefahren entzündungshemmender Medikamente

Da Marlene schon eine geraume Zeit *nicht steroidale Antirheumatika* (NSAR = Rheumamittel ohne Kortison) eingenommen hatte, vermutete ihr Sohn sofort, das ihr Gastrointestinaltrakt angeschlagen sein könnte, wodurch in den sensiblen Darmschleimhäuten Entzündungen aufgetreten waren und die Gefahr bestand, dass toxische Stoffe aus dem Darm in das Blut gelangt sein konnten, was die Giftbelastung der Leber erhöhte. Medizinische Untersuchungen, die im Laufe der letzten Dekade durchgeführt worden sind, haben über diesen Vorgang berichtet und gezeigt, dass der langzeitige Konsum dieser Art von Medikamenten (die in den USA fast ausschließlich frei verkäuflich sind, d. Übers.) tatsächlich Schäden an der empfindlichen Darmschleimhaut des Gastrointestinaltrakts verursachen und somit eine erhöhte Durchlässigkeit der Darmwände, ein *„Leaky Gut Syndrome"* hervorrufen können. (1)

In den USA nehmen mehr als 3 Millionen Menschen täglich oder regelmäßig kortisonfreie Rheumamedikamente (NSAR) ein. Der weit verbreitete Missbrauch dieser Medikamente hat zu einer ebenso ausufernden Verbreitung gastrointestinaler Beschwerden geführt, die durch diese Medikamente verursacht wurden. Tatsächlich können diese Beschwerden zu den häufigsten Nebenwirkungen von Medikamenten überhaupt gezählt werden. Wie die amerikanische Rheumagesellschaft berichtet, stehen alljährlich 2.600 Todesfälle und 20.000 Krankenhauseinweisungen in direktem Zusammenhang mit den Schäden am Gastrointestinaltrakt, die auf einer Langzeitanwendung dieser Medikamente beruhen. (2)

Auch eine ungenügende Ernährung und Stress bewirken einen Zusammenbruch der wichtigen Verteidigungslinie unserer Darmschleimhäute. Eine unausgewogene Kost, der entweder Proteinkalorien oder Vitamine und Mineralstoffe fehlen, wobei besonders Nährstoffe wie Zink, Pantothensäure (Vitamin B_5), die Aminosäure L-Glutamin und die Vitamine C und A eine Rolle spielen, können die Unversehrtheit der gastrointestinalen Barriere gefährden. Eine Atrophie der Wände des Gastrointestinaltrakts führt zu einer erhöhten Durchlässigkeit der Darmwände, bei der ständig toxische Stoffe durch die Darmwände in das Blut geraten.

Das Blut transportiert diese Toxine in die Leber, wo sie entgiftet werden müssen. Viele Menschen, die sich über mehrere Jahre mangelhaft ernährt haben, leiden unter gastrointestinalen Problemen und erkennen nicht, dass diese Probleme auch mit anderen Anzeichen chronischen Unwohlseins wie arthritisähnlichen Schmerzen, Kopfschmerzen, Erschöpfungszuständen, Veränderungen des Immunsystems und sogar einer veränderten Gehirnchemie in Zusammenhang stehen können, die zu Gedächtnis-, Konzentrations- und Denkstörungen führen kann. Immer wenn ich im Laufe der vergangenen zehn Jahre auf die Zusammenhänge zwischen der Qualität unserer Ernährung, dem Zustand der Darmschleimhaut und dem Auftreten von chronischen Beschwerden hingewiesen habe, bemerkte ich mit Interesse, wie vielen meiner Zuhörer buchstäblich ein Licht aufging, sobald sie erkannten, dass viele der Probleme, unter denen sie bereits viele Jahre gelitten hatten, mit diesem Prozess in Verbindung stehen können. Ist man über diese Zusammenhänge nicht hinreichend informiert, glaubt man, dass alle jene Beschwerden, die mit zunehmendem Alter auftreten, eine Folge des Alterungsprozesses sein müssen, die man nur mit Hilfe symptomatisch wirkender schmerz- und entzündungshemmender Medikamente bekämpfen und mit Abführmitteln behandeln kann. Es ist befriedigend zu beobachten, wie schnell sich der Organismus erholen kann, wenn der Betroffene diese Kette von Zusammenhängen erkennt und sie mit Hilfe des Verjüngungsprogramms unterbrechen kann.

Vom richtigen Stoffwechselgleichgewicht

Auch lang anhaltender, seelischer Stress kann zu einer veränderten Funktion des Gastrointestinaltrakts beitragen. Wie ich früher schon erkannt habe, steigert Stress die Freisetzung von Hormonen aus den Nebennieren und anderen endokrinen Drüsen, die den Stoffwechsel beschleunigen und den Zusammenbruch einzelner Zellen bewirken. In diesem Vorgang, *Katabolismus* genannt, wird die Struktur der Zellen als Folge einer gesteigerten Stoffwechselaktivität zerstört. Um auch noch Jahrzehnte nach Abschluss des Wachstums eine optimale Funktion und Gesundheit zu garantieren, muss sich bei jedem Einzelnen die Zahl der abgebauten und zerstörten mit der Zahl neu gebildeter Zellen im Gleichgewicht befinden. Die Neubildung von Zellen, Geweben und Organen, auch *Anabolismus* genannt, stellt den Gegenpart zum Abbau (Katabolismus) dar.

Befinden sich Katabolismus und Anabolismus im Gleichgewicht, ist auch unser Körper in einem Zustand selbsterhaltender Balance, bei dem ein ständiger Auf- und Abbauprozess stattfindet. In einem intakten Organismus werden die Zellen aus neuen Baumaterialien alle Paar Tage, Wochen, Monate oder Jahre neu gebildet, je nachdem, welchem Gewebe oder Organ sie angehören.

Kapitel 10: Schmerzen und Entzündungen überwinden

Einige der Zellen, die am raschesten auf- und abgebaut werden, sind jene, aus denen die innerste Schicht der Darmwand besteht und die im Laufe weniger Tage komplett erneuert werden. Dieser kontinuierliche Erneuerungsprozess fordert die anabolen Mechanismen unseres Körpers besonders intensiv. Kommt es als Folge von Stress-Situationen zu einem beschleunigten Abbau der Darmwandzellen, resultiert dies in einem Funktionsverlust des Gastrointestinaltrakts mit einem beschleunigten Abbau der Darmschleimhäute und einer vermehrten Durchlässigkeit der Darmwände.

Eine solche Situation tritt häufig dann auf, wenn ein Mensch unter Stress steht, seine Stresshormone zu einer Beschleunigung des katabolen Abbaus der Zellen in der Darmwand geführt haben und außerdem durch Stress dazu gekommen ist, dass der Mensch nicht die Nährstoffe aufnimmt, die für die Regeneration des Gastrointestinaltrakts notwendig sind. Die gastrointestinale Funktion lässt nach und erste Symptome treten auf. Verabreicht man dieser Person dann zusätzlich Medikamente zur Behandlung der Stress-Symptome, kann das die Zerstörung des Gastrointestinaltrakts weiter beschleunigen. Viele Menschen greifen in einer solchen Situation zu Alkohol und Beruhigungsmitteln. Diese Substanzen begünstigen zusätzlich die Entartung der Darmwände und potenzieren die Symptome des Stress, denen dann mit immer mehr Alkohol und Medikamenten begegnet wird. So entsteht ein Teufelskreis, die Probleme wachsen exponentiell, bis sich ein signifikantes gesundheitliches Leiden entwickelt.

Auch wenn wir die Art und Weise steuern können, wie wir auf Stress *reagieren*, ist es uns oft nicht möglich, die *Ursachen* von Stress in unserem Leben zu kontrollieren. Daher besteht unsere beste Option in dem Versuch, die Fähigkeit unseres Organismus, Zellen neu zu bilden, so gut wie möglich dadurch zu fördern, dass wir dafür sorgen, die Nährstoffe zu erhalten, welche die anabolen Funktionen jener Zellen, Organe und Gewebe stärken, die bei Stress-Situationen besonders gefährdet sind. Mit Hilfe des Verjüngungsprogramms können Sie Ihren Organismus gezielt mit den Mengen unterschiedlicher Nährstoffe versorgen, die er benötigt, um dieses wichtige Gleichgewicht zwischen Katabolismus und Anabolismus aufrecht zu erhalten und die funktionellen Reserven von Organen und Geweben – wie z. B. des Gastrointestinaltrakts – wieder herzustellen.

Abschnitt 2: Das Programm - Wie?

Die Entzündungskaskade

Eine erhöhte Durchlässigkeit unserer Darmwände führt zu vermehrten toxischen Reaktionen. Alles, was die Durchlässigkeit der Darmwände erhöht, wird auch die Schwere und Progression entzündlicher Störungen, zu denen auch die Arthritis gehört, intensivieren. Jede Entzündung stellt einen komplexen biologischen Prozess dar, der durch die Freisetzung von Alarmstoffen eingeleitet wird, die darauf hin eine Reihe zellulärer Reaktionen in Gang bringen, die vom Organismus als eine Invasion von Fremdsubstanzen gedeutet wird. Ein Entzündungsprozess ist die Antwort unseres Körpers auf eine potentiell schädliche Substanz, und Schwellung, Schmerzen, Rötung und Erwärmung, die am Ort der Infektion auftreten, begleiten den Versuch des Körpers, alle Abwehrzellen des Immunsystem zu mobilisieren, um den Eindringling anzugreifen und zu vernichten. Dieser Prozess ist als *inflammatorische Kaskade* oder Entzündungskaskade bekannt.

In der Mehrzahl der Fälle muss ein Entzündungsprozess als etwas Positives bewertet werden, da er die regelrechte Reaktion unseres Körpers auf Verletzungen darstellt und den Heilungsprozess einleitet. Während der Heilung werden rund um den betroffenen Bereich weiße Blutzellen aktiviert, die helfen, die „Trümmer" beiseite zu räumen. Die Blutzufuhr wird erhöht (was sich als Schwellung und Rötung bemerkbar macht) und die Temperatur in dem betroffenen Bereich steigt an, um die Heilung zu beschleunigen (Fieber). Nur wenn eine solche Entzündung hyperaktiv (übermäßig intensiv) oder über einen längeren Zeitraum besteht, wird sie zu einem „degenerativen" Prozess.

Eine verlängerte Aktivierung unseres Immunsystems ist für Allergien, Hypersensibilität (Überempfindlichkeit), Toxikosen oder arthritisähnliche Veränderungen verantwortlich. Die vermehrte Freisetzung bestimmter Alarmstoffe (*Leukotriene*) aus spezialisierten weißen Blutzellen kann beispielsweise das umliegende Gewebe schädigen, wodurch das Gewebe im Laufe der Zeit kalzifizieren (verkalken) kann, was dann zu Veränderungen der Gelenke oder Arthritis führt.

Je mehr wir die Entzündungskaskade begreifen, um so mehr erkennen wir die Bedeutung einer angemessenen Ernährung um diese

Prozesse kontrollieren zu können. Bestimmte Nährstoffe, wie die Vitamine C und E, Karotin (das orangerote Pigment in Obst und Gemüse), der essentielle Mineralstoff Zink und sogar bestimmte Arten von Fetten aus der Kost wie Fischöl, Leinöl und Öle aus anderen Samen, die in hohen Dosen im Verjüngungsprogramm vorhanden sind, können eine Reihe von Stoffen kontrollieren, die eine Entzündung ausufern und verschlimmern lassen, was zu einer Überreaktion unseres Körpers führen kann.

Chronische Beschwerden, die mit Schmerzen auftreten und häufig als Arthritis oder Arthrose diagnostiziert worden sind, werden durch eine ständige Belastung mit Toxinen ausgelöst, welche die inflammatorische Kaskade aktivieren und zur Entstehung von Entzündungsmediatoren führen, die im Laufe der Zeit eine Überreaktion des Immunsystems bewirken können. Das löst wiederum chronische Schmerzen und Behinderungen aus. Eine Darstellung der Entzündungskaskade entnehmen Sie der Abbildung 10.1

Wie das Schema der Abbildung 10.1 zeigt, wird unser Körpers versuchen, sobald toxische Substanzen oder physische Schäden die Entzündungskaskade aktivieren, jenen Bereich zu immobilisieren (ruhig zu stellen), in dem ein entzündlicher Prozess stattfindet. Hierdurch kommt es in den betroffenen Geweben zur Ansammlung von Toxinen, was den Entzündungsprozess weiter anheizt. Ist eine Person erst einmal in diesem Teufelskreis gefangen, reagiert ihr Körper, indem er eine Art „Notverband" in Form von Kalziumablagerungen im Gewebe entstehen lässt, der langfristig zu einer Verkalkung der betroffenen Gewebe, Organe oder Gelenke führen muss. Bei der *Arthrose* findet diese Verkalkung in den Gelenken statt, bei einer *Atherosklerose* kommt es zu Kalziumablagerungen in den Arterien. (Ein Schutz vor diesen Prozessen wird durch die Entgiftung erreicht, welche die inflammatorische Kaskade unterbricht.

Kalziumdepots in den Geweben stellen dabei nicht etwa die Ursache, sondern die Folgen einer Entzündung dar. Leidet ein Teil des Organismus unter einer chronischen Entzündung, wird er versuchen, diesen Prozess mit Kalzium abzuheilen. Langfristig gesehen verkalkt darauf hin das Gewebe, wodurch seine Funktionsfähigkeit so weit eingeschränkt wird, dass die Diagnose Arthritis gestellt wird. Indem man versucht, die Ursachen einer Entzündung zu behe-

Abbildung 10.1
Der Entzündungskreislauf

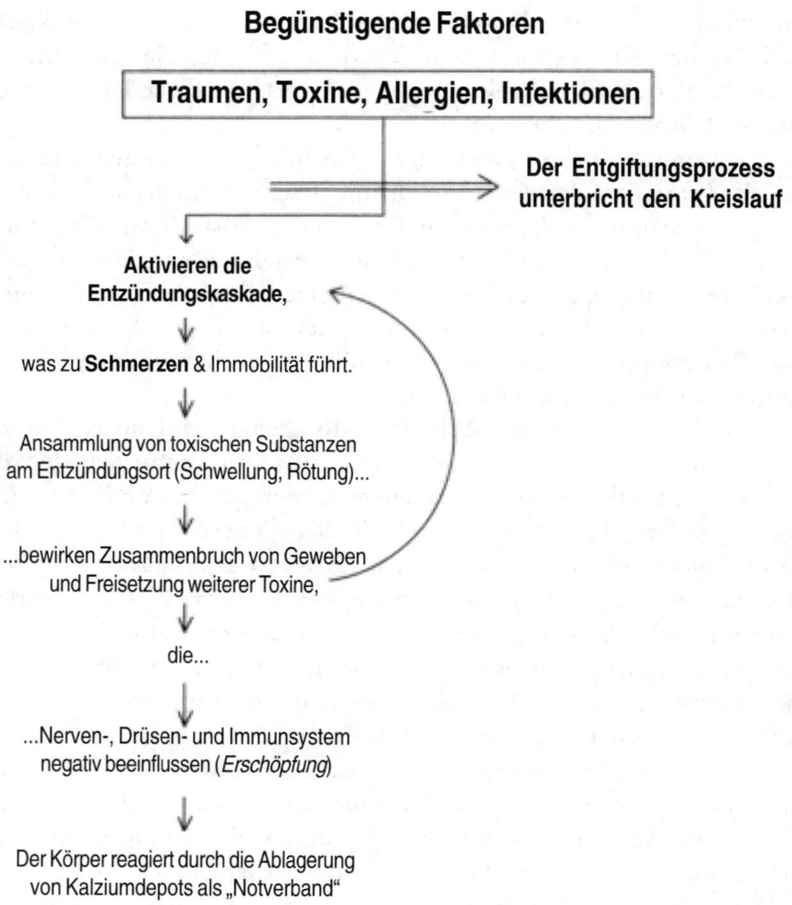

Begünstigende Faktoren

Traumen, Toxine, Allergien, Infektionen

Der Entgiftungsprozess unterbricht den Kreislauf

↓

Aktivieren die Entzündungskaskade,

↓

was zu **Schmerzen** & Immobilität führt.

↓

Ansammlung von toxischen Substanzen am Entzündungsort (Schwellung, Rötung)...

↓

...bewirken Zusammenbruch von Geweben und Freisetzung weiterer Toxine,

↓

die...

↓

...Nerven-, Drüsen- und Immunsystem negativ beeinflussen (*Erschöpfung*)

↓

Der Körper reagiert durch die Ablagerung von Kalziumdepots als „Notverband"

---

ben, kann man den Funktionsverlust vermeiden, der als Folge einer jahrelangen Entzündung auftritt.

Wie eine Reihe medizinischer Forscher vermutet, ist eine Gewebszerstörung, wie sie bei der Arthritis auftritt, nicht so sehr eine Folge der Arthritis, sondern sie stellt vielmehr die sekundären Effekte einer Langzeitentzündung dar. (3) Der Entzündungsprozess steigert in den befallenen Geweben die Freisetzung diverser schädlicher Substanzen, die wir als Oxidantien bezeichnen (s. Kapitel 5) und die das Gewebe zerstören. Werden sie während einer Entzündung in großen Mengen ausgeschüttet, bewirken diese Oxidantien eine chemische Veränderung von Proteinen und Nukleinsäuren (in den genetischen Strukturen der Zellen), von Phospholipiden (Bausteine der Zellmembran) und sogar der Kollageneiweiße (Hauptbestandteile von Knochen und Bindegewebe). (4)

Wie wir Marlene helfen konnten

Marlene, die Mutter unseres Kollegen, befand sich also in jenem Teufelskreis, in dem die eingenommenen Medikamente zu einem ausgeprägten „Leaky Gut-Syndrom" geführt hatten. Dadurch erhöhte sich die Freisetzung toxischer Substanzen in den Körper und es wurden immer mehr Probleme provoziert, was dazu führte, dass Marlene mehr Medikamente einnehmen musste. Im Laufe der Zeit wurde so aus dem Entzündungskreislauf eine abwärts verlaufende Spirale und sie wurde immer kranker. Die Schmerzen ließen sie nicht mehr schlafen und die Müdigkeits- und Erschöpfungssymptome nahmen zu.

Da ihr Darm zusehends durchlässiger wurde und dadurch immer größere Toxinmengen durch die Leber entgiftet werden mussten, wurden auch die restlichen Organe in Marlenes Körper vermehrt den Stoffwechselgiften ausgesetzt. Als diese Organe ihre Funktionen nicht mehr regelrecht ausüben konnten, sank auch die Energieproduktion und die Erschöpfungszustände traten immer häufiger und schwerer auf.

Wie die Abbildung 10.2 zeigt, regt unser Körper das Immunsystem immer dann an, eine Reihe chemischer Verbindungen zu produzieren, mit denen das Abwehrsystem auf den „Alarm" reagiert, wenn er durch einen der begünstigenden Faktoren wie ein Trauma, eine Infektion, ein Toxin oder ein Allergen belastet wird. Diese chemischen Stoffe oder *Mediatoren*, zu denen unter anderem die *Interleukine, Interferone* und *Leukotriene* gehören, dienen dazu, den Entzündungsprozess in Gang zu setzen. Gleichzeitig nehmen diese Stoffe auch Einfluss auf das Immun-, Nerven- und Endokrinsystem.

Abbildung 10.2:

Faktoren, die Schmerz- und Erschöpfungssymptome beeinflussen

Begünstigende Faktoren:*
Umweltgife
Alkohol
Rauchen
mangelhafte Ernährung
Trauma oder Stress
Drogen/Medikamente
gastrointestinale Toxizität
mangelhafte Stoffwechselfunktionen

> *Das Verjüngungsprogramm minimiert die begünstigenden Faktoren und die physiologischen Reaktionen, während es den Entgiftungsprozess unterstützt.

Physiologische Reaktionen:
1. Sekretion von Alarmbotenstoffen (Interferonen, Interleukinen, Prostaglandinen, Leukotrienen sowie anderer Hormone und chemischer Botenstoffe)
2. Neutralisierung der begünstigenden Faktoren und Botenstoffen durch Die Leber, das Nerven- und Immunsystem, die gastrointestinalen Barrieren (Darmwände), Normalisierung der Darmflora

Läuft der Entgiftungsprozess (s. 2) nicht effektiv genug ab, kann es zu folgenden Beschwerden und Symptomen kommen:
Schmerzen,
Erschöpfungszustände,
Muskelschwäche,
Schlafstörungen,
gastrointestinale Probleme,
Verwirrtheitszustände,
Depressionen,
Flüssigkeitsretention (Einlagerung von „Gewebswasser").

Keines der Organsysteme unseres Körpers agiert autonom, d. h. unabhängig. Alle Systeme sind voneinander abhängig und führen untereinander eine rege und intensive Kommunikation. Wie ich an anderer Stelle dieses Buches schon einmal bemerkt habe, gleicht unser Körper einem Hologramm.

Das Ganze umfasst dabei mehr, als nur die Summe aller Einzelteile; indem wir die einzelnen Bestandteile unseres Körpers untersuchen, erkennen wir mehr über das Gesamtbild. Dieses „holistische" (ganzheitliche) Körpermodell wird erst langsam von den Physiologen begriffen. Heute wissen wir zum Beispiel, dass unser Herz nicht nur eine Pumpe ist. Auch das Herz stellt ein endokrines Organ dar, das ständig Informationen von anderen Drüsensystemen empfängt und das selber Hormone aussendet, um mit dem Nervensystem und den anderen „Abteilungen" unseres Körpers zu kommunizieren. In ähnlicher Art und Weise sendet auch unser Nervensystem Botschaften an das Immunsystem und umgekehrt.

Stress und Krankheit

Wir alle wissen, dass wir in Zeiten vermehrter seelischer Belastung anfälliger für Erkrankungen oder grippale Infekte sind. Aber erst kürzlich haben Wissenschaftler nachweisen können, dass „stressige" Situationen unser Abwehrsystem derart beeinflussen können, dass die Ansteckung durch ein Virus erleichtert werden kann.

Aber auch ein Trauerfall bzw. Niedergeschlagenheit können unser Immunsystem unterdrücken und uns so anfälliger für schwere Erkrankungen machen.

Aus diesen bahnbrechenden Erkenntnissen über die Physiologie der Kommunikations- und Nachrichtensysteme unseres Körpers können wir sehen, dass die Therapie eines chronischen Leidens mehr aus einer ganzheitlichen Perspektive erfolgen sollte, statt sie mit mangelndem Weitblick nur als Symptom eines einzelnen Organs zu betrachten und zu behandeln. Wollen wir den Körper als Ganzes sehen und behandeln, müssen wir bei der Bewertung chronischer gesundheitlicher Probleme systematisch vorgehen und uns immer wieder folgende Fragen stellen:

Abschnitt 2: Das Programm - Wie?

1. Welche schädigende Substanz oder welcher begünstigende Faktor löst die Symptome aus?
2. Wie reagieren die Alarm- und Verteidigungssysteme unseres Körpers darauf?
3. Welche langfristigen Zeichen einer chronischen Erkrankung haben wir aufgrund dieser Reaktion zu erwarten?

Das ist die Art und Weise, mit der sich das Verjüngungsprogramm dem Problem nähert: Wir beziehen begünstigende Faktoren ebenso in unsere Betrachtungen mit ein, wie die physiologischen Reaktionen auf diese Faktoren und die klinischen Zeichen und Symptome, die aus diesen Reaktionen entstehen.

Durch den Gebrauch unseres Verjüngungsprogramm-Fragebogens werden auch Sie besser verstehen können, wie Sie als Einzelperson diese begünstigenden Faktoren in physiologische Prozesse bzw. die daraus entstehenden Beschwerden umsetzen. Im Verjüngungsprogramm betrachten wir die einzelnen Symptome nicht isoliert, sondern wir versuchen zu klären, wie sie mit den auslösenden Faktoren oder eben den physiologischen Vorgängen in Zusammenhang stehen können, um aus diesen Informationen ein maßgeschneidertes, individuell angepasstes Programm zur Förderung Ihrer Gesundheit zu erstellen, das dann praktisch ganz eigenständig ablaufen kann.

Schmerzen als Folge der Schwellung und der Aktivierung von Heilungsprozessen sind das Sofortprogramm unseres Körpers zum Schutz gegen Verletzungen. Beginnt ein Schmerz chronisch zu werden, ist das ein Hinweis darauf, dass Gewebe zerstört wird und eine ernsthafte Erkrankung ihren Anfang nimmt. Aber schon einige Zeit bevor sich diese Erkrankung manifestiert (in ihrem Körper festsetzt) und der Schmerz bewirkt, dass sie den schmerzenden Körperteil weniger belasten, kommt es in dem betroffenen Bereich zu einem langsam zunehmenden Verlust der Funktion. Wie bei Marlene verläuft dieser Prozess typischerweise über mehrere Jahre, bevor dann eine manifeste, erkennbare Krankheit – wie z. B. eine Arthrose – diagnostiziert werden kann.

Chronische gesundheitliche Probleme sind die Art und Weise in der unser Körper uns darauf hinweist, dass wir etwas unternehmen müssen, um die Ursachen dieser Probleme zu ändern. Der auslösende Faktor kann ein Toxin, eine Verletzung, eine Durchblutungsstörung des Gewebes, die mangelhafte Neutralisierung von Stoffwechselschlacken durch das lymphatische System oder eine Fehlsteuerung unseres Immunsystems sein. Da viele Menschen nicht auf die Warnung hören, die ihnen ihr Körper zukommen lässt, suchen sie lediglich nach einer Möglichkeit, diese Warnung mit Hilfe von Medikamenten zu unterdrücken anstatt sich Gedanken über die Ursache ihrer Probleme zu machen und diese zu beseitigen.

Wie man rheumatische Beschwerden durch Entgiftung lindern kann

Auf der anderen Seite werden die Menschen, die versuchen, ihre gesundheitlichen Probleme zu bessern, indem sie die Ursachen beseitigen, häufiger Erfolg haben und zu ganz erstaunlichen Resultaten kommen. Der Einsatz einer individuell maßgeschneiderten Kost stellt eine der Möglichkeiten dar, die Ursachen einer Erkrankung zu beseitigen. Als man einer Gruppe von Rheumatikern aus Oslo, Norwegen, eine individuell konzipierte Ernährung verabreichte, in der alle Nahrungsmittel fehlten, auf die der Einzelne allergisch reagierte, berichteten diese Patienten über weniger Schmerzen, Abnahme ihrer Gelenkschwellungen, verringerte Gelenksteife am Morgen, bessere Greifstärke der Hände und andere klinische Verbesserungen ihres Zustandes. Diese Veränderungen hielten ein Jahr an, genau den Zeitraum, während dem die Rheumatiker ihre Ernährung umgestellt hatten. (5) Um wirklich erfolgreich zu sein, musste die Ernährung allerdings für jeden einzelnen Teilnehmer der Untersuchung individuell zusammengestellt werden. Unter anderem entfernte man aus der Kost von Glutenallergikern alle glutenhaltigen Getreide bzw. bei anderen Testteilnehmern Molkereiprodukte, Zitrusfrüchte, Schalentiere, Soja, Hefe, Kaffee und bestimmte Fische.

Über Jahrzehnte haben Rheumaspezialisten die Vorstellung über einen Zusammenhang zwischen der Ernährung und rheumatoider Arthritis zurückgewiesen. In den letzten Jahren hingegen haben zahlreiche Studien, die von einer Reihe renommierter Rheumatologen veröffentlicht worden sind erkennen lassen, dass der Verzicht auf bestimmte Nahrungsmittel, auf die ein Rheumatiker überempfindlich oder allergisch reagiert, zu einer deutlichen Besserung der arthritischen

Beschwerden führte, während ein erneuter Verzehr dieser Speisen die Symptome wieder aufflammen ließ. In einer dieser Studien, die zum Teil von der amerikanischen „*Veteran's Administration*" unterstützt wurde, fanden die Wissenschaftler heraus, dass die Ernährung zwar keine Arthritis auslösen kann, der Konsum von Nahrungsmitteln hingegen, auf die eine Allergie besteht, den Verlauf und die Schwere der Erkrankung beeinflussen konnte, weil diese Nahrungsmittel das Immunsystem aktivierten. (6)

Sind die Darmwände durchlässig, können größere Moleküle in das Blut gelangen. Diese größeren Moleküle – unter ihnen besonders Proteinfragmente – sind in der Lage, das Immunsystem zu aktivieren. Funktioniert das Verdauungssystem hingegen regelrecht, werden Proteine aus der Nahrung in zahlreiche Aminosäuren umgewandelt, bevor sie absorbiert werden und allergische Reaktionen auslösen können. Arbeitet unser Gastrointestinaltrakt nicht optimal und sind die Darmschleimhäute durchlässig geworden, gelangen teilweise verdaute Proteine oder *Peptide* in den Blutkreislauf. Diese Peptide aktivieren unser Immunsystem und bewirken so, dass sie von den weißen Blutzellen als Fremdsubstanzen erkannt werden.

Einige dieser nur teilweise verdauten Eiweißmoleküle, die auf diesem Wege in das Blut gelangen, ähneln chemisch sogenannten *Endorphinen,* Stoffen, die von unserem Nervensystem hergestellt werden, um Schmerzsignale zu blockieren. In einigen Fällen kann die Aufnahme dieser Moleküle durch eine löchrige Darmwand das chemische Botensystem des Gehirns verändern und somit Veränderungen des Verhaltens provozieren. Wissenschaftler am „*National Institute of Mental Health*" bezeichnen diese Substanzen als „*Exorphine*", da sie – im Gegensatz zu den natürlichen und schmerzlindernden, vom Nervensystem gebildeten Endorphinen – Stoffe sind, die von außerhalb des Organismus stammen. Ein Überangebot an Exorphinen kann Stimmung, Geist, Gedächtnis und Verhalten beeinträchtigen, indem es das empfindliche chemische Botensystem stört. (7)

Viele von Ihnen mögen sich wundern, dass unser Gastrointestinaltrakt einen so engen Zusammenhang zur Funktion von Nerven- und Immunsystem hat. Dennoch führt der Zusammenbruch eines jeden dieser eng miteinander verbundenen Systeme zu chronischen Beschwerden wie Erschöpfung, Schmerzen und Verdauungsstörungen.

Das Alter, fehlende Magensäure und Entzündungen

Bei älteren Menschen haben Schmerz- und Entzündungssymptome die Tendenz, häufiger aufzutreten. Ähnlich wie dies auch bei Marlene der Fall war, scheinen die Probleme dann morgens am schlimmsten zu sein. Viele Betroffene würden sich wundern, wenn man ihnen erzählte, das ihre Probleme vermutlich mit den Veränderungen ihrer Darmschleimhaut zusammenhängen, die zu einer vermehrten Toxinbelastung führen. Und sie wären vermutlich noch überraschter, wenn man ihnen sagte, dass eine Reihe ihrer Probleme mit einer unzureichenden Produktion von Magensäure in Verbindung gebracht werden kann. Viele ältere Menschen gehen davon aus, dass ihre schlechte Verdauung dadurch bedingt sei, dass sie zu viel Magensäure produzieren und nehmen daher Antazida (säurehemmende Mittel), um das Problem zu beheben. Tatsächlich nimmt die Magensäureproduktion im Alter ab, was zu einem Zustand führen kann, der als *Hypochlorhydrie* bezeichnet wird. Die Produktion geringerer Magensäuremengen bewirkt eine schlechtere Verdauung und die mangelhafte Aufnahme von Nährstoffen und steigert somit das Risiko für ein vermehrtes Wachstum pathogener Bakterien im Gastrointestinaltrakt, wodurch die Gefahr eines Leaky Gut-Syndroms weiter zunimmt. Da die Darmwände älterer Menschen so immer durchlässiger werden, kommt es im Alter immer öfter zur Aufnahme von teilweise unverdauten Nahrungsbestandteilen durch das Blut. (9)

Das Verjüngungsprogramm und die verringerte Entzündungsaktivität

Zu dem Zeitpunkt als Marlene mit dem Behandlungsprogramm begann, das ihr von ihrem Sohn empfohlen worden war, machten Schmerzen und Müdigkeit ihr das Leben zur Hölle. Gefangen in dem gleichermaßen gefährlichen Teufelskreis von Schmerzen, Erschöpfung und Medikamenten, sind viele Menschen ständig auf der Suche nach einer Wunderkur oder -pille, die ihnen hilft, aus diesem Kreislauf zu entkommen. Ein solches Wundermittel aber existiert – unglücklicherweise – nicht. Die einzige Lösung für Schmerzen und Erschöpfungszustände, unter denen auch Marlene litt, beginnt damit, dass man den Zustand des Gastrointestinaltrakts verbessert, die Belastung durch Giftstoffe senkt, die Fähigkeit der Leber fördert, mit diesen Giftstoffen besser fertig zu werden und außerdem den Nieren die Gelegenheit gibt, die Giftstoffe effektiver auszuscheiden. Dadurch verringert man die Belastung des Immunsystems, da dieses nicht mehr ständig auf alles reagieren muss, was es (fälschlicherweise) für Fremdstoffe hält. Wird das Immunsystem nicht mehr über Gebühr strapaziert, bessern sich auch die schmerzenden Muskeln und Gelenke, Fibromyalgien und Arthralgien.

Essentielle Fettsäuren und Entzündungsprozesse

Auch die Fette in Ihrer Nahrung können auf das Immunsystem und entzündliche Prozesse im Körper eine deutliche Wirkung haben. Dieses Konzept mag etwas schwierig nachvollziehbar sein, da wir uns doch immer so viel um unseren Fettverzehr Sorgen machen, und die Vorstellung, dass gewisse Fette uns nützen könnten, scheint im krassen Widerspruch zu unseren bisherigen Informationen zu stehen. Dabei zeigen die Forschungsergebnisse der letzten zehn Jahre zu diesem Thema, dass bestimmte Fettarten, die reich an Omega-3-Fettsäuren - *alpha-Linolensäure* (ALA) *Eicosapentaensäure* (EPA) und *Docosahexaensäure* (DHA) – sind, wie natürliche entzündungshemmende Mittel wirken, ohne dabei das Risiko für eine Schädigung der empfindlichen Darmschleimhaut mit sich zu bringen, die so oft beim Gebrauch von chemischen Schmerzmitteln auftritt.

Unsere Phytonährstoffdiät enthält Nahrungsmittel, die reich an Omega-3-Fettsäuren und arm an den *proinflammatorischen* (entzündungsfördernden) Omega-6-Fettsäuren wie der *Arachidonsäure* und der *Linolensäure* sind. Dies Tatsache basiert auf der revolutionären Erkenntnis, dass man durch die Verwendung von Fetten in der Kost entzündungs- und schmerzfördernde Mechanismen unseres Körpers beeinflussen kann. So wirkt die gesamte Phytonährstoffdiät gewissermaßen selbts als ein „Biological Response Modifier".

Da die Phytonährstoffdiät so wenig wie möglich der bekannten Nahrungsmittelallergene oder der toxinproduzierenden Stoffe und mehr jener essentiellen Fettsäuren enthält, die unterstützend helfen, eine inflammatorische Kaskade zu unterbrechen, kann diese Kostform helfen, den Teufelskreis von Schmerz und Entzündung zu durchbrechen. Diese Kost hat ihre Wirksamkeit ebenso bei Menschen unter Beweis gestellt, die unter zahlreichen chronischen Schmerzzuständen litten, wie auch bei Personen, die – ähnlich wie Marlene – vornehmlich unter einer Arthralgie, Myalgie oder Fibromyalgie litten.

Nachdem Marlene unsere Ernährungsempfehlungen befolgte, kam es zu einer deutlichen Verringerung ihrer Schmerzen, wodurch sich sowohl die Qualität ihres Schlafes als auch ihr morgendliche Steifigkeit besserte. Durch die zusätzliche Individualisierung unseres Programms, die wir nachfolgend beschreiben, können weitere zusätzliche Vorteile beim Umgang mit entzündlichen Erkrankungen erreicht werden.

So passen Sie Ihr Programm an, um Schmerz- und Entzündungssymptome zu lindern

Spezielle Empfehlungen	Tägliche Dosis
Phytonährstoff - Diät	wie beschrieben
Verringerung und Verzicht auf Schmerzmedikamente	
Vitamin E	100 – 400 IU
Vitamin C	500– 2000 mg
Pantothensäure (ein B-Vitamin)	200 – 1000 mg
Zink (Chelat)	15 – 20 mg
Lactobacillus acidophilus-Pulver	1 – 2 TL
Karotin	10 – 30 mg
Fischölkapseln	2 – 10 g
Leinöl	2 – 3 TL
Magnesium (Zitrat oder Oxid)	400 – 800 mg
Kein Kaffee, kein Alkohol	
Ballaststoffe	Wie in der Phytonährstoff - Diät enthalten

Abschnitt 2: Das Programm - Wie?

Kapitel 11
Verjüngen Sie Ihr Gehirn

Die Entscheidung darüber, wer eine *neuroprotektive* (nervenschützende) Behandlung benötigt und welche Therapieverfahren sinnvoll sein können, um uns z. B. gegen die Parkinsonsche Krankheit zu schützen, hat den Weg zu neuen Möglichkeiten eröffnet, mit deren Hilfe der Zustand unseres Gehirns und des Nervensystems während des Altersprozesses optimiert werden kann.

Konzentrieren Sie sich auf das Gehirn und die Nervenfunktion

Dieses Kapitel wird für Sie von besonderem Wert sein, wenn in Ihrer Familie bereits Erkrankungen wie die Parkinsonsche oder die Alzheimersche Krankheit aufgetreten sind oder wenn Sie fürchten, Ihr Gedächtnis im Alter zu verlieren bzw. wenn die Ergebnisse Ihres Verjüngungsprogramm-Fragebogens in den folgenden Kategorien die genannten Werte zeigten:

Kopf	4 oder mehr Punkte
Verdauungstrakt	6 oder mehr Punkte
Geist	4 oder mehr Punkte
Emotionen	4 oder mehr Punkte,

oder wenn – wie bereits erwähnt – Mitglieder Ihrer Familie an der Parkinsonschen, der Alzheimerschen oder einer anderen neurologischen Erkrankung leiden, bzw. alkohol- oder drogenabhängig sind, oder auch wenn Ihre Gesamtpunktzahl 50 oder mehr Punkte beträgt und Ihre hohen Ergebnisse sich auf die vier o. g. Kategorien konzentrieren

Unter den Hunderten von Personen, die sich bereits der klinischen Variante des Verjüngungsprogramms unterzogen haben, war die Mehrzahl im mittleren Alter. Eine der größten Sorgen dieser Personengruppe besteht darin, ihre geistige Gesundheit und Unabhängigkeit auch angesichts ihres nahenden Alters erhalten zu können. Sie denken dabei besonders an Erkrankungen wie die Parkinsonsche oder die Alzheimersche Erkrankung, die immer häufiger aufzutreten scheinen und sie würden alles tun, um diesen *neurodegenerativen Erkrankungen* vorzubeugen.

Irgendwann im Laufe ihres Lebens, so im Alter zwischen 40 und 50 Jahren, erkennen die meistem von uns, dass sie älter werden und immer mehr ihren Eltern oder Großeltern zu ähneln beginnen, wobei sie in vielen Fällen gerne dem Schicksal entgehen würden, dass diese Verwandten ereilt hat. Auch John, ein Mann, der vor zwei Jahren einen funktionellen Mediziner aufsuchte, stellt ein hervorragendes Beispiel für einen Mann im mittleren Alter dar, der befürchtete, sich im Anfangsstadium einer solchen neurodegenerativen Erkrankung zu befinden.

John klagte über Gedächtnisverlust. Es fiel ihm schwer, sich zu konzentrieren und Aufgaben zu bewältigen, die ihm früher viel leichter gefallen waren. Gleichzeitig bemerkte er an sich subtile Veränderungen seines Verhaltens, seiner Schlafgewohnheiten und seiner geistigen Präsenz. Im Laufe der vergangenen zwei Jahre war John zu der Überzeugung gelangt, entweder an der Alzheimerschen Krankheit oder einer anderen Form vorzeitiger Demenz zu leiden. Als er unseren Kollegen aufsuchte, hoffte er, sich über seinen Zustand zu irren, befürchtete aber gleichzeitig, dass sich sein Verdacht bestätigen würde.

John absolvierte alle Tests, die viele funktionelle Mediziner einsetzen, um Funktion, Vitalität und Organreserven zu bestimmen. Obwohl er bei diesen Tests, die auch das Kurzzeitgedächtnis, die Reaktionszeit, die visuelle Anpassungsfähigkeit und die schnelle Lösung von Problemen bewerten, schlechte Ergebnisse erreichte, zeigten sich bei John keine Anzeichen einer manifesten degenerativen Erkrankung des Nervensystems. Stattdessen schien er mehr unter Problemen seiner funktionellen Gesundheit zu leiden. Ein umfangreiche Auswertung seiner Ernährungs- und Lebensgewohnheiten erhärtete den Verdacht, dass John unter einer Reihe von leichten Nährstoffmangelzuständen sowie unter einem hohen Grad an psychologischem Stress litt.

β-Vitamine und Gehirnfunktion

Eine Möglichkeit, um den Nährstoffstatus zu untersuchen, besteht darin, in den roten Blutzellen die Aktivität jener Enzyme zu bestimmen, deren Funktion darauf schließen lässt, wie gut der Einzelne mit B-Vitaminen versorgt ist. In den achtziger Jahren beobachteten Derrick Lonsdale M.D. und Raymond Shamberger, Ph.D. ein enges Verhältnis zwischen einer mangelnden Aktivität dieser Enzyme und einem Mangel an B-Vitaminen. (1) Wie die Forschungsergebnisse zeigten, steht die verringerte Aktivität dieser Enzyme als Folge eines B-Vitaminmangels in einem engen Zusammenhang mit neurologischen Beschwerden. Steigerte man mit Hilfe der Ernährung die Aktivität dieser Enzyme wieder, ließen die Beschwerden – wiederkehrende Albträume, Erschöpfungszustände, Schlafstörungen, Persönlichkeitsveränderungen, Depressionen und auch Bauch- oder Brustschmerzen ungeklärter Ursache – deutlich nach.

Die Forschungsergebnisse von Lonsdale und Shamberger weisen darauf hin, dass der Verzehr von Nahrungsmitteln, die zwar reich an Kalorien aber arm an Vitaminen und Mineralstoffen sind, eine große Zahl von Beschwerden auslösen, die man mit einer veränderten Gehirnfunktion in Verbindung bringen kann.

Wissenschaftler des amerikanischen Landwirtschaftsministeriums (USDA) untersuchten die geistige Leistungsfähigkeit und Gehirnfunktion einer Gruppe von Personen, die über 60 Jahre alt waren. Dabei verglich das Forschungsteam die Daten über die Gehirnfunktion jedes Einzelnen mit dessen Ernährungsstatus und untersuchte den Einfluss, den die Ernährung auf das Gehirn ausübt. Alle Studienteilnehmer mussten während eines Tests, in dem Veränderungen unter Stress-Situationen bewertet wurden, Denksportaufgaben lösen, die ständig schwieriger wurden. (Ein Belastungs-EKG, bei dem man die Herzfunktion unter körperlicher Belastung misst, stellt eine vergleichbare Untersuchung dar. Herzprobleme, die nicht erkannt werden können, wenn sich eine Person im Ruhezustand befindet, zeigen sich oft nur, wenn der Untersuchte auf einem Laufband oder Fahrradtrainer körperlicher Belastung ausgesetzt ist.) Mangelzustände machen sich unter Stress häufig schon lange vor der eigentlichen klinischen Diagnose bemerkbar.

Bei der Untersuchung des USDA maß man die physiologischen und chemischen Prozesse im Gehirn mit Hilfe eines *Elektroenzephalogramms* (EEG), während die Teilnehmer ständig schwieriger werdende, mentale Tests durchführen mussten. Die Teilnehmer mit dem schlechtesten Ernährungszustand wiesen bei diesen Tests auch im EEG die stärksten Veränderungen auf. Die Forscher schlossen daraus, dass bereits ein leichter Nährstoffmangel unterschwellige Veränderungen der Gehirnchemie und der geistigen Leistungsfähigkeit auslösen können.

Die Forscher des USDA gaben im Zusammenhang mit ihrer Untersuchung an: „Weitere Untersuchungen über die Zusammenhänge zwischen der Ernährung und neurophysiologischer Funktion werden zu einem besseren Verständnis der Rolle der Ernährung bei der Erhaltung des funktionellen Zustandes des alternden Gehirns führen". (2) Die Erhaltung der funktionellen Unversehrtheit unseres Gehirns kann man auch als eine allgemeine Verbesserung der Organreserve und der Widerstandsfähigkeit des Gehirns gegenüber Stress bezeichnen.

Die Resultate dieser Untersuchung gewinnen angesichts der Zahl alter Menschen, die sich nicht optimal ernähren, eine ganz besondere Bedeutung. Auch Sie kennen vermutlich einen älteren Mitbürger, der in seiner eigenen Wohnung und gewohnter Umgebung gut „funktioniert", der aber schon einen kleinen Verkehrsunfall verursacht hat, weil er die Verkehrssituation falsch eingeschätzt hat. Vielleicht resultierte diese Fehleinschätzung gerade aus einer Stress-Situation, die das Gehirn zu einem Grad forderte, den diese Person nicht erreichen konnte, da sie (oder er) nicht ausreichend mit Nährstoffen versorgt war. Mangelhafte funktionelle Reserven des Gehirns können zu Verwirrung und Entscheidungsschwäche führen, was einen solchen Unfall provozieren kann.

Vielleicht kennen Sie aber auch Menschen, die Probleme haben, Anweisungen zu folgen oder im Laufe eines Gesprächs dazu neigen, den „Faden" zu verlieren, bzw. denen es schwer fällt, sich auf eine Sache zu konzentrieren. Es gibt kaum die Möglichkeit festzustellen, wie viele Fehlentscheidungen, Fehler und Verwirrung durch eine veränderte Gehirnfunktion bedingt waren, die mit einer mangelhaften Ernährung zusammenhängt, wobei die Forschungsergebnisse der letzten 10 – 20 Jahre vermuten lassen, dass die Zahl dieser Vorfälle viel größer ist, als vermutet.

Kapitel 11: Verjüngen Sie Ihr Gehirn

Neurotransmitter und Gehirnfunktion

Die Auswertung von Johns Ernährungsstatus und seiner psychischen Stresslevel ergaben, dass beide Faktoren gemeinsam die Beschwerden auslösten, die er für die Symptome einer vorzeitigen Demenz halten musste. Unser Gehirn steuert die Körperfunktionen, indem es Informationen von den Sinnesorganen durch die Ausschüttung von Substanzen in physiologische Aktivität umsetzt, die *Neurotransmitter* oder *Neuromodulatoren* genannt werden. Zu diesen sogenannten Gehirnchemikalien gehören Stoffe wie das *Serotonin, Dopamin* und die *Gamma-Aminobutyrsäure* (GABA). Eine Reihe von Nährstoffen wie die Aminosäuren *Tryptophan, Phenylalanin* und *Tyrosin* sowie das B-Vitamin *Cholin* werden zu Herstellung dieser Neurotransmitter benötigt. Die Synthese und Freisetzung dieser Neurochemikalien durch das Gehirn ist in großem Umfang vom Nährstoffstatus abhängig. Die Ernährung kann die Produktion und Freisetzung von Neurotransmittern steigern, was wiederum Einfluss auf die Stimmung, den Geist, das Gedächtnis und das Verhalten ausübt.

Im Normalfall macht die Masse Ihres Gehirns nur etwa 3 % der Körpermasse aus, seine hohe metabolische Aktivität aber führt dazu, dass es etwa 20 % des Sauerstoff- und des Glucosebedarfs verbraucht. Sie können mehrere Wochen ohne Nahrung auskommen und auch einige Tage ohne Wasser, aber ohne Sauerstoff und Glucose würde Ihr Gehirn nur wenige Minuten überleben können. Die Gehirnfunktion ist somit auf das engste mit Ihrer Ernährung verbunden.

Da unser Nervensystem aus bestimmten Fetten zusammengesetzt ist, die man *Phospholipide* nennt, ist es besonders anfällig für Schäden durch freie Radikale. Um die Phospholipide zu schützen, benötigt das Nervensystem große Mengen antioxidativer Phytonährstoffe. Wie Tierversuche gezeigt haben, werden Tiergehirne schnell durch die Ablagerung eines Stoffes in den Gehirnzellen geschädigt, den man *Lipofuscin* nennt, sobald man alle Antioxidantien aus dem Tierfutter entfernt. (3) Lipofuscin wird in Zellen abgelagert, die durch den Angriff oxidierender Radikale geschädigt wurden, wodurch es zu einer verringerten Funktion und abnehmender Organreserven des Gehirns kommt. Die Bildung von Lipofuscinpigmenten im Gehirn und den Nervenzellen ist mit der Geschwindigkeit der Gehirnalterung in Verbindung gebracht worden. Somit spielen Antioxidantien aus der Nahrung auch eine wichtige Rolle beim Schutz des Nervensystems.

Ein Stoff, der die Belastung des Nervensystems durch schädliche freie Radikale steigert, wenn er im Übermaß genossen wird, ist der Alkohol. Im akuten Stadium des Alkoholismus kann ein Mensch ein sogenanntes „Wernicke-Syndrom" entwickeln, einen Zustand, bei dem die normale Gehirn- und Nervenfunktion vollständig verloren geht. Eine solche *Wernicke-Enzephalopathie* stellt ein besonders krasses Beispiel für eine Demenz oder Gehirnschädigung dar, die durch die toxischen Effekte des Alkohols ausgelöst wird. Über eine lange Zeit hat man den Alkohol als die Substanz betrachtet, die direkt für die Gehirnschäden verantwortlich zu machen ist, während Charles Lieber M.D. von der *„Mount Sinai School of Medicine"*, New York eine andere Erklärung gefunden haben könnte. (4) Dr. Liebers Forschungen weisen darauf hin, dass die Verstoffwechselung von Alkohol in der Leber zum Entstehen von freien Radikalen führt, die in den Kreislauf gelangen können, wenn sie nicht ausreichend durch die Leber neutralisiert wurden und dort Schäden an den sauerstoffreichen Geweben des Gehirns, des Herzens und der Nieren anrichten können. Wie die Untersuchungen gezeigt haben, stammen die Mehrzahl der Schäden, die durch einen übermäßigen Alkoholkonsum ausgelöst wurden, nicht vom Alkohol selber, sondern aus den oxidativen Schäden an den Phospholipiden des Nervensystems, der Leber und des Herzens, die auftreten, wenn unser Körper nicht mehr in der Lage ist, diese Radikale zu entgiften.

Alkoholiker tendieren in der Regel dazu, sich schlecht zu ernähren und so fehlen ihnen zahlreiche Nährstoffe, die der Körper benötigt, um die freien Radikale zu neutralisieren. Wird der Körper dann durch einen hohen Alkoholkonsum zusätzlich mit toxischen Substanzen belastet, produziert die Leber bei der Entgiftung des Alkohols zusätzlich freie Radikale, die wiederum nur unzureichend neutralisiert werden können. Und diese freien Radikale sind es dann, die Schäden am Nervensystem anrichten.

Jeder Einzelne von uns verarbeitet Fremdstoffe wie Alkohol in unterschiedlicher Art und Weise. Daher kommt es bei manchen Personen – was durch die individuelle Entgiftungsfähigkeit, der Menge an freien Radikalen, die bei der Entgiftung freigesetzt werden und der Effizienz des Entgiftungsprozesses in der Leber beeinflusst wird – bereits bei deutlich geringeren Alkoholmengen zu einer Schädigung des Nervensystems, als bei anderen Menschen.

Die Ergebnisse von Johns Verjüngungsprogramm-Fragebogen zeigten zahlreiche Symptome (Schmerzen, Vergesslichkeit, Verwirrtheit, Unfähigkeit sich zu konzentrieren und Schlafstörungen), die Bezüge zu seinem Nervensystem aufwiesen. Alle diese Symptome entsprachen nicht nur seinem mangelhaften Ernährungszustand, sondern auch der Tatsache, dass John regelmäßig Alkohol als Mittel zum Stressabbau konsumierte. Wir nahmen an, dass diese beiden Faktoren gemeinsam die Hauptursachen der veränderten Funktion von Johns Nervensystem darstellten.

Entgiftung und Gehirnfunktion

Die Veränderung der Entgiftungsfunktionen der Leber kann gleichzeitig eine subtile Störung der Gehirnfunktionen auslösen, wodurch Verhaltensstörungen, Gedächtnisverlust und Konzentrationsstörungen auftreten können. Forscher am *„Royal Edinburgh Hospital"* in Schottland fanden heraus, dass Veränderungen der Fähigkeit unserer Leber, Toxine zu neutralisieren die Hauptursache für eine veränderte mentale Funktion und beruflichem Erfolg darstellen können. (4) Im Rahmen dieser Studien beobachtete man bei Patienten mit chronischen Leberleiden subtile neurophysiologische und psychologische Auffälligkeiten. Die Untersucher zogen daraus den Schluss, dass eine eingeschränkte Denk- und Argumentationsfähigkeit mit einer anormalen Gehirnfunktion in Zusammenhang stehen, die ihrerseits die Folge einer erhöhten Toxinbelastung durch die ungenügende Entgiftungsfunktion der Leber darstellt.

Häufig sind wir Gefangene unserer eigenen negativen Verhaltensmuster. In einer Existenz, die ständig durch Hetze und Hast bestimmt wird, und die unsere Gehirne auf das stärkste fordert, fehlt uns häufig die Zeit zur richtigen Ernährung, wodurch es zu Stressbelastungen kommt. Der Stress wiederum veranlasst uns öfter Alkohol und Medikamente gegen Kopfschmerzen, Magenbeschwerden oder Schlafstörungen zu konsumieren. Diese Medikamente und

Drogen erhöhen die Anforderungen an den Entgiftungsapparat in unserer Leber, was dann – da wir uns nicht optimal ernähren – zu einer vermehrten Produktion freier Sauerstoffradikale führt, die ihrerseits in Verbindung mit einer unzureichenden Ernährung unser Gehirn daran hindern, den Stress zu bewältigen, dem wir tagtäglich ausgesetzt sind. Dieser Kreislauf setzt sich so lange fort, bis wir so ausgebrannt und emotionell bankrott sind, dass wir eine manifeste Erkrankung entwickeln, die dann medizinisch behandelt werden muss.

Auch John befand sich in einer solchen Situation. Als leitender Angestellter einer großen Gesellschaft, die auf dem Gebiet der Luft- und Raumfahrt tätig war, hatte er eine äußerst aufreibende Tätigkeit. Er hatte zahlreiche Mitarbeiter zu kontrollieren, arbeitete viel und war häufig geschäftlich unterwegs. Es gab in seinem Leben Wochen, in denen er seine Mahlzeiten – denen üblicherweise 2 bis 3 Cocktails vorausgingen – nur in Restaurants einnahm. Er war sich über seine schlechte Ernährung durchaus im Klaren, war aber nicht in der Lage, etwas an dieser Situation zu ändern. Als er uns seine Situation beschrieb, war er selbst erstaunt, dass er diesen ruinösen Lebensstil, von dem er geglaubt hatte, er sei nur eine vorübergehende Episode, bereits mehr als sechs Jahre durchgehalten hatte.

Um das Ausmaß der Schäden festzustellen, die John durch seine falsche Ernährung und seinen Lebensstil in seinem Körper angerichtet hatte, untersuchte unser Kollege mit Hilfe der früher in diesem Buch erwähnten Testverfahren die Entgiftungsfunktion der Leber. Dabei stellte sich heraus, dass John als ein relativ „normaler Entgifter" bezeichnet werden konnte. Das war auch gut, da er so vermutlich trotz seines Lebensstils im Laufe der letzten sechs Jahre keine großen Schäden an seinem Nervensystem hatte anrichten können. Um sein Gehirn wieder mit den notwendigen Nährstoffen zu versorgen und seine Organreserven zu steigern war es notwendig, dass John seine Ernährung und seine Lebensumstände verbesserte, um den Anforderungen seines stressigen Berufs besser gerecht zu werden.

Toxine, Alzheimersche und Parkinsonsche Krankheit

Leider können nicht alle Menschen ihre Endo- und Exotoxine so effektiv neutralisieren wie John. Ist es nicht denkbar, dass diese

Personen im Laufe ihres Lebens durch so hohe Toxinmengen belastet werden und ihr Nervensystem so anhaltend geschädigt wird, dass sich ein neurologisches Leiden wie die Alzheimersche und Parkinsonsche Krankheit entwickeln kann?

Diese Frage ist in den letzten zehn Jahren wiederholt aufgeworfen worden. Berichte aus der medizinischen Literatur der achtziger Jahre lassen vermuten, dass Personen, die häufig mit Industriechemikalien in Kontakt gekommen waren, häufiger an der Parkinsonschen Krankheit leiden, als Personen, die nicht ähnlich stark exponiert waren. (6)

Dennoch wird nicht jeder, der in einer chemischen Fabrik der Farben- oder Lederindustrie oder an einem vergleichbaren Ort gearbeitet hat und vermehrt chemischen Schadstoffen ausgesetzt war, an Parkinson erkranken. Vielleicht besitzen ja nur die Menschen, die auf bestimmte Substanzen empfindlich reagieren und diesen Stoffen über Jahre ausgesetzt waren, wirklich ein erhöhtes Risiko für eine Erkrankung des Nervensystems. Industriechemikalien sind – neben Pestiziden und anderen bekannten Schadstoffen – mit neurologischen Störungen wie der *peripheren Neuropathie* (Schmerzen in Händen und Füßen), der *Enzephalopathie* (einer organischen Hirnerkrankung), *multipler Sklerose* und *amyotropher Lateralsklerose* (Lou-Gehrig-Syndrom) in Verbindung gebracht worden.

Umweltgifte und Parkinsonismus – eine Hypothese

Ein exzellentes Beispiel für die Zusammenhänge zwischen Umweltgiften und neurologischen Erkrankungen trat vor rund 10 Jahren im Gebiet der San Francisco Bay in Kalifornien auf (7): Dort beobachtete man bei Männern um die dreißig vermehrt typische Anzeichen einer Parkinsonschen Krankheit. Da diese Erkrankung normalerweise als neurologisches Leiden des fortgeschrittenen Alters gilt, war es ungewöhnlich, dass diese Erscheinungen regional begrenzt bei einer Gruppe deutlich jüngerer Personen auftraten. Bei näherer Untersuchung aller Umstände stellte sich dann heraus, dass alle betroffenen Männer drogenabhängig waren und Heroin konsumiert hatten, dass mit den chemischen Gift MTP verunreinigt gewesen war. Diese Resultate führten zur Geburt der Hypothese von der Parkinsonschen Krankheit als Folge einer Belastung durch Umweltgifte. Wie Fachleute vermuten, ist das MTP nur eines von Hunderten – wenn nicht sogar Tausenden – von Giftstoffen, die das Nervensystem angreifen, das Risiko einer Neuronenschädigung im Gehirn erhöhen und dadurch zur Parkinsonschen Krankheit führen können. Stanley Fahn, M.D. und seine Mitarbeiter von der Columbia Universität vermuten, dass diese Nervengifte sowohl endo- als auch exotoxischen Ursprungs sein können, was bedeutet, dass sie sowohl im als auch außerhalb unseres Körpers entstehen können. (8)

In zunehmendem Maße mehren sich auch Hinweise darauf, dass andere neurodegenerative Erkrankungen des Alters, wie die Alzheimersche Krankheit aus einer Kombination aus langfristigen Toxinbelastungen und dem Prozess des biologischen Alterns resultieren könnten. Forscher des *„Health Sciences Center"* der Universität von British Columbia gehen davon aus, dass sich Alzheimersche Krankheit, Parkinson und andere Neuronenerkrankungen nur durch den Ort der Schädigung durch Toxine voneinander unterscheiden. (9)

Edward Schneider, M.D., Dekan des *„Andrus Center for Gerontology Research"* an der Universität von Südkalifornien glaubt, dass wir alle an der Parkinsonschen Krankheit oder einem anderen neurologischen Leiden erkranken würden, wenn wir nur lange genug lebten. Der Trick, so sagt er, bestehe darin, das Nervensystem so lange vor Schäden zu schützen, bis andere Organsysteme ihre Funktion einstellen.

Eine toxische Schädigung des Nervensystems stellt einen ständig fortschreitenden Vorgang dar, der jahrelang „subklinisch" verlaufen kann und erst dann als Erkrankung auftritt, wenn die Schäden ein gewisses Ausmaß überschritten haben. Dieses Konzept weist auf die Notwendigkeit einer möglichst frühen Identifikation der Belastungen und Risikofaktoren hin, die das Nervensystem vergiften und langfristig zu Erkrankungen führen können, um uns vor Krankheiten wie der Alzheimerschen und Parkinsonschen Erkrankung schützen zu können. Diese Leiden sind nicht ausschließlich genetisch bedingt, sondern sie entstehen aus einer Kombination genetischer Faktoren und Toxinbelastungen.

Zu den Anzeichen einer Parkinsonschen Krankheit zählt man: Muskelstarre, verwaschene Sprache, Verlust der muskulären Koordination und Tremor (Muskelzittern). Bisher sind uns keine spezifischen medizinischen Ursachen der Parkinsonschen Krankheit bekannt. Die häufigste Form dieser Erkrankung wird deswegen auch als *idiopathischer Parkinsonismus* bezeichnet, was nichts anderes bedeutet, als dass die Ursache dieser Krankheit unbekannt ist.

Funktionelle Medizin und Parkinsonprävention

Anders als die *Chorea Huntingdon* scheint Parkinsonsche Krankheit keine ausschließlich genetisch bedingte Störung zu sein. Nach Untersuchungsergebnissen aus der *„Brook Regional Movement Disorder Center Clinic"* in London, Großbritannien müssen mindestens 80 % der Neuronen (Nervenzellen) im Gehirn abgestorben sein, die den Neurotransmitter Dopamin produzieren, bevor die Diagnose einer Parkinsonschen Krankheit gestellt werden kann. Wie die Abbildung 11.1 zeigt, wird die Diagnose erst dann gestellt, wenn der oder die Betroffene 60 Jahre oder älter ist und annähernd 80 % der dopaminproduzierenden Neuronen im Gehirn verloren gegangen sind. Das bedeutet allerdings nicht, dass es bis zu dem Zeitpunkt, an dem die letzten der Neuronen absterben und die Diagnose gestellt werden kann, nicht bereits zu Veränderungen im funktionellen Zustand des Gehirns gekommen ist. (10)

Welche Veränderungen der Funktion und des Gehirns finden sich in jenen 30 – 40 Jahren, die der Diagnose eines Parkinsonismus vorausgehen? Während dieser *präsymptomatischen* Krankheitsphase – da sind sich die Wissenschaftler aus London einig – kann und sollte bei diesen gefährdeten Patienten bereits eine neuroprotektive Behandlung durchgeführt werden.

Die herkömmliche Medizin wartet, bis die typischen Symptome des Parkinsonismus auftreten, um dann – nach Erstellung der Diagnose – mit einem gezielten Therapiekonzept wie einer *L-Dopaminbehandlung* zu beginnen, durch die man die Funktion bestenfalls für einige, wenige Jahre auf dem Status quo erhalten kann. Die Alternative der funktionellen Medizin würde darin bestehen, zu identifizieren, ob eine Person anfällig für eine toxinbedingte Hirnschädigung ist und dann die Entgiftungspotentiale im Körper dieser Person unterstützen, um toxische Substanzen entgiften zu können, bevor diese das Nervensystem schädigen können.

Die Ursache dafür, dass der Kontakt mit Umweltgiften, Drogen, Medikamenten oder Endotoxinen nicht bei allen Menschen nach mehreren Jahren zum Auftreten eines Parkinsonismus führen, kann man erklären, indem man sich nochmals dem Fall Thomas Latimer zuwendet, jenem Chemieingenieur, dessen gesundheitliche Probleme im zweiten Kapitel beschrieben wurden. Die Menschen, die unter einem vermehrten Risiko einer Schädigung des Nervensystems durch Exo- oder Endotoxine leiden, könnten auch jene sein, die eine unzureichende Entgiftungsfunktion aufweisen. Wenn wir unser Wissen über das Entgiftungspotential des Einzelnen verbessern, sind wir damit in der Lage, jene Personen zu identifizieren, die am ehesten von einer frühzeitig begonnenen, neuroprotektiven Therapie profitieren würden, um sich vor der Parkinsonschen Krankheit und anderen neurodegenerativen Leiden zu schützen.

Abb. 11.1:

Progression einer Parkinsonschen Erkrankung

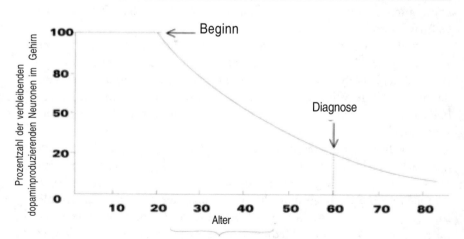

So erkennt man eine gesteigerte Anfälligkeit für neurotoxische Gehirnschäden

Vielleicht beschäftigen Sie sich (noch einmal) mit den Konzepten des sechsten Kapitels, wie Sie mit Hilfe des Verjüngungsprogramms Ihre Entgiftungsfunktionen optimieren können.

Derzeit untersuchen mehrere Mediziner die Zusammenhänge zwischen der Entgiftungsfähigkeit und den Risiken für Störungen des Nervensystems. G. B. Steventon, Ph.D. vom *„Queen Elisabeth Medical Center"* in Birmingham, Großbritannien, war einer der Ersten, der die Entgiftungsmechanismen von Parkinsonpatienten mit denen gleichaltriger, gesunder Patienten verglich. (11)

Dr. Steventon beobachtete, dass Personen mit einer verringerten Fähigkeit der Leber, Endo- und Exotoxine zu entgiften, deutlich häufiger an neurologischen Leiden und Erkrankungen des Motorneurons (letztes Neuron bei der Innervierung der Skelettmuskulatur) litten. Man muss Dr. Steventons Forschungstätigkeit als bahnbrechend bezeichnen, da sie darauf hinzuweisen scheint, dass die Beurteilung des Entgiftungspotentials der Leber bei der Klärung der Frage helfen könnte, wer am anfälligsten auf Endo- und Exotoxine reagiert und wer seine Ernährung und Lebensgewohnheiten ändern sollte, um im späteren Leben einer neurologischen Erkrankung vorzubeugen. Bei seiner Untersuchung von Parkinsonpatienten beobachteten Dr. Steventon und seine Kollegen, dass die Fähigkeit dieser Patienten, eine ganze Reihe von Medikamenten und Toxinen zu entgiften, nur halb so hoch war, wie die gleichaltriger, gesunder Personen. Als Resultat ihrer Arbeit schrieben die Forscher: „Parkinsonpatienten können eine Beeinträchtigung ihrer Entgiftungsmechanismen aufweisen und sie reagieren außerordentlich empfindlich auf exogene und endogene Toxine."

Woher kommen die neurologischen Erkrankungen?

Stellen wir die richtige Frage, dann erhalten wir auch eine vernünftige Antwort! Der idiopathische Parkinsonismus kann also keine Erkrankung mit unbekannter Ursache sein. Vielleicht stellt die Erkrankung ja die Konsequenz der Tatsache dar, dass man nicht rechtzeitig die Frage nach den Entgiftungspotentialen gestellt hat, um rechtzeitig eine neuroprotektive Therapie zu beginnen.

Haben wir diese Frage erst einmal bezüglich der Parkinsonschen Krankheit gestellt, werden wir bald auch dahin kommen, ähnliche Zusammenhänge bei anderen neurologischen Erkrankungen wie z. B. der Alzheimerschen Erkrankung zu vermuten. Rosemary Waring, Ph.D. von der Universität Birmingham berichtete erst kürzlich darüber, dass auch bei Alzheimerpatienten ähnliche metabolische Probleme auftreten, wie sie bei Parkinsonpatienten beobachtet worden waren. Ihre Forschungsgruppe erkannte, dass sowohl Alzheimer- als auch Parkinsonpatienten die Fähigkeit ihrer Leber erschöpft hatten, freie Radikale zu neutralisieren und deutlich anfälliger für Schäden des Nervensystems durch direkte Einwirkung verschiedener toxischer Chemikalien sind. (12)

Die genetisch bedingte Einzigartigkeit von Patienten mit der Alzheimerschen Erkrankung besteht in der Produktion einer veränderten Form eines Bluteiweißstoffes, der *Transferrin* genannt wird. Transferrin bindet verschiedene Stoffe und hilft, diese von einem Teil des Körper in den anderen zu transportieren. Einer dieser Stoffe, der durch das Transferrin gebunden wird, ist das Metall *Aluminium*, wobei das Transferrin im Organismus eines Alzheimerpatienten nicht in der Lage ist, Aluminium regelrecht zu binden und zu transportieren. Als Folge tendiert das Aluminium dazu, sich im Organismus zu konzentrieren, anstatt mit dem Urin ausgeschieden zu werden, wie das bei Personen der Fall ist, die nicht diese genetische Veränderung des Transferrins aufweisen. Gelangt Aluminium in das Gehirn, kann es dort als Katalysator einer Oxidation durch freie Radikale wirken. Die Zusammenhänge zwischen dem Aluminium und der Alzheimerschen Krankheit bestehen vermutlich darin, dass Aluminium die radikalbedingte Schädigung des Gehirns verstärkt, wenn es nicht aus dem Körper eliminiert werden kann.

Die Konzentration von Aluminium im Gehirn des Alzheimerpatienten steht mit der Progredienz (Fortschritt) der Erkrankung in Verbindung, wobei noch nicht endgültig geklärt ist, ob das Aluminium die Ursache der Erkrankung darstellt oder nur deren Progression fördert. Ebenfalls ungeklärt ist, ob die Alzheimersche Krankheit durch eine hohe Aluminiumbelastung ausgelöst wird. Es ist wahrscheinlicher, dass Personen mit der genetischen Anlage für die Alzheimersche

Krankheit dass Aluminium nicht ausreichend effektiv entgiften und ausscheiden können und es sich so in den Organen anreichert. Glücklicherweise existieren einige natürliche Aluminiumantagonisten, welche die Konzentration dieses Mineralstoffs im Körper verringern können. Zu diesen natürlichen Aluminiumwidersachern gehören die Mineralstoffe Magnesium und Kalzium sowie Vitamin D. Eine erhöhte Zufuhr dieser Nährstoffe kann helfen, die Absorption und Ansammlung von Aluminium bei den Personen zu reduzieren, die für diesen Prozess anfällig sind.

Leber – Gehirn – Ernährung

Durch die ausführlichen Forschungsarbeiten von Glyn B. Steventon, M.D. und seinen Kollegen wissen wir, dass Alzheimerpatienten – ebenso wie Patienten mit Parkinsonismus – eine genetisch angelegte Störung der Entgiftungsfunktionen der Leber zeigen. In einer ihrer Untersuchungen fand die Forschungsgruppe heraus, dass eine verringerte Kapazität bei der Metabolisierung von Endo- und Exotoxinen einen der Hauptgründe für die Alzheimersche Erkrankung darstellt. (13). Ähnliche Resultate fanden sich auch bei Parkinsonpatienten. Ob eine Person nun an der Alzheimerschen oder der Parkinsonschen Krankheit leidet, wird vermutlich durch die genetisch bedingte Anfälligkeit des Nervensystems und den relativen Unterschieden bei der Entgiftung verschiedener xenobiotischer (toxischer) Substanzen bestimmt.

Die Ernährung spielt bei der Entgiftung von Endo- und Exotoxinen in der Leber eine ebenso große Rolle, wie auch für die Gesundheit des Gastrointestinaltrakts. Für die Aktivität entgiftender Leberenzyme sind Spurenelemente wie Mangan, Kupfer, Zink und Selen von größter Bedeutung. Wie die Forschungsarbeit von Cindy Davis, Ph.D. und J. L. Greger zeigte, kann z. B. ein Manganmangel die Aktivität des antioxidativen Enzyms *Superoxiddismutase* (SOD) einschränken. (14). Die Supplementierung mit Mangan steigerte die Aktivität dieses wichtigen Enzyms bei Personen, die eine niedrige SOD-Aktivität zeigen.

Nahrungsmittel, die den höchsten Mangangehalt haben, sind ganze Körner und Wurzelgemüse, die in manganhaltigen Böden angebaut wurden, schwarzer Pfeffer und einige Nussarten. Mangan konkurriert mit Eisen, so dass eine eisenreiche Kost die Manganspeicher im Körper entleeren kann, wodurch das Risiko für oxidativen Stress steigt. Ein Manganmangel kann unter anderem mit einer vermehrten Speicherung von Eisen im Körper zusammenhängen, dieser Zustand steigert wiederum das Risiko für Herzerkrankungen und Krebs. Eine sehr hohe Eisenzufuhr kann den Manganstatus beeinflussen und das Risiko für oxidativen Stress erhöhen.

Tabelle 11.1:

Bereiche der sicheren, täglichen Mineralstoffzufuhr

Mineralstoff	Zufuhr	Quellen
Mangan	2 - 10 mg	Schwarztee, Pfeffer, Nüsse
Zink	10 - 30 mg	Schalentiere, Kürbiskerne, Nüsse
Kupfer	1 - 3 mg	Wurzelgemüse, ganze Körner, Leber
Kalzium	600 - 1500 mg	Fettarme Molkereiprodukte, dunkelgrüne Blattgemüse
Magnesium	200 - 800 mg	Ganze Körner, schieres Fleisch
Eisen	5 - 30 mg	Innereien, schieres Fleisch, dunkelgrüne Gemüse
Jod	50 - 300 µg (*)	Meeresfrüchte, jodiertes Salz
Selen	50 - 200 µg (*)	Hefe, Leber, ganze Körner
Chrom	50 - 200 µg (*)	Hefe, Leber
Molybdän	75 - 300 µg (*)	Leber, Wurzelgemüse

* µg = Mikrogramm, 1 Millionstel Gramm bzw. 1 Tausendstel Milligramm (mg)

Molybdän zur Entgiftung

Eines der wichtigsten Spurenelemente zum Schutz vor Schäden durch Xenobiotika ist das Molybdän. Molybdän aktiviert Enzyme, die uns vor den Auswirkungen einer Kost schützen können, die zu viel Proteine und Fremdsubstanzen wie ranzige Fette, Petrochemikalien und Sulfite enthält. Besonders auf die Sulfite reagieren viele Menschen allergisch. Nahrungsmittel in Salatbüffets werden häufig mit sulfithaltigen Lösungen behandelt, um das Bakterienwachstum zu verringern und oft genug haben sich Sulfitallergiker direkt von der Salatbar ins Krankenhaus begeben müssen.

Molybdän hilft, das Sulfit zu entgiften, indem es ein Enzym mit Namen *Sulfoxidase* aktiviert. Personen, deren Sulfitallergie genetisch fixiert ist und deren Kost keine ausreichenden Molybdänmengen enthält, weisen ein deutlich gesteigertes Risiko für allergische Reaktionen auf. Es ist daher wichtig dafür zu sorgen, dass Ihre Kost neben anderen Spurenelementen ausreichende Mengen Molybdän enthält, um eine regelrechte Entgiftung durch die Leber zu gewährleisten. Vitamin E, Vitamin C, Karotine und andere wichtige pflanzliche Antioxidantien sind notwendig, um den Schutz der Leber und anderer sauerstoffreicher Organe und Gewebe vor freien Radikalen zu fördern. Diese antioxidativen Vitamine entfalten ihre Wirkung in Teamarbeit mit den Spurenelementen, die Enzyme wie die *Glutathionperoxidase* und die *Superoxiddismutase* (SOD) aktivieren, um die volle Bandbreite der Schutzmaßnahmen gegen oxidativen Stress zu gewährleisten.

Personen mit einer beeinträchtigten Entgiftungsfunktion der Leber, bei denen ein erhöhtes Risiko gegenüber den schädigenden Einflüssen der Endo- und Exotoxine besteht und die eine neuroprotektive Therapie benötigen, um sich vor der Alzheimerschen bzw. der Parkinsonschen Erkrankung zu schützen, können von einem maßgeschneiderten Verjüngungsprogramm profitieren, das reich an diesen entgiftenden Substanzen ist.

Außerdem sollte diese Personengruppe unbedingt ihre Belastungen durch toxische Substanzen wie Alkohol, Nikotin, Drogen, Umweltgifte und Endotoxine reduzieren bzw. vollkommen eliminieren, die durch eine Fehlfunktion des Gastrointestinaltrakts oder ein „Leaky Gut-Syndrom" entstehen. Mit Veränderungen der Lebensgewohnheiten und einer maßgeschneiderten Kost kann man das Risiko einer neurologischen Erkrankung im Alter deutlich verringern.

Das integrierte neuroprotektive Programm

Kehren wir zum Ende des Kapitels noch einmal zu John zurück, jenem Manager, der fühlte, dass er die Fähigkeit verlor, mit seinem hektischen Lebensstil Schritt zu halten. Da John eine relativ gute Entgiftungskapazität der Leber aufwies, bestand der Zugang unseres Kollegen zur Beherrschung der Beschwerden darin, Johns Ernährung zu optimieren und das Ausmaß von oxidativem Stress zu reduzieren. Die ihm empfohlene Kost lieferte mehr B-Vitamine, Spurenelemente und antioxidative Nährstoffe, außerdem wurde bei ihm ein Nährstoffsupplement eingesetzt, dass eine rasche Wiederauffüllung von Johns Nährstoffspeichern ermöglichte. Eine zusätzliche Zufuhr dieser Nährstoffe in einer Dosierung, die Sie der Tabelle 11.2 entnehmen können, liefert eine universelle Mischung aus Vitaminen und Mineralstoffen, deren Mengen ebenfalls im sicheren und effektiven therapeutischen Bereich liegen. Sie kann als Nährstoffunterstützung für Menschen dienen, die leichte Mangelzustände aufweisen oder die unter Beschwerden des Nervensystems, wie Erschöpfung, Schlaflosigkeit, wiederkehrenden Albträumen, Konzentrationsschwäche, Verwirrtheitszuständen und Gedächtnisstörungen leiden. Wenn Sie Vitamine und/oder Mineralstoffe einnehmen wollen, versuchen Sie diesen Vorgaben möglichst genau zu entsprechen.

Wie ich im gesamten Buch betont habe, stehen alle Beschwerden des Körpers in enger Beziehung miteinander. Alles, was das Verdauungssystem betrifft, beeinträchtigt auch das Immunsystem, die Leber, das Gehirn und das Nervensystem.

Im abschließenden Kapitel dieses Buches werde ich nun einige jener Punkte ansprechen, die Sie beachten sollten, damit Ihr persönliches Verjüngungsprogramm zu einem vollen Erfolg wird.

Tabelle 11.2:

Täglich empfohlene, zusätzliche Zufuhr von Nährstoffen im Rahmen des Verjüngungsprogramms

Nährstoff	Dosisbereich
Vitamin B_1	5 – 10 mg
Vitamin B_2	5 – 15 mg
Vitamin B_3 (Niacinamid)	20 – 50 mg
Vitamin B_6	10 – 20 mg
Vitamin B_{12}	20 – 200 µg
Pantothensäure	20 – 100 mg
Folsäure	400 – 800 µg
Inositol	30 – 50 mg
Vitamin C	200 – 1000 mg
Natürliches Vitamin E-Gemisch	50 – 300 mg (60 – 400 IU)
Natürliches Karotin-Gemisch	5 – 20 mg (5.000 – 15.000 IU)
Vitamin A	2.500 – 5000 IU
Vitamin D	50 – 400 IU
Bioflavonidkomplex	20 – 100 mg
Biotin	50 – 300 µg
Kalzium (Zitrat oder Hydroxyapatit)	100 – 400 mg
Magnesium (Zitrat oder Glycinat)	100 – 200 mg
Eisen (Chelat)	5 – 15 mg
Zink (Chelat)	10 – 20 mg
Mangan (Chelat)	5 – 10 mg
Kupfer (Chelat)	1 – 3 mg
Chrom (Nicotinat)	50 – 200 µg
Selen (Komplex)	50 – 200 µg
Jod	50 – 100 µg
Molybdän	50 – 100 µg

Abschnitt 2: Das Programm - Wie?

So passen Sie Ihr Programm an, um funktionelle Beschwerden des Gehirns/Nervensystems zu beheben

Spezielle Empfehlungen	Tägliche Dosis
Phytonährstoff - Diät	s. o.
B-Vitamine	Das 3 – 10fache der RDAs
Kalzium (Zitrat)	400 – 800 mg
Spurenelemente	Wie im Kapitel beschrieben.
Antioxidantien (Phytonährstoffe mit Vitamin E, Vitamin C, Karotine und Flavonoiden)	Wie im Kapitel beschrieben
Molybdän (Natriummolybdat)	100 – 300 µg
Standardisiertes *Ginkgo biloba* - Konzentrat	50 – 100 mg

Kapitel 12
Nehmen Sie Ihre Verjüngung selber in Ihre Hand

Es gibt Dinge, die jeder von uns tagtäglich tun kann, um seine Funktion und Vitalität zu steigern und so aus seiner Existenz nicht nur den größten Gewinn zu schöpfen sondern auch seine Lebensdauer und die Gesundheitsspanne zu erhöhen. Das Verjüngungsprogramm bietet Ihnen die Möglichkeit, jeden Tag ihres Lebens bei optimaler Gesundheit zu verbringen und den gesunden Anteil ihres Lebens um Jahre zu verlängern.

Während wir Tag für Tag unser Leben leben, weiß keiner von uns genau, wie wir altern werden oder wie unser Lebensstil unsere Zukunft beeinflussen wird. Somit erliegen wir häufig genug der Versuchung, das zu essen oder zu trinken bzw. Dinge zu tun, die für uns Sinn zu machen scheinen, deren Zinsen erst viel später als Saldo auf unserem Gesundheitskonto auftreten.

„Das Leben ist unsicher. Essen Sie zuerst den Nachtisch". Dieser Slogan auf den Schürzen der Mitarbeiter eines Süßwarenladens macht es einfach, jeder Versuchung nachzugeben. Leider reflektiert er auch genau jene Art und Weise, in der viele Menschen über unsere Zeit denken. Woher wissen wir denn, dass wir überhaupt lang genug leben, um zu altern? Situationen, die sich fast vollständig unserer Kontrolle entziehen – das Ozonloch, die Vernichtung des Regenwaldes, die globale Erwärmung, zunehmende Gewalt in den Städten, Verkehrsunfälle – prägen die Bereitschaft, unser Leben in vollen Zügen zu genießen und alles herauszuholen, was möglich ist, selbst wenn sich das in der Zukunft rächen wird. Mit dieser Logik rauchen Menschen, trinken Alkohol oder konsumieren andere Drogen, essen alles, was gut schmeckt und essbar ist, verzichten auf körperliche Aktivität und behandeln sich selber ohne jeden Respekt, nur um hier und jetzt Spaß zu haben.

Menschen, die so argumentieren, erkennen vermutlich nicht, dass sie sich durch ihre Entscheidungen schon heute ihrer Vitalität und Lebenskraft berauben und dadurch weniger in der Lage sein werden, auch zukünftig die Dinge genießen zu können, die Sie erreichen könnten, wenn sie sich nur geringfügig anders entschieden hätten.

Welche Art von Leben?

Jeder von uns muss sich die Frage stellen: „Welche Art von Existenz habe ich zu erwarten, wenn ich älter werde?" In seinem Buch mit diesem Titel (What Kind of Life?) untersucht Daniel Callahan die Ziele der Medizin bei der Behandlung von Alterserkrankungen und der Lebensverlängerung. (1) Nach Callahans Vorstellungen wird sich in den kommenden Generationen das Gesundheitssystem der USA besonders im Bereich der neuen Technologien deutlich verändern müssen, mit denen schon heute Patienten am Leben gehalten werden. Diese Technologien sind häufig mit erheblichen Kosten verbunden und nehmen dabei wenig Rücksicht auf die Lebensqualität ihrer „Opfer".

Schon sehr bald werden wir darüber zu entscheiden haben, bei wem welche dieser Verfahren eingesetzt werden können und dürfen, welche Lebensqualität wir am Ende unserer Existenz zu erwarten haben und welche „heldenhaften" medizinischen Interventionen wirtschaftlich wirklich sinnvoll sind. Auf diese Fragen wird es keine einfachen Antworten geben. Dennoch bin ich davon überzeugt, dass alle Menschen im Alter den Wert von Gesundheit und Vitalität als eines ihrer vornehmlichsten Ziele betrachten werden.

Auch wenn die Menschen heute länger als früher leben, sind sie deswegen nicht zwangsläufig auch gesünder. Immer häufiger werden alternde Mitbürger zum Opfer heroischer medizinischer Maßnahmen, von denen sie lieber verschont geblieben wären. Chronische Leiden berauben sie jener Jahre ihres Ruhestands, den sie sich schwer erarbeitet haben. Aber auch wirtschaftliche Probleme trüben die gesundheitliche Zukunft der alternden und alten Menschen. Die Kosten, die zur Pflege alter und siecher Personen aufgewendet werden müssen, belasten schon heute die Volkswirtschaft in hohem Maße. Wenn sich daran nichts ändern sollte, während die Angehörigen der geburtsstarken Jahrgänge von 1946 – 1960 in den kommenden 20 Jahren ihr Rentenalter erreichen, werden diese Belastungen zu hoch sein, um noch weiter finanziert werden zu können.

Der einzige positive Aspekt dieser problematischen Situation ist darin zu sehen, dass immer mehr Menschen erkennen, dass sie selbst für ihren Körper verantwortlich sind. Niemand kennt eine Person so

Kapitel 12: Nehmen Sie Ihre Verjüngung in die eigene Hand

gut wie jemand, der ein ganzes Leben lang mit ihr im selben Körper verbracht hat. Das Wissen, dass niemand so gut dafür sorgen kann, wie leistungsfähig man ist, wie gut man funktioniert und sein Leben genießt, wie man selbst, lässt eine ständig wachsende Gruppe von uns erkennen, dass man selber die Kontrolle über seine Gesundheit und Vitalität übernehmen muss. Das Verjüngungsprogramm gibt Ihnen die Mittel, die Sie brauchen, um Ihre gesundheitliche Zukunft zu formen.

Leisten Sie Ihren Beitrag zur Kostensenkung

Der Profit eines persönlichkeitsorientierten Gesundheitsprogramms reicht weit über den eigentlichen medizinischen Effekt hinaus, Ihre „Gesundheitsspanne, d. h. die Zahl Ihrer gesunden Jahre zu steigern. Ein solches Programm kann außerdem zu einer Verringerung aller gesundheitsbezogenen Kosten führen, was zu einer deutlichen Entlastung der Wirtschaft führen würde. Gio B. Gori, M.D., ehemaliger stellvertretender Direktor der Abteilung für Krebsursachen und -prävention am „US National Cancer Institute" glaubt, dass die Überalterung der amerikanischen Bevölkerung und bestimmte schädliche Lebensgewohnheiten für das massive Auftreten chronischer Erkrankungen und der immensen Steigerung der Gesundheitskosten verantwortlich sind. (2)

Mit derzeit 17 % der jährlichen Ausgaben überschreiten diese Kosten jeden anderen Posten unserer Wirtschaft. Und ein erheblicher Teil der Gesundheitskosten entsteht in den letzten Jahren, manchmal sogar in den letzten Wochen oder Tagen des Lebens, wenn die Gesundheit rasch verfällt und kostspielige Krankenhausaufenthalte, Operationen und andere Formen heroischer intensivmedizinischer Behandlungen notwendig werden. Die ideale Lösung wäre, die Lebensspanne des Einzelnen zu steigern und ihm oder ihr am Ende des Lebens einen „natürlichen" Tod zu erlauben.

Langes Leben, natürlicher Tod

Mein liebstes Beispiel für ein langes Leben, dem ein natürlicher Tod folgte, findet sich in der Vita meines Großvaters. Er war während seines gesamten Lebens immer gesund und noch mit 80 Jahren in der

Lage, seinen Urenkeln einen Handstand oder einen Flickflack vorzuturnen. Während unserer Ferien veranstaltete er mit uns regelrechte Canasta-Marathon-Turniere, die er immer gewann, indem er uns buchstäblich „aussaß". Im Alter von 97 Jahren teilte er seiner Familie am Thanksgiving Day mit, dass es für ihn nun Zeit sei, zu gehen. Seine Enkel waren alle erwachsen, er hatte im Laufe seines Lebens mehrere verschiedene Berufe ausgeübt und erst vor kurzem den Tod einer nahen Freundin aus Oregon miterlebt. Er dankte der versammelten Familie für die Jahre der Unterstützung und Ermutigung, die sie ihm gegeben hatten und fügte hinzu, er fühlte, dass andere Herausforderungen auf ihn warteten. Wir lächelten und bezeichneten ihn als sentimental, aber am 12. Dezember starb er friedlich in seinem Bett – wie er es versprochen hatte.

Das Leben meines Großvaters verlief vollständig anders als die Lebensläufe, die wir heutzutage beobachten müssen, bei denen Menschen erkranken, ständige Krankenhausaufenthalte, großartige Behandlungsmethoden und oft unmenschliche medizinischer Therapien brauchen, die ihr Leben oder dessen Qualität wenig oder gar nicht verbessern können. Wie Dr. Gori vermutet, besteht das einzige wirtschaftlich sinnvolle Modell zur Besserung unserer gesellschaftlichen Funktionen, zur Senkung der Gesundheitskosten und zur Steigerung der Gesundheitsspanne in gesundheitsfördernden und krankheitsvorbeugenden Maßnahmen. Er fürchtet allerdings, dass dieses Konzept bei der Mehrzahl der Bürger wenig Gegenliebe finden wird, weil es eine ernsthafte Beschäftigung mit der Veränderung des Lebensstils und eine veränderte Betrachtungsweise jener sozialen und ökonomischen Konventionen voraussetzt, die mit einem gesteigerten Krankheitsrisiko verbunden sind.

Die Zeiten haben sich geändert. Während die amerikanische Bevölkerung immer älter wird, verändern sich auch die Erwartungen der Menschen. Eine ständig größer werdende Zahl von Menschen will in Gesundheit altern und nicht mit einer eingeschränkten Vitalität leben. Ernährungspioniere wie *Ancel Keys*, Ph.D. haben das Interesse an Zusammenhängen wie z. B. dem Verhältnis von Cholesterin, Ernährung und Gesundheit geweckt. *Lester Morrison*, M.D., in den fünfziger Jahren Direktor des Atheroskleroseforschungszentrums an der Universität von Kalifornien in Los Angeles entwickelte ein streng fettarmes Diätprogramm zur Behandlung von Herzerkrankungen, das unter anderem das Leben von *Nathan Pritkin* gerettet hat, dem man zu Beginn seines vierten Lebensjahrzehnts sagte, er leide unter einer „unheilbaren" Herzerkrankung. Pritkin machte die fettarme Kost zu seiner persönlichen Lebensaufgabe und er verpflichtete sich, Menschen auf der ganzen Welt über die Vorteile einer fettarmen Ernährung (Pritkin-Diät) zu informieren, die reich an komplexen Kohlenhydraten und Ballaststoffen ist.

Der „Gesundheitskreuzritter" *Philip Sokoloff*, Gründer der „*National Heart Savers Association*" war von Pritkins Kampagne so überzeugt, dass er begann die Fast Food-Industrie zu bekämpfen, indem er den Fettgehalt von Fast Food auf ganzseitigen Anzeigen im „Wall Street Journal", „USA Today" und anderen Zeitschriften ahndete und den Fast Food so als Auslöser von Herzerkrankungen verantwortlich machte, die in der USA ursächlich an den meisten Todesfällen beteiligt sind. Als Reaktion auf Sokoloffs Aktivitäten bieten heute viele Restaurantketten fettarme Gerichte an und veröffentlichen die Zusammensetzung aller Gerichte, die sie servieren.

Jede dauerhafte Veränderung des Ernährungsverhaltens bedarf der gemeinsamen Anstrengung von Regierung, Wissenschaft, Lebensmittelfabrikanten und Verbrauchern in einem bisher nicht da gewesenen Umfang. Zur Zeit erlaubt die amerikanische Regierung wie im „*National Food Labeling and Education Act*" *(*NLEA) aus dem Jahre 1990 den Herstellern, in den folgenden vier Kategorien über ihre Produkte eingeschränkte gesundheitliche Aussagen zu machen: Fettverzehr und koronare Herzkrankheiten, Fettverzehr und Krebserkrankungen, Kochsalzverzehr und Bluthochdruck sowie Kalziumzufuhr und Osteoporose.

Das Wissen aus Forschungsarbeiten und das wachsende Interesse der Verbraucher über die gesundheitsfördernde Wirkung von Nahrungsmitteln wird zweifellos schon bald zu einer Ergänzung dieser Bestimmungen führen. Jeder Lebensmittelfabrikant der nicht schon heute in die Forschung investiert, um Nahrungsmittel zu entwickeln, die einen gesundheitlichen Nutzen bringen, wird auf der Strecke bleiben, während die Konkurrenz bei ihren Produkten die Ergebnisse der Ernährungsforschung nutzt, um vollwertige, wohlschmeckende und leicht zuzubereitende Nahrungsmittel herzustellen.

Abschnitt 2: Das Programm - Wie?

Ein neues Gesetz, das von der Bundesregierung der USA geschaffen wurde, ist der *„Dietary Supplement Health and Education Act"* (DSHEA) aus dem Jahre 1994. Der DSHEA ist für alle Nährstoffsupplemente das, was der NLEA für die Lebensmittel bedeutet. Nach den Bestimmungen des DSHEA wird dem Verbraucher der Zugang zu sicheren und wirksamen Produkten ermöglicht und eine objektive Information über die Vorteile dieser Produkte garantiert. Dieses Produkt der Legislative erkennt die Bedeutung der Ernährung und die Vorzüge von Nahrungsergänzungsmitteln zur Gesundheitsförderung an. (Als Nahrungsergänzungsmittel werden laut Gesetz alle Vitamine, Mineralstoffe, Heilkräuter und andere botanische Nährstoffe definiert, die zur Ergänzung der Ernährung eingesetzt werden können.) Nach dem Buchstaben dieses Gesetzes ist es Produzenten von Nahrungsergänzungsmitteln erlaubt, Angaben über die Wirkung eines bestimmten Produkts zu machen, durch welche die Strukturen des Organismus bzw. dessen Funktion gebessert werden oder die eine ernährungsphysiologische Unterstützung bieten.

Sowohl der NLEA als auch der DSHEA entsprechen einer formalen Anerkennung der Bedeutung von Ernährung und präventiver Medizin zur Gesundheitsförderung und Krankheitsvorbeugung durch die Bundesregierung. Die Regierung beginnt zu begreifen, das der amerikanische Bürger ein Recht auf Informationen hat, die ihm helfen, im Interesse seiner Gesundheit die richtige Wahl treffen zu können.

Ein Komitee des *„Institute of Food Technology"* (IFT) das alle bedeutenden Nahrungsmittelproduzenten in den USA repräsentiert, hat erkannt, dass die amerikanische Lebensmittelindustrie bei der Erforschung und Entwicklung neuer Nahrungsmittelprodukte, die vermehrte gesundheitliche Vorteile bieten, ins Hintertreffen geraten ist.(3)

Alle Zeichen lassen darauf schließen, dass die Ernährung und bestimmte Nahrungsmittel die Gesundheit fördern können. Es ist nun unsere Aufgabe, damit zu beginnen, diese Informationen in unserem täglichen Leben zu nutzen. Das Verjüngungsprogramm bietet Ihnen dazu die Möglichkeit, wobei neueste wissenschaftlich fundierte Konzepte der funktionellen Medizin und Gesundheit verwendet wurden.

Kapitel 12: Nehmen Sie Ihre Verjüngung in die eigene Hand

Unser Land braucht mehr Grundlagenforschung über die Auswirkungen von Nahrungsmitteln auf die Adipositas (Übergewicht), über koronare Herzkrankheiten und Nahrungsfette, über Krebs und antioxidative Nährstoffe, Osteoporose und über jene Nährstoffe, die den Knochenverlust bremsen sowie über Vitamine und Mineralstoffe für das Immunsystem. Auch über den veränderten Bedarf an Nährstoffen im Laufe des Lebens, besonders im Alter, muss noch viel mehr an Forschungsarbeit geleistet werden. Das gleiche gilt für die Auswirkungen von Ernährung und körperlicher Betätigung auf die Gesundheit. Schließlich und endlich müssen wir mehr darüber erfahren, wie Nährstoffe die Expression von Genen (Aktivierung und Umsetzung der genetischen Informationen) auf die Funktion beeinflussen und wie spezielle Diäten den Bedürfnissen bestimmter Personengruppen angepasst werden können. Ich habe versucht, auch diese Überlegungen – dem derzeitigen Wissensstand entsprechend – in das Verjüngungsprogramm einzubringen.

Eine Reihe von Nahrungsmitteln, Nahrungsmittelbestandteilen und -komponenten stehen uns bereits heute in Form der sogenannten „Designer Foods" oder „Super Foods" mit spezifischen, gesundheitsfördernden Eigenschaften zur Verfügung, die – wie Sie bemerkt haben werden – ebenfalls in diesem Buch als Bestandteile des Verjüngungsprogramms empfohlen wurden. Fructo-Oligo-Saccharide, Topinamburmehl, verschiedene Ballaststoffarten, die Tocotrienole enthalten, gemischte Bioflavonide, ein Konzentrat aus Kuhmilchprotein-Antikörpern sind alle aus Nahrungsmitteln gewonnene Stoffe, die uns mögliche Vorteile bei der Behandlung bestimmter Formen von funktionellen gesundheitlichen Problemen verschaffen können.

Pioniere der Ernährungsforschung wie Keys, Morrison, Pritkin und Sokoloff haben eine wichtige Rolle gespielt, als es darum ging, der amerikanischen Bevölkerung die Tatsache ins Bewusstsein zu rufen, dass jeder Einzelne der beste Verwalter der eigenen Gesundheit ist und dass alles, was man verzehrt, das eigene Schicksal beeinflusst. Sie weckten das Interesse an den Zusammenhängen zwischen Ernährung und Gesundheit, als Folge daraus wuchs das Interesse an Informationen über unseren Körper, unsere Ernährung und die Gesundheit.

Wie Untersuchungen der Yale Universität gezeigt haben, kann man heute als eine der schlimmsten Begleiterscheinungen des Alterns die Tatsache bezeichnen, dass die mangelnde Gesundheit älteren Personen das Gefühl gibt, sie hätten die Kontrolle über ihr Leben verloren (4) und dass diese Kontrolle besonders durch körperliche Beschränkungen beeinträchtigt wird. Wie zahlreiche weitere Untersuchungen belegen, kommt es immer dann zu besonderen Einschnitten in der Gesundheit älterer Menschen, wenn aufgrund funktioneller Einschränkungen oder Behinderungen die Kontrolle über ihre Aktivitäten verloren geht. Programme wie das Verjüngungsprogramm, die den Betroffenen helfen können, ihr Leben wieder unter Kontrolle zu bringen, sind weitaus wirksamer, wenn es darum geht, die Gesundheit wieder zu optimieren.

Chronologisches ./. funktionelles Altern

„Wenn wir sowieso altern und unsere Funktionsfähigkeit einbüßen müssen", so denken viele von uns, „warum dann noch dagegen ankämpfen?" Um diese Frage zu beantworten, müssen wir erst einmal begreifen, wie unser zahlenmäßiges Alter, auch *chronologisches Alter* genannt, sich zu unserem physiologischen, biologischen oder *funktionellem Alter* verhält. Wie die Altersforschung gezeigt hat, können ältere Menschen den täglichen Anforderungen weniger effektiv begegnen, als jüngere Menschen, wobei die Veränderung dieser Effizienz bei einigen Personen im Alter langsamer fortzuschreiten scheint, bei andern hingegen schneller. (5) Menschen, die auch im Alter gesund bleiben, verfügen offensichtlich über die außerordentliche Fähigkeit, ihre physiologische Funktionsfähigkeit auch im Alter zu behalten. Es scheint so, als hätten diese Personen eine Art „genetischen Hauptgewinn" gemacht, durch den ihre Organsysteme nicht so rasch altern, wie die ihrer Altersgenossen. Trotzdem kann die Forschung nicht uneingeschränkt bestätigen, dass das Altern ein ausschließlich genetisch bedingter Vorgang ist. Stattdessen weisen biochemische Untersuchungen eher darauf hin, dass der Prozess des Alterns, in dem Funktion und Vitalität schwinden, durch ein Konglomerat aus genetischer Prägung, Ernährung, Lebensführung, Aktivitätsmustern und toxischen Belastungen geprägt wird. Das Ziel dieses Verjüngungs-

Kapitel 12: Nehmen Sie Ihre Verjüngung in die eigene Hand

programms ist es, Ihre funktionelle Gesundheit innerhalb von 20 Tagen zu verbessern und Ihnen somit ein Werkzeug an die Hand zu geben, von dem zahlreiche Altersforscher glauben, das es notwendig sei, um das funktionelle Alter zu verringern und Ihnen auch im Alter die Kontrolle über die wichtigsten Aspekte Ihrer Gesundheit zu geben.

Die Suche nach unkonventionellen Lösungen

In ihrem Bestreben, eine aktivere Rolle bei der Förderung ihrer eigenen Gesundheit zu spielen, suchen viele von uns nach Alternativen außerhalb der normalen Medizin. Erst vor kurzem berichteten Forscher der *„Harvard Medical School"*, dass eine von drei befragten Personen angab, im vergangenen Jahr mindestens einmal alternative medizinische Verfahren in Anspruch genommen zu haben. (5)

Solche alternativen Therapieverfahren werden am häufigsten von gebildeten Personen mit überdurchschnittlichen Einkommen im Alter zwischen 25 und 49 Jahren gewünscht. 83 % der Personen, die sich wegen eines Leidens alternativ behandeln ließen, waren außerdem wegen der selben Erkrankung bei einem konventionellem Arzt in Behandlung, wobei die Meisten diesem Arzt verschwiegen, dass sie sich auch alternativ behandeln ließen. Die Ausgaben für alternative medizinische Verfahren beliefen sich in den USA 1990 auf rund 13,7 Milliarden US Dollar, wobei 75 % der Ausgaben nicht durch die Krankenkassen erstattet wurden. Vergleicht man diese Zahlen mit den 12,8 Milliarden US Dollar, die alljährlich in den USA von Privatpatienten für Krankenhausaufenthalte ausgegeben werden, beweist das nach Absicht der Harvardforscher, dass eine ständig wachsende Zahl von Patienten von der herkömmlichen Medizin enttäuscht wurde und sich nach wirksamen Alternativen umsieht.

Ähnliche Ergebnisse lassen sich auf dem Gebiet der Krebsbehandlung nachweisen. Als eine Forschungsgruppe der Universität von Pennsylvanien die Überlebensrate und Lebensqualität von Krebspatienten untersuchte, die „unbewiesene" Methoden eingesetzt hatten und sie mit denen von Patienten verglich, die sich konventionellen Behandlungsmethoden unterzogen hatten, fanden sie heraus, dass orthodoxe (herkömmliche) und unorthodoxe (alternative) Verfahren die gleichen Resultate zeigten. (6) Jedes Jahr geben Amerikaner fast 10 Milliarden Dollar für alternative Krebstherapien aus, von denen viele nur außerhalb der USA durchgeführt werden dürfen, wobei dies darauf hinweist, dass die Betroffenen nach einer Möglichkeit suchen, ihre Gesundheit selber in die Hand zu nehmen und so ihren Zustand zu verbessern, wobei die Ergebnisse und die langfristigen Erfolge besser sind, als die der konventionellen Medizin.

Alexander Leaf, Mitglied der Fakultät an der *„Harvard Medical School"* hat erst kürzlich geschrieben, der Grund, warum die Amerikaner nach alternativen medizinischen Lösungen suchten, sei die Prävention. Seit dem vergangenen Jahrhundert – so Dr. Leaf – habe sich das medizinische Establishment der USA fast ausschließlich um das „Banner der kurativen (= heilenden) Medizin" geschart. (7) Die präventive (= vorbeugende) Medizin sei zur Angelegenheit der öffentlichen Gesundheitsfürsorge gemacht worden, die sich mit allgemeinen gesundheitlichen Problemen wie sanitären Verhältnissen, Hygienemaßnahmen und der Ernährung beschäftigt. Ein Arzt erhält heute während seiner Ausbildung kaum Unterricht in präventiver Medizin, besonders wenn es um Prävention beim Einzelnen geht.

Auch die Krankenkassen stellen sich bei der Bezahlung präventiver Maßnahmen stur. Dr. Leaf bestätigt, dass der Einzelne heute größere Erwartungen an seine Gesundheit stellt und beginnt, sich schon dann um seine Gesundheit zu kümmern, wenn es ihm noch gut geht, anstatt mit der Optimierung seiner Funktion darauf zu warten, bis diese zusammenbricht. Wie er annimmt, hat dieses neu erwachte Interesse an medizinischem „Do It Yourself" zur Verwirrung bei den Zielen und Aufgaben des öffentlichen Gesundheitssystems der USA geführt. Dr. Leaf nimmt die Beträge unter die Lupe, die 1992 für die Behandlung von cardiovasculären Erkrankungen (Herzinfarkt und Atherosklerose) aufgebracht werden mussten und die sich auf 109 Milliarden Dollar beliefen. In diesem Jahr wurden rund 300.000 koronare Bypassoperationen zum Stückpreis von 30 – 40.000 Dollar durchgeführt, was allein zu den geschätzten Gesamtkosten von 9 Milliarden Dollar geführt hat, wobei allerdings keinerlei Beweise dafür vorliegen, dass diese Operation die Lebenserwartung der Patienten erhöhen kann!

Auf der anderen Seite werden mögliche präventive Behandlungsansätze wie z. B. individuelle Veränderung des Lebensstils oder Umstellungen der Ernährung von der konventionellen Medizin kaum beachtet. Und das, obwohl sich gezeigt hat, dass diese Maßnahmen die Ursachen der Erkrankungen behandeln können.

In ihrer Entscheidung, präventive Vorgangsweisen zu ignorieren, erhalten die Mediziner Unterstützung von der amerikanischen Versicherungswirtschaft. Die Versicherungsbranche stellt in den Vereinigten Staaten einen relativ jungen Wirtschaftszweig dar, der entstanden ist, um dem Bürger zu helfen, sich gegen unvorhersehbare und katastrophale Vorfälle wie unter anderem Sturmschäden, Erdbeben, Unfällen oder lebensbedrohenden Erkrankungen zu schützen. Die Lebensversicherung stellt in Wirklichkeit eine Sterbeversicherung dar, deren Auszahlung an die Hinterbliebenen anlässlich des Todes des Versicherten erfolgen wird, um diesen Personen finanzielle Sicherheit zu garantieren. Versicherungen waren einmal relativ preiswert und ihr primärer Zweck lag darin, den Einzelnen vor unvorhersehbaren Desastern zu schützen, die sonst seinen finanziellen Ruin bedeutet hätten.

Die maroden Krankenversicherungen

In den letzten zwei Jahrzehnten hat sich die Versicherungswirtschaft auf Bereiche ausgebreitet, in denen sie früher nicht präsent war. Sie ist zu einem eigenständigen Wirtschaftszweig geworden und hat neue Märkte kreiert, indem sie uns glauben lässt, wir wären unseren Nachbarn gegenüber im Nachteil, wenn wir nicht gegen jeden möglichen Verlust versichert wären. Es gibt heute fast nichts mehr, gegen das man sich nicht versichern kann. Wir können eine Versicherung abschließen, die zahlt, wenn während Ihres Winterurlaubs nicht genügend Schnee fällt. Sie können sich ebenso gegen Verletzungen und Unfälle versichern, die Ihnen zustoßen können, wenn Sie ein riskantes Hobby betreiben.

Diese Veränderungen im Bereich der Versicherungswirtschaft haben auch nachhaltig das Bild geprägt, das wir von unserer Krankenversicherung haben. Statt uns einen Schutz vor den möglichen hohen Kosten einer schweren Erkrankung zu bieten, wird eine Krankenversicherung heute als ein Grundrecht betrachtet. Wir sind der Meinung, unsere Krankenversicherung müsse alles bezahlen – von der Brille bis zum Hörtest (und das auch, wenn unser Hörverlust darauf beruht, dass wir jahrelang zu laute Musik gehört haben), Medikamente, Drogen, besondere medizinische Untersuchungen, jährliche Check-Ups und andere Leistungen, die eine Folge unserer eigenen Sorglosigkeit und/oder Nachlässigkeit sind. Für diese Leistungen aber ist unsere Krankenversicherung ursprünglich nicht gedacht gewesen.

In der Versicherungswirtschaft hat sich die Krankenversicherung in der Zwischenzeit zu einem echten Goldesel entwickelt, und wir, als Kunden des Gesundheitswesens sind so geprägt worden, dass wir meinen, gegen alle Eventualitäten versichert zu sein. Was wir in den USA sehen, ist eine kranke Versicherungswirtschaft, die ein im Koma befindliches Gesundheitssystem künstlich am Leben hält. Dieses System ist ein wirtschaftlicher „Selbstläufer" der nur wenig an der Verbesserung der menschlichen Funktion oder gar des Wohlbefindens interessiert sein kann. Es existiert nur durch die finanzielle Subvention von Diagnose und Therapie einer Erkrankung ohne dabei die Eskalation der damit verbundenen Kosten zu beachten. Historisch gesehen kann man sogar eine Tendenz erkennen, bei der wachsende Kosten mit der sinkenden Qualität der Maßnahmen Hand in Hand gehen.

In den letzten Jahren sind die Kosten für medizinische Maßnahmen buchstäblich „explodiert" und außer Kontrolle geraten. Die medizinische Versorgung ist so kostspielig geworden, dass eine Gesundheitsreform sowohl für die Regierung als auch für die Öffentlichkeit höchste Priorität besitzt. Derzeit erleben wir bei den Krankenversicherungen das „Zeitalter des Versorgungsmanagements". In diesem Prozess bilden die verschiedenen Krankenkassen Konsortien, und die Anbieter medizinischer Leistungen (Ärzte, Krankenhäuser, Pflegeeinrichtungen usw.) müssen sich vertraglich verpflichten, alle Bestimmungen und Regeln dieser Konsortien einzuhalten, wenn sie wollen, dass ihre Patienten weiterhin Versicherungsschutz genießen. Schon jetzt kursiert unter den Verbrauchen und ebenso unter den Ärzten die Furcht, dass Behandlungsverfahren standardisiert, Möglichkeiten begrenzt und die Versorgung beeinträchtig werden.

Die größte Sorge des Versorgungsmanagements hingegen ist die Senkung der Kosten. Dabei sollten sich Versicherte, Versicherer und die Regierung einmal die Frage stellen was wichtiger ist: Eine *kurzfri-*

stige oder eine langfristig angelegte Senkung der Gesundheitskosten. Will man eine kurzfristige Kostensenkung, so wird darunter die Qualität der Maßnahmen leiden, der Prävention kommt nur eine geringe Bedeutung zu. Will man aber eine langfristig wirkende Senkung der Kosten, wird Prävention zur Hauptaufgabe der praktizierenden Mediziner werden müssen und die funktionelle Medizin würde zum zukünftigen Standard. Bei der Entscheidung dieser Frage haben auch Sie als Verbraucher ein wichtiges Wort mitzureden.

Viele Praktiker der funktionellen Medizin sehen der Zukunft der Heilkunde mit positiven Gefühlen entgegen. Das Versorgungsmanagement ist ausschließlich ergebnisbezogen konzipiert, die Versicherer wollen für ihre Ausgaben einen Gegenwert erhalten: Wie gesund ist der Patient nach der Behandlung, hat er (oder sie) diese Behandlung als erfolgreich empfunden? Dieses System schreit geradezu nach präventiven Behandlungsverfahren. Ernährung, sportliche Aktivität, Veränderung der Lebensgewohnheiten sind bei der Behandlung von koronaren Herzkrankheiten z. B. preiswerter und langfristig effektiver als die Bypasschirurgie. Erfolgreiche Raucherentwöhnungsprogramme sind billiger als die Behandlung der Krebserkrankungen, die durch Rauchen ausgelöst werden. Wenn die funktionellen Mediziner recht behalten, wird schon bald der Schwerpunkt in vielen Arztpraxen mehr darauf liegen, Erkrankungen vorzubeugen, als Patienten reparieren zu müssen, wenn sie erst einmal „kaputt" sind.

Diese Philosophie wird natürlich den Menschen missfallen, deren Einstellung lautet: „Warum etwas reparieren, was noch funktioniert?" und die erwarten, dass ihr Arzt und ihre Krankenversicherung sie schon retten wird, wenn sie krank werden. Eine ständig wachsende Gruppe von Personen aber haben von der Inflation der Gesundheitskosten in unserer Gesellschaft ebenso die Nase voll, wie von dem Mangel an vorbeugenden medizinischen Strategien und erwägen den Wechsel zu einer alternativen Form der Gesundheitsfürsorge. Eine solche Form fördert Personen, die sich aktiv mit ihrer Gesundheit beschäftigen. Sie erkennen, dass es notwendig ist seine Gesundheit ebenso zu trainieren um sich besser fühlen zu können, wie man eine Sportart oder eine andere Fähigkeit üben muss, um sie ausüben zu können.

Besonders für diese Gruppe gesundheitlich aktiver Personen wurde unser Verjüngungsprogramm geschaffen. Für sie bildet dieses Programm die Möglichkeit, ein „Do it yourself – Management" einzusetzen, das ihnen gestattet, gemeinsam mit ihren Versicherern zu arbeiten. Es wird heute viel über die geregelte Gesundheitsversorgung und Kostensenkung geschrieben und es wird die Diskussion geführt, die sich in erster Linie darum dreht, die Diagnose und Behandlung von Erkrankungen effektiv und kostengünstig zu gestalten. Über die individuelle Förderung der Gesundheit und die Verbesserung der Funktion hingegen liest man vergleichsweise wenig. Sobald Sie Ihr maßgeschneidertes Verjüngungsprogramm beginnen, haben Sie selbst eine Art von „Do it yourself – Management" eingesetzt. Während der Lektüre dieses Buches haben Sie gelernt, die Aspekte Ihres Lebens und Ihrer Erfahrungen zu identifizieren, die vielleicht bisher zu Ihrer ungenügenden gesundheitlichen Lage beigetragen haben könnten und haben außerdem Wege und Mittel gefunden, mit deren Hilfe Sie Ihre gesundheitlichen Reserven, Ihre Energie und Ihre Widerstandsfähigkeit steigern können.

Sollten Sie bisher noch nicht mit dem zwanzigtägigen Verjüngungsprogramm begonnen haben, besitzen Sie jetzt alles notwendige Wissen, das Ihnen bei Ihren Plänen helfen wird. Haben Sie hingegen bereits mit dem Programm angefangen, nachdem Sie – wie empfohlen – nur das erste Kapitel gelesen haben, sind Sie vielleicht schon auf dem Wege der Besserung und funktionieren schon besser, als je zuvor. Denken Sie daran, dass Sie dieses Programm so oft durchführen können, wie sie wollen. Wiederholen Sie diese Maßnahmen wenn Sie besonders stark unter Stress leiden, nach einer Grippe oder einer Erkrankung, die mit Antibiotika behandelt werden musste, wenn Sie mal wieder einmal zu viele fett- oder zuckerreiche Speisen verzehrt oder größere Mengen an Alkohol konsumiert haben oder einfach nur dann, wenn Sie fürchten, dass Ihr Körper zusätzlicher Unterstützung bedarf. Wenn Ihr Arzt das Konzept noch nicht kennt, das in diesem Buch dargestellt wird, haben Sie keine Hemmungen, sie oder ihn darüber zu informieren. Denken Sie daran: Diese Verjüngungsprogramm beruht auf wissenschaftlich gesicherten Erkenntnissen, die auch Ihr Arzt akzeptieren wird. Es existieren weltweit Tausende von funktionellen Medizinern, die ihnen helfen können, Ihr Programm zu ergänzen, wenn Sie weiterer Maßnahmen bedürfen. Auch wenn uns

Kapitel 12: Nehmen Sie Ihre Verjüngung in die eigene Hand

derzeit in der BRD kaum Praktiker der funktionellen Medizin bekannt sind, werden wir versuchen, eine Liste von Adressen zu erstellen, wo Sie weitere Informationen erhalten können.

Aber auch jeder andere Arzt, der sich mit den Prinzipien des Verjüngungsprogramms vertraut gemacht hat, wird in der Lage sein, Ihnen durch einfache, unkomplizierte funktionelle Testverfahren zu helfen und zu erkennen, wo Ihre speziellen Bedürfnisse liegen und Ihr Ernährungsprogramm Ihren Erfordernissen anzupassen.

Ich wünsche Ihnen vermehrte Vitalität, ein langes Leben und gute Gesundheit, wenn Sie sich mit dem Verjüngungsprogramm auf die Entdeckungsreise zum höchstmöglichen Wohlbefinden begeben.

Anhang I
Die Rezepte der Phytonährstoffdiät

Die meisten der folgenden Rezepte stammen aus einer Reihe hervorragender Kochbücher. Wir danken den Autoren und Herausgebern für die Erlaubnis, diese Rezepte hier abdrucken zu dürfen, ausführliche Quellenangaben und Copyrightinformationen sind auf der letzten Seite des Anhangs I abgedruckt. Rezepte ohne Quellenangaben stammen aus den HealthComm – Küchen.

Rezepte Tag 1

Marinierter Tunfisch mit Gemüse

2 große Karotten, in 5 cm lange, dünne Stifte geschnitten,
½ kleiner Blumenkohl, in Röschen zerteilt,
1 Paket Tiefkühlerbsen, (300 Gramm)
1 Tl Balsamicoessig,
¼ Tasse grüne Zwiebel in Scheiben,
1 Dose (185 Gramm) Tunfisch in Öl, abgetropft,
½ Tasse Sellerie, in dünne Scheiben geschnitten,
3 Tl Olivenöl.

1. Karotten und Blumenkohl für 10 min. dämpfen. Erbsen hinzufügen und 5 min. weiter garen, bis die Gemüse gar sind, aber noch Biss haben.
2. Gekochtes Gemüse, Sellerie- und Zwiebelscheiben in einer Schüssel vermischen. Tunfisch, Essig und Öl hinzufügen. Alles vermengen, abdecken und gut gekühlt servieren.

Ergibt zwei Portionen

Rezepte Tag 2

Frühstücksriegel, -flocken

2 Tassen Pfeilwurzmehl, Buchweizenmehl oder fein gemahlene Hasel- oder Walnüsse,
1 Tasse getrocknete Äpfel, Papayas oder Rosinen, fein gehackt,

oder Sesamkörner,
1 Tasse Hasel- oder Walnüsse, grob gehackt,
½ Tasse Sesam-, Walnuss- oder Sojaöl,
½ Tasse Honig, Fruchtdicksaft oder Fruchtmus,
1 Tasse Sesam, ganz,
2 Tl Vanilleextrakt.

1. Ofen auf 135 Grad vorheizen. Mit einem Hackwerk oder einer Mühle Körner, Samen und Nüsse in die gewünschte Konsistenz bringen. Nüsse, Samen und/oder Körner in einer großen Schüssel vermengen. Obst, Süßmittel, Öl und Vanille unterrühren, alles gut vermischen.
2. Die Mischung 2,5 cm stark auf ein leicht gefettetes Backblech streichen und im Ofen rund 1 Std. backen, dabei alle 15 min. umrühren. Abkühlen lassen und in kleine oder größere Stücke brechen, die man als Snack verwenden kann.

Ergibt 10 Portionen

<u>Für die Frühstücksriegel:</u>

Zu den Zutaten Eiersatz (entsprechend 2 Eiern) hinzufügen.
Langsam Wasser oder Saft unterrühren, bis ein steifer Teig entsteht.
Nach den o. a. Vorgaben weiterverarbeiten, bei 175 Grad für 30 min. backen.
In Rechtecke schneiden

Aus: *Sally Rockwell's Allergy Recipes*

<u>Gebackene Äpfel</u>

½ Tasse Rosinen
2 Tl Apfelmost, ungesüßt
6 Äpfel, ohne Kerngehäuse
1 ½ Tassen Wasser
2 Tl Vanilleextrakt
1 Tl Zimt
1 Tl Pfeilwurzelmehl
1 Tasse Apfeldicksaft

1. Schale vom oberen Drittel der Äpfel entfernen, das Kerngehäuse ausstechen und die Äpfel in eine kleine Back- oder Auflaufform setzen. Restliche Zutaten (bis auf die Rosinen) in einem

kleinen Topf mischen und unter ständigem Rühren zum Kochen bringen. Die Hitze reduzieren und weitere 2 - 3 min. ziehen lassen, bis die Mischung eindickt.
2. Rosinen in die ausgehöhlten Äpfel füllen und die Sauce über die Äpfel geben. Im Backofen für 1 - 1,5 Std. bei 175 Grad backen, dabei gelegentlich mit der Gabel prüfen, ob die Äpfel bereits gar sind.
Aus dem Ofen nehmen, kurz abkühlen lassen und mit dem Bratfond übergossen warm servieren.

Ergibt 6 Portionen

Roter Kartoffelsalat „Vinaigrette"

750 Gramm kleine rote Süßkartoffeln
1 Tl (oder ½ Tl getrockneter) Majoran
2 Tl Safloröl

¼ Tl Pfeffer, frisch gemahlen
2 Tl Orangensaft, frisch gepresst
4 Tl Estragonessig
2 Tl Vollkornsenf

1. Kartoffeln bürsten und je nach Größe der Kartoffeln 10 - 12 min. garen. Abgießen und auskühlen lassen, bis sie handwarm sind. Kartoffeln vierteln.
2. Restliche Zutaten vermischen und über die noch warmen Kartoffeln geben. Kartoffeln 2 Std. bei Raumtemperatur marinieren lassen oder über Nacht im Kühlschrank aufbewahren, dabei hin und wieder durchmengen.

Ergibt 6 Portionen

(Dieser Salat kann bis zu drei Tage im Kühlschrank aufbewahrt werden)

Aus: *The Gourmet Gazelle* von Ellen Brown

Anhang 1

Rezepte Tag 3

Bauernomelett ohne Ei

500 Gramm Tofu, abgetropft und zerdrückt,	1 Knoblauchzehe, gehackt oder zerdrückt,
2 Tl Tamari,	½ Tl Thymian,
2 rote Süßkartoffeln, gewürfelt,	½ Tasse Zwiebeln, gehackt,
½ Tl Kümmel,	2 gewürfelte Tomaten,
½ Tl Cayennepfeffer,	½ Tasse frische Pilze in Scheiben,
1 zerteilte Tomate (zur Garnitur),	Öl zum Backen.
½ Tasse grüne Paprika, gewürfelt,	

1. Tofu und Tamari in einer Schüssel verrühren.
2. Öl in einer Pfanne erhitzen. Zwiebeln und Kartoffeln ca. 5 min. andünsten bis die Zwiebeln glasig und die Kartoffeln goldbraun sind. Pilze, Paprika, Knoblauch und Gewürze zugeben und weitere 3 – 5 min. kochen, bis Paprika und Pilze gar sind. Gemüse von der Platte nehmen und in einer Schüssel warm halten.
3. Tofu – Tamari – Gemisch in der Pfanne bei geringer Hitze 5 min. dünsten, bis die Masse trocken ist. Das Gemüse zugeben, gut unterheben und weiter erhitzen, bis das Gemüse heiß ist. Sofort mit der Tomate garnieren und servieren.

Ergibt 4 Portionen

Aus: *Delicious Collection* herausgegeben von Sue Frederic

Minzekarotten

500 Gramm Babykarotten	2 Tl frische Minze, gehackt
1 Tl Pflanzenöl	1 Prise Pfeffer
1 Tl Balsamicoessig	

1. Karotten waschen und – wenn nötig – putzen. Karotten rund 8 min. „al dente" garen (dämpfen) und auf eine Servierschale geben.

2. Öl. Essig, Minze und Pfeffer vermischen und über die Karotten geben, unterheben und servieren.

Ergibt 4 Portionen

Rezepte Tag 4

Rohkostsalat

1 mittelgroßer Kopf Rotkohl, grob gehackt
1 - 2 Tl Zitronensaft
1 Prise Knoblauchpulver
2 Zwiebeln, gewürfelt
1 Stangesellerie, gehackt

¼ Tasse Walnüsse, gehackt
10 Radieschen, in Scheiben
3 Äpfel „Granny Smith" in Würfeln
1 Tl Balsamicoessig

1. Alle Zutaten in einer Schüssel vermischen und ca. 1 Std. ziehen lassen, dann 1 - 2mal durchrühren.

Ergibt 4 Portionen

Aus: *Traditional Seed Company Garden Cook Book,* Herausgeber Lane Morgan

Reis mit Erbsen

4 Tl Olivenöl
2 Tl Currypulver
2 Zwiebeln, fein gehackt
1 grüne Paprika, fein gehackt

2 Tassen trockener Reis
6 Tassen Wasser
1 Tasse gelbe Erbsen

1. Zwiebeln, Paprikaschoten und Currypulver in 2 Tl Öl dünsten, bis die Zwiebeln glasig sind. Reis hinzugeben und 5 min. weiter dünsten, bis der Reis beginnt, weiß zu werden. Mit dem Wasser ablöschen und zum Kochen bringen. Bei schwacher Hitze im abgedeckten Topf 20 min. köcheln.

Anhang 1

2. Erbsen im restlichen Öl andünsten. Erbsen zu dem Reis geben und weitere 30 min. köcheln lassen.

Ergibt 5 Portionen

Rezepte Tag 5

Müsli

3 Tassen Puffreis,
1 Tasse Reiszerealie,
3 Tassen Cornflakes,
1 Tasse geröstete Erdnüsse oder Mandeln,
1 Tasse Sonnenblumenkerne,

Je eine Tasse von zwei der nachfolgend genannten Früchte: getrocknete Datteln, gewürfelt, getrocknete Kirschen oder Äpfel,
getrocknete Pfirsich- oder Aprikosenstücke.

Alle Zutaten miteinander vermischen und in einem luftdichten Gefäß aufbewahren. Geeignet für ein schnelles Frühstück oder für die Reise.

Ergibt 10 Portionen

Borschtsch

4 Tassen Wasser,
4 Tassen rote Bete, gestiftelt oder gewürfelt,
½ Tasse Zwiebeln, fein gehackt,
2 Tl Safloröl,
1 Tl Apfelmost, Essig oder Zitronensaft,
½ Tasse Petersilie, fein gehackt

2 Lorbeerblätter,
Gewürzmischung ohne Salz nach Geschmack,
Pfeffer nach Geschmack,
1 Tl Honig oder Reissirup
½ Tasse Dill, fein gehackt
1 Knoblauchzehe, gehackt oder zerdrückt

1. Wasser zum Kochen bringen, Gemüse und Gewürze hinzugeben und 15 min. ziehen lassen.
2. Öl, Essig oder Zitronensaft und Honig dazugeben, nochmals 10 min. köcheln lassen

Ergibt 6 Portionen

Aus: *Guilt-Free Indulgence*
von Dr. Mark Percival und Cheri Percival

<u>Hühnchen – Broccoli – Pfanne</u>

2 Hühnchenbrüste, mittelgroß, ohne Knochen, sichtbares Fett und Haut entfernt und in ca. 1 cm breite Streifen geschnitten, 3 mittelgroße Tomaten, geachtelt,	1 Tl frischer Zitronensaft, ½ Tl schwarzer Pfeffer, ¼ Tl gehackter Thymian, 1 Paket (300 Gramm) tiefgekühlter (oder 500 Gramm frischer) Broccoli in Röschen zerteilt

1. Die Hühnerbruststreifen mit Pfeffer einreiben. Hühnerfleisch und Zwiebeln rasch im Öl anbraten.
2. Den Broccoli, Zitronensaft und Thymian dazugeben, unterrühren und im abgedeckten Topf 6 min. weiter garen. Tomaten dazugeben und nochmals 3 – 4 min. weiterkochen.

Ergibt 4 Portionen

<u>Basilikum – Paprika – Dressing</u>

1 Bund Basilikum, fein gehackt 1 große rote Paprikaschote, fein gewürfelt Schwarzer Pfeffer nach Geschmack	½ Tasse Balsamicoessig Saft von 2 Zitronen 1 Knoblauchzehe, gehackt oder zerdrückt

Alle Zutaten im Mixer kombinieren. Ergibt 1 Tasse Dressing.

Dieses Dressing kann auch erwärmt und als leichte Sauce zu Gemüse verwendet werden.

Aus: *Guilt-Free Indulgence*

Anhang 1

Rezepte Tag 6

Mandel – Mandarinen – Salat

Salat (Menge und Art nach Geschmack),
300 Gramm abgetropfte oder frische Mandarinen
1 Tl gehackte Petersilie
1 Tasse Sellerie, gehackt

Dressing:
½ Tasse Estragonessig oder Zitronensaft,
½ Tasse Leinöl,
1/2 Tasse Sonnenblumenöl,
1 Tl Honig,
½ Tl Dijonsenf,
1 Tl Estragonblätter
1/8 Tl schwarzer Pfeffer, frisch gemahlen,
¼ Tasse geröstete Mandelscheiben

1. Alle Gewürze mit dem Essig (Zitronensaft) in eine kleine Schüssel oder einen Mixer geben und vermischen. Das Öl tropfenweise hinzugeben, bis das Dressing eine cremige Substanz annimmt.
2. Dressing für 1 Std. im Kühlschrank aufbewahren. Kaltes Dressing über den Salat und das Obst geben.

Das Dressing reicht für 8 – 10 Portionen und kann gut im Kühlschrank aufbewahrt werden.

Aus: *Guilt-Free Indulgence*

Schnelle Quinoakasserole

1 Tasse Quinoa,
2 mittelgroße Kartoffeln, geschält und gewürfelt,
2 Karotten, geputzt und in Scheiben zerteilt,
2 Zwiebeln, gehackt,
1 Tasse braune Linsen.
2 Tassen Gemüsebrühe oder Tomatensaft,
1 Tl Chilipulver (oder mehr),
½ Tl Curcuma (Gelbwurz) (oder mehr),
1 ½ Tassen Tamari,

1. Quinoa in einem Gefäß mit Wasser bedecken, durchrühren und durch ein feines Sieb abgießen. Diesen Vorgang so lange wiederholen, bis das Wasser klar ist.
2. Alle Zutaten in einen Topf geben und aufkochen lassen. Hitze reduzieren und köcheln lassen, bis die Karotten gar sind (ca. 30 min.), dabei öfter umrühren.
Falls nötig, mehr Flüssigkeit zugeben.

Ergibt 4 Portionen

Rezepte Tag 7

Gebackener Apfel mit Cashewkruste

4 feste Äpfel (Granny Smith, Golden Delicious usw.),
Für die Kruste:
½ Tasse Cashewkerne, roh,
Wasser.

8 Tl Rosinen,
Zimt,

Vanilleextrakt,

1. Die Äpfel in der Mitte horizontal mit einem Messer anritzen, damit die Schale beim Backen nicht reißt. Das Kerngehäuse ausstechen und in jeden Apfel 2 Tl Rosinen füllen und mit dem Zimt bestreuen. Im Ofen bei 175 Grad Celsius 45 min. backen.
2. Cashewkerne im Mixer pürieren, dann langsam das Wasser zugeben, bis die nötige Konsistenz erreicht wird (je länger Sie mixen, desto weicher wird die Mischung). Nach Geschmack Vanilleextrakt hinzufügen und vor dem Servieren über die Äpfel streichen.

Ergibt 4 Portionen

Anhang 1

Gesunder Krautsalat

1 kleiner, fester Kohlkopf, zerhackt,
1 große Karotte, gehackt,
2 Tassen Blumenkohlröschen, bissfest gegart,
½ grüne Paprikaschote, gehackt,
4 Radieschen, fein gescheibelt,
4 Zwiebeln, ebenfalls fein gescheibelt.

1. Alle Zutaten in einer Salatschüssel vermischen. Salatsauce nach Geschmack hinzugeben und nochmals verrühren

Dressing:

2 Tl gemahlener frischer Ingwer oder ½ Tl Ingwerpulver,
2 Tl Tamari,
2 Tl Oliven- oder Sesamöl,
½ Tl Weißweinessig,
2 Knoblauchzehen, gehackt,
¼ - ½ Tl roter Pfeffer, frisch gemahlen

Alle Zutaten im Mixer verarbeiten, bis eine glatte Sauce entsteht. Sie können restliches Dressing einfrieren oder kaltstellen.
Probieren Sie das Dressing einmal auf 2 Tl gerösteten Sesamsamen oder Mandelscheiben.

Ergibt 5 Portionen

Rezepte Tag 8

Soja - Bananen - Shake

1 Banane, leicht angefrostet,
2/3 Tassen Sojamilch Vanillegeschmack,

Alle Zutaten im Mixer verarbeiten, bis eine glatte Konsistenz erreicht wird.

Ergibt 1 Portion

Aus: *Guilt-Free Indulgence*

Würzige Kartoffelmuffins

1 Tasse Reismehl,
1/3 Tasse Kartoffelstärke,
3 Tl Tapiokamehl,
½ Tasse Reiskleie,
1 Tl Zimt,
¾ Tl Kaisernatron,
2 Tl weizenfreies Backpulver,
½ Tl Muskat,
1 Tasse gehackte Karotten,
2/3 Tassen Orangensaft,
1/3 Tasse Rosinen,
¼ Tasse Pflanzenöl,
¼ Tasse brauner Zucker,
Eiersatz, entsprechend 2 Eiern.

1. Mehl, Kleie, Zimt, Natron, Backpulver und Muskatnuss gut vermengen.
2. In einer zweiten Schüssel Orangensaft, Rosinen, Öl Zucker und den Eiersatz ebenfalls gut vermischen. Zu der Mehlmischung geben und unterrühren, bis alles gleichmäßig feucht ist.
3. 10 Muffinformen einfetten oder mit Backpapier auslegen. Zu 2/3 mit der Teigmischung füllen und 5 min. gehen lassen. Backofen auf 225 Grad vorheizen und die Muffins für 20 min. backen.

Aus: *The Gluten-Free Gourmet*

Gefüllte Tomaten

4 – 6 Tomaten,
1 gehackte Zwiebel,
2 Tl Olivenöl,
1 Tasse Mais, frisch oder gefroren,
½ Tasse Zucchini, gehackt,
½ Tasse Pilze, gehackt,
½ Tl Curcuma (nach Geschmack auch mehr)
2 Stangen Sellerie in Würfeln,
1 gehackte, grüne Paprikaschote,
½ Tl Cayennepfeffer (nach Geschmack auch mehr),
¼ – ½ Tasse gekochter Reis,

1. Oberteil der Tomaten entfernen und Tomate vorsichtig mit einem Löffel aushöhlen, die Tomaten dann zum Abtropfen auf die Schnittflächen stellen. Das Tomateninnere zerkleinern.

Anhang 1

2. Zwiebeln mit Curcuma und Cayennepfeffer im Öl andünsten, das Gemüse und das Tomateninnere hinzufügen und erhitzen. Den Reis dazugeben.
3. Die Füllung in die ausgehöhlten Tomaten geben. Sie können die Tomaten kalt auftragen oder sie bei 175 Grad für 15 min. im Backofen backen.

Ergibt 4 – 6 Portionen

(Für die Füllung können Sie alternativ auch gewürfelte Karotten, rote Paprikaschoten, Sonnenblumenkerne oder andere Gemüse und Nüsse verwenden.)

Risi Bisi

1 ¾ Tassen fettfreie Hühnerbrühe (etwa 400 ml),
1 Tasse brauner Langkornreis,
250 Gramm Dosentomaten ohne Salz

3 Knoblauchzehen, fein gehackt

1 Tasse Erbsen, frisch oder gefroren,
1 Tl italienische Gewürzmischung
1 Prise weißer Pfeffer (optional)
½ Tasse Zwiebeln, gehackt

1. Hühnerbrühe zum, Kochen bringen, Reis hineingeben und die Hitze reduzieren. 50 min. köcheln lassen, bis der Reis gar und die Flüssigkeit verdampft ist.
2. In der Zwischenzeit die Dosentomaten zerkleinern und ¼ Tasse des Tomatensafts zurückbehalten. Die Tomaten, Tomatensaft, Knoblauch, Erbsen und Gewürze in eine große Pfanne geben und 5 – 7 min. dünsten.
3. Gegarten Reis in die Pfanne geben und nochmals 5 min. erhitzen. Vom Feuer nehmen, mit der gehackten Zwiebel bestreuen und servieren.

Ergibt 3 Portionen

Aus: *Cooking without Fat*
von George Mateljan

Rezepte Tag 9

Erbsensuppe

3 Tassen getrocknete Erbsen
Ungefähr 7 Tassen Wasser
(wird vermutlich nicht alles
benötigt)
1 kleine Kartoffel,
in feine Scheiben zerteilt
½ - 1 Tl Senfmehl
¾ Tl Rotweinessig

3 Stangen Sellerie, gewürfelt
2 mittelgroße Karotten, gewürfelt oder in Scheiben
1 Lorbeerblatt
2 Tl salzfreie Kräutermischung
Reichlich frisch gemahlener weißer Pfeffer
4 - 5 Knoblauchzehen, zerdrückt

1. Erbsen, Wasser, Lorbeerblatt, Kräutermischung und das Senfmehl in einen Topf geben. Alles aufkochen lassen, dann auf kleinste Flamme zurückdrehen und mit halb geöffnetem Deckel 20 min. köcheln lassen.
2. Knoblauch, Zwiebeln, Sellerie, Karotten und Kartoffeln hinzugeben. Bei halb geöffnetem Deckel weitere 40 min. köcheln lassen. Dabei ab und zu umrühren und - wenn nötig – noch mehr Wasser hinzugeben.
3. Mit Pfeffer und Essig abschmecken. Mit gewürfelten Tomaten und Petersilie bestreut servieren.

Ergibt 6 Portionen

Aus: *The Moosewood Cookbook* von Mollie Katzen
  (überarbeitete Version)

Leinöldressing

2/3 Tassen Leinöl
¼ Tassen Balsamicoessig oder Zitronensaft
Kräuter und frisch gemahlener Pfeffer nach Geschmack

2 Tl Worchestershiresauce
6 Tropfen Tabascosauce
1 Tl Dijonsenf
1 Knoblauchzehe, fein gehackt

➡

Anhang 1

Alle Zutaten in ein fest verschließbares Gefäß geben. Kräftig schütteln. Im Kühlschrank aufbewahren.

Rezepte Tag 10

Melonensmoothie

1 Tasse Wassermelonenstücke
1 Tasse Honigmelonenstücke

1 Tasse Cantaloupenstücke

In einen Mixer geben und kräftig durchmixen

Ergibt 1 Portion

Spinatsalat mit Erdbeeren

500 Gramm frischen Spinat, gewaschen, getrocknet und zerpflückt

500 Gramm frische Erdbeeren, gewaschen und geputzt
¼ Tl geröstete Mandelscheiben

Dressing:
2 Tl Honig
2 Tl Sesamsamen
1 Tl Mohn
1 ½ Gemüsezwiebel, gehackt
¼ Tl Tamari

¼ Tl Paprikapulver
¼ Tl Leinöl
¼ Tasse Sonneblumenöl
¼ Tl Apfel- oder Estragonessig oder Zitronensaft

1. Zerpflückten Spinat in eine Schüssel geben, die halbierten Erdbeeren darüber geben und mit dem Spinat vermengen.
2. Zutaten für das Dressing in einer Küchemaschine oder einen Mixer geben und zu einer glatten Sauce verarbeiten.
3. Das Dressing erst kurz vor dem Auftragen über den Salat geben und mit den Mandeln garnieren.

Ergibt 6 Portionen   Aus *"Guilt-Free Indulgence"*

Dünne Pommes Frites

1 Tl Saflor- oder anderes Pflanzenöl

1 große Backkartoffel, geschält und in dünne Stifte geschnitten

1. Backofen auf 225 Grad vorheizen. Die Hälfte der Kartoffelstifte mit der Hälfte des Öls bepinseln und auf ein mit Backpapier bedecktes Backblech legen, dann den Vorgang mit der zweiten Hälfte der Kartoffeln wiederholen.
2. 15 min. backen, umdrehen und nochmals 10 min. weiterbacken.

Ergibt 2 Portionen

Rezepte Tag 11

Karottensalat

1 Knoblauchzehe, fein gehackt
1 Tl Zitronensaft
2 Tl Olivenöl

3 Tl Petersilie, fein gehackt
3 große Karotten, grob geraspelt

Zitronensaft, Olivenöl und Knoblauch vermischen. Karotten und Petersilie zum Dressing geben und nochmals gut durchheben.

Ergibt 4 Portionen

Aus dem „Traditional Seed Company Garden Cook Book"

Eichelkürbisringe

1 großer Eichelkürbis, in ca. 1 cm breite Ringe zerteilt, Kerngehäuse und Kerne entfernt
1 Tl Apfeldicksaft

¾ Tl Zimt
½ Tl Koriander
½ Tl Muskatnuss

Anhang 1

1. Backofen auf 200 Grad vorheizen. Backpapier mit Olivenöl bestreichen.
2. Die Kürbisringe nebeneinander auf das Backblech legen. Mit einem Pinsel oder Löffel mit dem Apfeldicksaft bestreichen. Gleichmäßig mit Zimt, Koriander und Muskatnuss bestreuen.
3. 30 min. backen, bis die Kürbisringe gar sind, dabei alle Ringe einmal umdrehen und 2 – 3 mal mit dem Saft übergießen.

Ergibt 4 Portionen

Rezepte Tag 12

Hühner – Gemüsetopf

1 ganze Hühnerbrust entbeint und vom sichtbaren Fett und Haut befreit	2 Tassen Broccoliröschen
	1 gehackte Zwiebel
	1 Tasse Zuckerschoten
1 rote und grüne Paprikaschote, gewürfelt	2 El Olivenöl
	Tamari

1. Hühnerfleisch in 1 cm dicke und 5 cm lange Streifen schneiden. Die Zwiebeln in einer großen Pfanne bzw. einem Wok mit 1 El Öl andünsten.
2. Das restliche Öl dazugeben und das Hühnerfleisch bei mittlerer Hitze unter ständigem Rühren garen. Fleisch aus der Pfanne nehmen.
3. Die Gemüse nacheinander andünsten, dabei die Zuckerschoten als letztes hinzufügen und nur noch 2 min. dünsten. Hühnerfleisch wieder hinzufügen, kurz erhitzen und mit Reis servieren.
Mit der Tamarisauce abschmecken

Ergibt 2 Portionen

Rezepte Tag 13

Himmlisches Quinoa

1 Tasse Quinoa, ungekocht
2 Tassen Wasser
1 rote und 1 grüne Paprikaschote in Würfeln
¼ Tl gehackte Petersilie
1 Tl Olivenöl
1 Zwiebel in Scheiben

2 Knoblauchzehen, fein gehackt oder zerdrückt
¼ Tl Kräutermischung ohne Salz
2 gekochte Kartoffeln, gewürfelt

1. Den Quinoa wie im Rezept Tag 6 vorbereiten. Wasser zum kochen bringen, Quinoa hinzufügen und 15 min. köcheln, bis die Körner durchsichtig werden und beginnen aufzuplatzen. Sofort abgießen
2. Quinoa mit allen Zutaten (bis auf das Öl) vermengen und mit den Gewürzen abschmecken.
3. Die Masse im Öl andünsten, bis sie warm ist und leicht Farbe angenommen hat.

Ergibt 6 Portionen

Schwarze Bohnen mit Tomaten

1 Tl Olivenöl
½ Zwiebel, gehackt
2 Knoblauchzehen, fein gehackt oder zerdrückt
1 Tl gehackter, frischer Cilantro (ersatzweise geht auch Petersilie)
1 Dose oder 2 –3 frische Tomaten ohne Haut in Würfeln

¼ Tl Cumin
½ Tl gemahlener roter Pfeffer
1 Tl Chilipulver
1 Dose schwarze Bohnen (oder 1 ½ Tassen gekochte schwarze Bohnen)
1 kleines Glas grüne Chilischoten (100 – 125 Gramm), gehackt

1. Zwiebeln und Knoblauch in Öl andünsten und bei mittlerer Hitze garen. Tomaten und Chilischoten zugeben, bei niedri-

Anhang 1

ger Hitze 6 – 8 min. im offenen Topf kochen bis die Flüssigkeit fast vollkommen verdunstet ist. Bohnen und die restlichen Zutaten dazugeben. Den Topf schließen und nochmals 5 min. erhitzen.

Ergibt 8 Portionen

Frischer Gemüsesaft

3 Karotten	1 Apfel
1 Stange Sellerie	½ rote Bete mit Grün

1. Karotten putzen und mit den anderen Gemüsen in Stücke schneiden. Alle Zutaten nacheinander in einen Entsafter oder Mixer geben, wobei man mit den Karottenstücken beginnt und zum Schluss den Entsafter mit den restlichen Karottenstücken reinigt.

Ergibt 1 Portion

Rezepte Tag 14

Lüsterne Linsensuppe

2 Knoblauchzehen, fein gehackt oder zerdrückt	2 Tl Tamari
1 Prise Thymian	1 Zwiebel, gehackt
1 Prise Paprika	2 große Karotten, gewürfelt
Kräutersalz nach Geschmack	2 Staudensellerie, gewürfelt
Cumin oder Chilipulver nach Geschmack	1 ½ Tassen rote, grüne oder braune Linsen (evtl. auch als Kombination)
7,5 Tassen Wasser oder Gemüsebrühe	

1. Karotten, Sellerie und Zwiebeln grob hacken oder würfeln und zusammen mit den Linsen und dem Knoblauch zum Wasser (Gemüsebrühe) geben. (Wenn Sie rote Linsen verwen-

den, diese 25 min. später hinzufügen, da diese nur kurz gekocht werden).
2. Suppe aufkochen lassen und Paprika, Thymian und Tamari dazugeben. Lieben Sie es richtig scharf, geben Sie noch Chilipulver, Cumin/Curry und Cayennepfeffer hinzu.
3. Bei mittlerer Hitze 50 – 60 min. im geschlossenen Topf kochen lassen, bis die Linsen gar sind. Um eine cremige Konsistenz zu erhalten, können Sie die Hälfte der Suppe passieren und der restlichen Suppe hinzufügen.

Ergibt 4 Portionen

Aus: *Guilt-Free Indulgence*

Rezepte Tag 15

Bananen – Papaya – Smoothie

1 reife Banane
(ggf. kurz angefrostet)
1 geschälte Papaya

1 Tasse frisch gepresster Orangensaft

Alle Zutaten in einem Mixer geben und rühren, bis die Masse glatt ist.
Ergibt 1 Portion

Aus: *Guilt-Free Indulgence*

Maissalat Santa Fe

3 Tassen frischer Mais, gekocht oder 1 Dose (300 Gramm), abgetropft
½ Tasse Cilantro, gehackt
½ Tasse Selleriescheiben
1 rote und 1 grüne Paprikaschote, gehackt

3 Frühlingszwiebeln mit Lauch, fein gehackt
1 Dose (300 Gramm) Kidneybohnen, abgetropft
1 Tl Pflanzenöl
¼ Tasse Salsasauce
1 Tl Chilipulver ➡

Anhang 1

Alle Zutaten in eine große Schüssel geben und miteinander vermischen. Vor dem Servieren ca. 30 min. kühlen.

Ergibt 8 Portionen

Tortilla Chips

12 weiche Maistortillas (Feinkostladen)

1. Ofen auf 135 Grad vorheizen. Tortillas in Viertel schneiden. Auf dem mit Backpapier belegten Backblech für 20 – 30 min. backen, bis die Chips knusprig sind.

Alternative: Tortillas in einer Backform mit Deckel wenige Minuten im Ofen erhitzen

Optional: Vor dem Backen Tortillas mit Zwiebel-, Knoblauch- oder Chilipulver bestreuen.

Ergibt 6 Portionen

Aus: *The McDougall Plan* von John A. McDougall, M.D. und Mary A. McDougall

Irisch Stew

8 Tassen Wasser
2 – 3 große Stangensellerie, zerhackt
2 mittlere gehackte Zwiebeln
6 ½ Tassen ungeschälte, rote Süßkartoffeln in Würfeln
1 kleiner Weißkohl, grob geraspelt
2 Lorbeerblätter

¼ Tl Thymian
½ Tasse Selleriesamen, gemahlen
1 Tl Basilikum
2 mittelgroße Karotten, in Stifte zerteilt
½ Tl gehackte Petersilie
1 Prise Pfeffer oder Cayennepfeffer nach Geschmack

1. Wasser, Sellerie, Zwiebeln, Kartoffeln, Kohl Karotten, Lorbeerblätter und Thymian in den Topf geben und zum Kochen bringen. Hitze verringern und bei mittlerer Hitze 15 min. im geschlossenen Topf weiterkochen.
2. Basilikum und Sellerie hinzufügen. Hitze nochmals verringern und 25 – 30 min. weiterziehen lassen, bis die Kartoffeln eben gerade gar sind.
   Während der letzten 5 min. die Petersilie dazu geben.
   Nach Geschmack würzen oder abschmecken

Ergibt 12 Portionen bzw. 4,5 Liter

Aus: *Guilt-Free Indulgence*

Rezepte Tag 16

Truthahn „Sommergarten"

1 Truthahnkeule, alles sichtbare Fett entfernt, enthäutet
½ Tl Estragon
Schwarzer Pfeffer nach Geschmack
2 Knoblauchzehen, fein gehackt oder zerdrückt
½ Tl Oregano, getrocknet
½ Tl getrockneter Basilikum
½ Tasse Olivenöl
2 Tl grüne Zwiebeln in Scheiben
4 Tassen leicht gedämpftes Gemüse nach Wahl, z. b. 1 Tasse Zucchini, Paprikaschoten, Broccoli und Blumenkohl)

1. Ofen auf 175 Grad vorheizen. Die Truthahnkeule in einer Auflaufform auf den Bratrost in den Ofen geben.
2. In einer weiteren Schüssel Öl, Zwiebeln, Knoblauch, Oregano, Basilikum, Estragon und Pfeffer vermischen. Den Truthahn mit dieser Mischung bestreichen und im vorgeheizten Ofen je nach Größe 2 – 3 Std. backen. (Der Truthahn ist gut, wenn das Backthermometer 80 – 85 Grad anzeigt). Truthahn regelmäßig mit dem Bratenfond bepinseln.
3. Die restliche Marinade mit dem Gemüse vermischen.

Ergibt 8 Portionen (á ½ Tasse Truthahnfleisch)

Anhang 1

Würziges Kichererbsencurry

2 Tl Olivenöl
1 große Zwiebel, gewürfelt
1 Tl Currypulver
1 große Paprikaschote, gewürfelt
4 Knoblauchzehen, fein gehackt oder zerdrückt
3 ½ Tassen Hühnerbrühe ohne Fett
Gehackte Frühlingszwiebeln

2 Dosen abgetropfte (400 Gramm) oder 4 Tassen gekochte Kichererbsen
¼ Tl Cayennepfeffer
1 Dose Tomatenmark (175 Gramm)
3 Tassen gekochter, heißer Reis
6 mittelgroße Kartoffeln, geschält und in große Würfel geschnitten

1. Öl, Zwiebeln, die Paprikaschoten und den Knoblauch in einem Topf bei mittlerer Hitze andünsten. Rund 7 min. weiter garen, bis das Gemüse gar ist, dabei gelegentlich umrühren.
2. Die Brühe, Kartoffeln, Kichererbsen, Tomatenmark, Currypulver und Cayennepfeffer zum Gemüse geben. Den Topf verschließen und 30 – 40 min. kochen, bis die Kartoffeln gar sind. Das Curry über den heißen Reis geben. Mit den gehackten Frühlingszwiebeln bestreut servieren.

Ergibt 6 Portionen

Rezepte Tag 17

Kartoffelpfannkuchen aus dem Ofen

2 große Backkartoffeln (750 Gramm), geschält
½ kleine Zwiebel, fein gehackt
1 Tl Olivenöl
Reisessig nach Geschmack

1/8 Tl Pfeffer
1 Tl Oregano
½ Tl Chilipulver
¼ Tl Salz

1. Kartoffeln grob raspeln. Unter fließendem Wasser abspülen und in einem Tuch ausdrücken. Kartoffelraspeln in eine mittelgroße Schüssel geben.
2. Gewürze, Zwiebeln und Öl miteinander vermischen und diese

Mischung unter die Kartoffelraspeln heben. Den Backofen auf 225 Grad Celsius vorheizen.
3. Ein Backpapier sparsam mit Öl einfetten. Kartoffelmasse in 4 Haufen auf das Papier geben und zu flachen Fladen formen. Für 10 min. backen, die Pfannkuchen mit einem Küchenhelfer nochmals plattdrücken und weitere 2 - 5 min. backen lassen.
4. Vorsichtig mit dem Pfannenwender umdrehen und nochmals 2 - 5 min. backen, bis die Pfannkuchen knusprig sind. Sofort mit Reisessig betropfen und auftragen.

Ergibt 8 Portionen

Hummousaufstrich / Hummousdip

1,5 Tassen oder 2 Dosen Kichererbsen
1 Tl Tamari
¼ Tasse Tahini (Sesambutter)
2 Tl Cumin
1 Tl Koriander

¼ Tasse Leinöl
¾ Tassen Flüssigkeit (Abtropfflüssigkeit aus den Dosen oder Wasser
¼ Tasse frischer Zitronensaft
4 Knoblauchzehen, fein gehackt oder zerdrückt

1. Trockene Kichererbsen verlesen, waschen, im Wasser eingeweicht über Nacht quellen lassen. Abtropfen, spülen und in einem Topf mit Wasser zum Kochen bringen. Hitze verringern und für 2 Std. kochen lassen, dabei gelegentlich umrühren.
2. Wenn die Kichererbsen gar sind (oder Sie Konserven benutzen): Kichererbsen und die Flüssigkeit in einen Mixer geben. Mit Knoblauch, Tamari und Gewürzen mixen, bis eine glatte Masse entsteht. Dabei müssen Sie hin und wieder die Masse von den Wänden des Mixers abschaben.
3. Zitronensaft, Öl und Tahini hinzugeben und nochmals gut durchmixen. Im Kühlschrank lagern und bei Bedarf verwenden. Der Hummous kann je nach Verwendung dick- oder dünnflüssiger ausfallen. Gekühlt wird er dicker. Haltbarkeit im Kühlschrank: mehrere Tage. Aus: *Guilt-Free Indulgence*

Anhang 1

Muscheln „orientalisch"

400 Gramm Jakobs- oder Venusmuscheln (ggf. auch tiefgekühlt)
1 Tl frischer Zitronensaft
¼ Tl gemahlener Ingwer

¼ Tl Senfmehl
2 Tl Tamari
8 Kirschtomaten
1 mittelgroße, grüne Paprikaschote in 2,5 cm breite Streifen zerschnitten

1. Muscheln - wenn nötig - auftauen und in eine Schüssel geben. Tamari, Zitronensaft, Ingwer und Senfmehl miteinander vermischen, zu den Muscheln geben und eine Stunde ruhen lassen. Die überflüssige Marinade abgießen.
2. Auf vier Grillspießen abwechselnd Muscheln, Tomaten und Paprikastücke aufspießen und auf ein Grillrost legen. Die Entfernung zur Glut sollte dabei 18 - 20 cm betragen. Spieße von jeder Seite 7 - 8 min. grillen, dabei die Spieße regelmäßig mit der restlichen Marinade bestreichen.

Ergibt 2 Portionen

Rezepte Tag 18

Erdbeer - Bananen - Smoothie

1 reife Banane
4 Erdbeeren

¼ Tasse Apfelmost
½ Tasse Wasser

Alle Zutaten im Mixer verarbeiten. Ergibt 1 Portion

Vegetarisches Chili

3 Tl Olivenöl
4 Knoblauchzehen, fein gehackt oder zerdrückt
1 Tasse Tomatensaft
1 Tl Cumin, gemahlen

2 Dosen Kidney- oder Pintobohnen (400 Gramm), die Flüssigkeit nicht verwerfen!
250 Gramm gehackte Pilze
2 Tassen Blumenkohlröschen

2 Tl Chilipulver
1 Tl Paprikapulver
1,5 Tl Kräutersalz
2 große Karotten, gewürfelt
3 Tassen Mais
2 Tl Tomatenmark

1 große Kartoffel, gewürfelt
1 große grüne Paprikaschote, gewürfelt
½ Tl Cayennepfeffer
3 Tl Rotweinessig
1 Dose (800 Gramm) Tomaten in Würfeln mit Saft

1. Olivenöl bei mittlerer Hitze erwärmen. Zwiebeln und Knoblauch rund 5 min. glasig dünsten. Blumenkohl, Kartoffeln, Paprikaschote, Karotten, Mais, Tomaten, Bohnen, Tomatenmark, Cumin, Chili, Paprikapulver, Cayennepfeffer, Tomatensaft und den Essig hinzugeben.
2. Die Mischung aufkochen lassen und die Hitze verringern. Den Topf zudecken und bei schwacher Hitze 30 min. köcheln lassen, bis das Gemüse gar ist. Dabei gelegentlich umrühren.

Ergibt 6 Portionen

Aus: *Guilt-Free Indulgence*

Rezepte Tag 19

Reissalat „Sommertag"

4 Tassen gekochter Reis
½ Tasse Apfelmost oder Weinessig
¼ Tl Senfmehl
1 Tl Estragon, getrocknet oder
1 El frischer Estragon, gehackt

1 Salatgurke, in Stücken oder Scheiben
1 große rote Paprikaschote, gewürfelt

1 große Tomate, gewürfelt
1 Tasse gekochte grüne Erbsen
4 – 5 Tl gehackter Piment
¼ Tasse gehackte Petersilie
6 Frühlingszwiebeln, fein gehackt
2 Stangen Sellerie, gehackt
frisch gemahlener Pfeffer nach Geschmack
½ Tl Honig oder Reissirup

1. Essig, Senfmehl und Estragon vermischen, über den gekochten Reis geben und gut unterheben. Sollte der Reis noch ➡

warm sein, vor dem Hinzufügen der restlichen Zutaten gut abkühlen lassen.
2. Restliche Zutaten zum abgekühlten Reis geben und vorsichtig unterheben. Zugedeckt für mindestens 2 Std. im Kühlschrank kühlen.

Ergibt 8 Portionen

Aus: *The McDougall Plan*

Rezepte Tag 20

Kartoffel – Dill – Salat

4 Tassen Frühkartoffeln, gebürstet und in 2,5 cm große Würfel geschnitten
Dressing
6 Tassen Wasser ¼ Tasse Dill, fein gehackt
1 Tasse grüne Paprikaschote in Streifen geschnitten ¼ Tasse Apfelessig oder Zitronensaft
12 Tasse Frühlingszwiebeln, gehackt 1 ½ Tl Dijonsenf
1 Tasse Gewürzgurken, gewürfelt ½ Tl Honig oder Reissirup
½ Tasse Lein- oder Sonnenblumenöl

1. Wasser zum Kochen bringen, Kartoffelwürfel hinzugeben und 15 – 20 min. gar kochen. Abgießen und abkühlen lassen. Paprikaschote, Frühlingszwiebel und Gurken zu den Kartoffeln geben.
2. In einer Schüssel oder einem Mixer Dill, Essig und die restlichen Gewürze mischen. Unter ständigem Rühren das Öl tropfenweise beigeben, bis das Dressing eine glatte, sämige Konsistenz erreicht.
3. Das Dressing zu den Kartoffel geben und vorsichtig unterheben.
Eventuell verbliebenes Dressing kann eingefroren und als Beilage zu Salaten oder Gemüsen verwendet werden.

Ergibt 4 Portionen

Schwarze Bohnen mit gelbem Reis

Schwarze Bohnen

1 Tasse schwarze Bohnen, über Nacht im Wasser eingeweicht und abgetropft
2 Knoblauchzehen, fein gehackt
1 Blatt Basilikum
1 Lorbeerblatt
1 Tl Tamari
1/2 Tasse grüne Paprikaschote, gehackt
1 Tl roter Pfeffer, gemahlen

1 Pfefferschote, gehackt, ohne Samen
4 Tassen Wasser
1 kleine Zwiebel, gehackt oder zerdrückt
1 kleine Karotte, gehackt oder geraspelt
½ Tl Cumin

1. Bohnen, Zwiebeln, Wasser, Karotten, Paprikaschote. Pfefferschote, Knoblauch, das Lorbeerblatt, Tamari, Cumin und den Pfeffer vermischen. Bei mittlerer Hitze zum Kochen bringen und im offenen Topf 2 ½ Stunden kochen lassen, bis die Bohnen gar sind und die Flüssigkeit überwiegend verdunstet ist. Lorbeerblatt entfernen. (Man kann die Bohnen zwei Tage im Voraus zubereiten und vor dem Auftragen wieder erhitzen)

Gelber Reis

2 Tassen Hühnerbrühe
1 kleine Zwiebel, fein gehackt
½ Tasse Gelbwurz
1 1/3 Tassen weißer Langkornreis, ungekocht.

1 Knoblauchzehe, fein gehackt oder zerdrückt
2 Tl Olivenöl

1. Zwiebel in einer Kasserolle mit dem Öl andünsten und 5 min glasig werden lassen. Den Knoblauch zugeben und eine weitere Minute ziehen lassen. Den Gelbwurz unterrühren und den Reis zugeben. Mit der Hühnerbrühe ablöschen.
2. Alles zum Kochen bringen und im geschlossenen Topf 15 min. weiter köcheln lassen, bis der Reis gar bzw. die gesamte Flüssigkeit verdunstet ist.
3. Bohnen über den Reis geben und servieren

Ergibt 2 Portionen

Anhang 1

Fruchtambrosia

1 ganze, frische Ananas
½ Cantaloupe
1,5 Tassen Wassermelonen in Stücken
1 Prise Zimt
½ Banane

2 Tl Ananassaft
1 Tl Honig
½ Tasse weicher Tofu
1 Tasse Weintrauben ohne Kerne

1. Obst in mundgerechte Stücke zerteilen. Dabei den Saft auffangen. Ananas-, Cantaloupen und eine Tasse der Wassermelonenstücke in eine Schüssel geben und die Weintrauben hinzufügen.
2. Das restliche Obst im Mixer pürieren. Fruchtsaft, Tofu und Zimt hinzugeben und mixen, bis eine glatte Sauce entsteht. Die Sauce in kleinen Schälchen zu dem Obst reichen.

Ergibt 8 Portionen

Rezeptquellen

Roter Kartoffelsalat „Vinaigrette":
„The Gourmet Gazelle Cookbook" von Ellen Brown
Copyright © 1989 Ellen Brown
mit Genehmigung de Bantam Books, 666 5th Avenue, New York, New York 10103

Bauernomelett ohne Ei:
„Delicious! Collection" zusammengestellt und herausgegeben von Sue Frederick
Copyright © 1992, New Hope Communications Inc.
mit Genehmigung der New Hope Communications Inc., 1301 Spruce Street, Boulder, Colorado 80302

Rotkohlsalat, Kartoffelsalat:
„Territorial Seed Company Garden Cook Book", herausgegeben von Lane Morgan
Copyright © 1991, Sasquatch Books
mit Genehmigung der Sasquatch Books, 1931 Second Avenue, Seattle, Washington, 98101

Müsli, Würzige Kartoffelmuffins:
„Gluten-Free Gourmet" von Bette Hagman
Copyright © 1990, Bette Hagman
Henry Holt & Co., 115 West 18th Street, New York, New York, 10011

Borschtsch, Kartoffel – Dill – Salat, Lüsterne Linsensuppe, Erdbeer-Bananen-Smoothie, Bananen – Papaya – Smoothie, Melonen-Smoothie, Irisch Stew, Hummousaufstrich / Hummousdip, Spinatsalat mit Erdbeeren, Basilikum – Paprika – Dressing, Mandarinen – Mandel Salat, Bananen – Soja – Shake, gefüllte Tomaten:
„Guilt-Free Indulgence" von Mark und Cheri Percival, 3 Auflage, Mai 1992
Copyright © 1991, New Health Perspectives Inc.
mit Genehmigung der Dynamic Essentials Inc., 3 Waterloo Street, New Hamburg, Ontario, N0B 2G0

Anhang 1

Risi Bisi
„Cooking without Fat" von George Mateljan
Copyright © 1992, Health Valley Foods, 16100 Foothill Blvd., Irwindale, California, 91706-7811

Erbsensuppe:
„The Moosewood Cookbook" von Mollie Katzen
Copyright © 1992, Mollie Katzen
mit Genehmigung der Ten Speed Press,. PO Box 7123, Berkeley, California 94707

Tortilla Chips, Reissalat „Sommertag":
„The McDougall Plan", John A. McDougall, M.D. und MaryMc Dougall
Copyright © 1983, John A. McDougall, M.D. und Mary McDougall
New Century Publications Inc., 200 New Brunswick Road; Piscataway, New Jersey, 08854

Frühstücksflocken, Frühstücksriegel:
„Sally Rockwell's Allergy Recipes", Sally Rockwell
Copyright © 1984, Sally Rockwell, 5703 Stone Way N., Seattle, Washington, 98103

Der Fragebogen zum Verjüngungsprogramm,

(Kopieren sie diesen Fragebogen für die weiteren Tests)

Name: Datum:

Bewerten Sie jedes der folgenden Symptome entsprechend Ihres Zustandes in den letzten 48 Stunden.

Wertung: 0 Punkte = habe dieses Symptom nie oder nur sehr selten
1 Punkt = habe dieses Symptom gelegentlich, nur geringe Beeinträchtigung
2 Punkte = habe dieses Symptom gelegentlich, deutliche Beeinträchtigung
3 Punkte = habe dieses Symptom häufig, nur geringe Beeinträchtigung
4 Punkte = habe dieses Symptom häufig, deutliche Beeinträchtigung

---

KOPF
___ Kopfschmerz
___ Mattigkeit
___ Schwindel
___ Schlafstörungen   Summe:____

AUGEN
___ Tränende oder juckende Augen
___ Geschwollene, rote oder klebrige Augenlider
___ Tränensäcke oder Augenringe
___ Verschwommene Sicht, „Tunnelblick" (gilt nicht für Kurz- oder Weitsichtige)   Summe: ____

OHREN
___ Juckende Ohren
___ Ohrenschmerzen, Ohrinfektionen
___ Ausfluss aus den Ohren
___ Ohrgeräusche, Hörverlust   Summe: ____

NASE
___ Stockschnupfen
___ Nebenhöhlenprobleme
___ Heuschnupfen
___ Niesattacken
___ Vermehrte Schleimsekretion   Summe: ____

Anhang II

MUND/	___	Chronischer Husten
RACHEN	___	Ständiges Bedürfnis, sich zu räuspern
	___	Halsschmerzen, Heiserkeit, Verlust der Stimme
	___	Geschwollene oder verfärbte Zunge, Zahnfleisch oder Gaumen
	___	Geschwüre der Schleimhaut Summe: ___
HAUT	___	Akne
	___	Nesselsucht, Ausschlag, trockene Haut
	___	Haarausfall
	___	Hautrötung, Hitzewallungen
	___	Starkes Schwitzen Summe: ___
HERZ	___	Unregelmäßiger Herzschlag
	___	Herzrasen, starker Herzschlag
	___	Brustschmerzen Summe: ___
LUNGEN	___	Stauungsgefühl in der Brust
	___	Asthma, Bronchitis
	___	Kurzatmigkeit
	___	Atembeschwerden Summe: ___
MAGEN/	___	Übelkeit, Erbrechen
DARM	___	Durchfall
	___	Verstopfung
	___	Blähungen
	___	Aufstoßen, regelmäßiges Abgehen von Darmwinden
	___	Sodbrennen
	___	Bauch- oder Magenschmerzen Summe: ___
MUS-	___	Gelenkschmerzen
KELN/	___	Arthrose
GELEN-	___	Steifigkeit oder Bewegungseinschränkung der Gelenke
KE	___	Muskel- oder Weichteilschmerzen
	___	Gefühl von Mattigkeit oder Erschöpfung Summe: ____

Fragebogen, Referenzen, Index

KÖR-	___	Anfälle von Heißhunger	
PERGE-	___	Sucht nach bestimmten Nahrungsmitteln	
WICHT	___	Übergewicht	
	___	„Lustesser", unvernünftige Essgewohnheiten	
	___	Flüssigkeitseinlagerungen	
	___	Untergewicht	Summe: ____

ENER-	___	Erschöpfung, Schläfrigkeit	
GIE,	___	Apathie, Lethargie, Lustlosigkeit	
AKTIVI-	___	Hyperaktivität	
TÄT	___	Ruhelosigkeit	Summe: ____

GE-	___	Schlechtes Erinnerungsvermögen	
DÄCHT-	___	Verwirrtheit, vermindertes Begriffsvermögen	
NIS,	___	Schlechte psychische Koordination	
PSYCHE	___	„Schwierigkeit bei Entscheidungen	
	___	Stottern, Stammeln	
	___	Verwaschene Sprache	
	___	Lernstörungen	Summe: ____

EMOTI--	___	Stimmungsschwankungen	
ONEN	___	Angst- oder Furchtzustände, Nervosität	
	___	Ärger, Reizbarkeit, Aggressivität	
	___	Depressionen	Summe:____

SON-	___	Ständige Krankheit	
STIGES	___	Regelmäßiger Harndrang	
	___	Juckreiz oder Ausschlag im Genitalbereich	
	___	„Lustesser", unvernünftige Essgewohnheiten	
			Summe: ___

GESAMTERGEBNIS   SUMME: ___

Anhang II

Referenzen

Kapitel 1

1. Hathcock JN; Rader JI, „Micronutrient Safety", *Micronutrients and Immune Functions*, Bendich A und Chandra RK, Hrsg., *Annals New York Academy of Sciences*, Vol. 587, 1990
2. Fries JF, Crapo, LM, *Vitality and Aging*, W.H. Freeman and Company, San Francisco 1981
3. Ornish D, Brown SE, Scherwitz LW et al. „Can Lifestyle Changes Reverse Coronary Heart Disease?"; *The Lancet*. Vol 336, pp. 129 - 33, 1990
4. Bishop JE, Wadholz M; *Genome*. Simon and Schuster, New York, 1990

Kapitel 2

1. Selye H., *The Stress of Life*, McGraw Hill New York, 1978
2. McHorney CA, „The Validity and Relative Precision of MOS Short- and Long-Form Health Status Scales and Dartmouth COOP Charts: Results from the Medical Outcomes Study", *Medical Care*, Vol. 30. Nr. 5, pp. MS 253-65, 1992
3. Stewart AL, Ware JE, Hrsg., *Measuring Functioning and Well-Being: The Medical Outcomes Study*, Duke University Press, Durham, North Carolina, 1992
4. Allen FE, „One Man´s Suffering Spurs Doctors to Probe Pesticide-Drug Link", *The Wall Street Journal*, 14. Oktober 1994
5. Duffy MA, Williams, C Caruso EH et al. Hrsg. *Physician´s Desk Reference*, Medical Economics Data, Montvale, New Jersey, 1992
6. Cloud J, Deveny K, „FDA Orders Strong Warning on Teldane Use", *The Wall Street Journal*, p.B1, 8. Juli 1992
7. Rex DK, Kumar S, „Recognizing Acetaminophen Hepatotoxicity in Chronic Alcoholics", *Postgraduate Medicine*, Vol. 9. Nr. 4, 1992

Kapitel 3

1. Astrand PQ „Physical Activity and Fitness", American Journal of Clinical Nutrition, Vol. 55, pp 123S-36S, 1992

Kapitel 4

1. Foote CS, „Chemistry of Singulet Oxygen, Quenching by ß-Carotene", *Journal of the American Chemical Society,* Vol. 90, Nr. 22, pp. 6233-35, 1968
2. Gey KF, Brubacher GB, Strahelin HB, „Plasma Levels of Antioxidant Vitamins in Relation to Ischemic Heart Disease and Cancer", *American Journal of Clinical Nutrition,* Vol 45, pp. 1268-77, 1978
3. Block G, „Epidemiologic Evidence regarding Vitamin C and Cancer", *American Journal of Clinical Nutrition,* Vol. 54, pp 1310-14S, 1991
4. Qureshi AA, Qureshi N, Wright JJK et al, „Lowering Serum Cholesterol in Hypercholesteremic Humans by Tocotrienols (Palmvitee)", *American Journal of Clinical Nutrition,* Vol 53, pp. 1021S-26S, 1991
5. Jenkins DJA, Wolever TMS, Taylor RH et al. „Glycemic Index of Foods: A physiological Basis for Carbohydrate Exchange", *American Journal of Clinical Nutrition,* Vol. 34 pp., 362-66, März 1981
6. Simopoulos AP, Herbert V, Jacobson G, *Genetic Nutrition: Designing a Diet based on your Family Medical History,* MacMillan Publishing Co., New York 1993

Kapitel 5

1. Chrousos GP, Gold PW, „The Concepts of Stress and Stress System Disorders: Overview of physical and behavioral Homeostasis, *Journal of the American Medical Association,* Vol. 267, Nr. 9, pp- 1244-52, 1992
2. Eliot RS, Breo DL *Is It Worth Dying For?,* Bantam Books, New York, 1989
3. „Oxygen Strongly Linked to Aging...but quenched by ubiquitous Hormone", *Science News,* Vol. 144. Nr. 7, 1993
4. Frei B, England L, Ames B, „Ascorbate is an outstanding Antioxidant in Human Blood Plasma", *Proceedings of the National Academy of Sciences,* Vol. 86. Pp. 6377-81, 1989
5. Harmon D, „Free Radical Theory of Aging: The 'Free Radical' Diseases", *Age,* Vol, 7, pp. 111-31, 1984

6. Bland JS, „Photohemolysis of Human Erythrocytes in the Presence of A-Tocopherol", *Physiological Chemistry and Physics,* Vol. 7, Nr. 69, 1975
7. Bieri JG, Corash L, Hubbard VS, „Medical Uses of Vitamin E", *New England Journal of Medicine,* Vol. 360, Nr. 18, pp 1063-71, 1983
8. Bland JS, „Vitamin E: Comparative Absorption Studies", *The International Clinical Nutrition Reviews,* Vol. 3, Nr. 45, 1983
9. Packer L, Walton J, „Antioxidants vs. Aging", *ChemTech,* pp. 276-81, Mai 1977
10. Thrush MA, Kensler TW, „An Overview of the Relationship between oxidative Stress and chemical Carcinogenesis", *Free Radical Biology & Medicine,* Vo. 10, pp. 201 – 209, 1991
11. Smith MT, Thor H, Hartzell P, Orrenius S; „The Measurement of Lipid peroxidation in isolated Hepatocytes", *Biochemical Pharmacology,* Vol 31, Nr. 1, pp. 19-26, 1982
12. Videla LA, Barros SBM, Junqueira VBC; „Lindane-Induced Liver Oxidative Stress," *Free Radical Biology & Medicine,* Vol 9, pp. 169-79, 1990
13. Bagchi M, Stohs SJ, „In Vitro Induction of Reactive Oxygen Species by 2,3,7,8-Tetrachlordibenzo-P-Dioxin, Endrin and Lindane in Rat Peritoneal Macrophages and hepatic Mitochondria", *Free Radical Biology & Medicine,* Vol 14, pp. 11-18, 1993
14. Duthie GG, Robertson JD, Maughan RJ, Morrice PC, „Blood Antioxidant Status and Erythrocyte Lipid Peroxidation following Distance Running", *Archives of Biochemistry and Biophysics,* Vol 282, Nr. 1, pp. 78-83, 1990
15. Simon-Schnass I, Korniszewski l; „The Influence of Vitamin E on rheological Parameters in High Altitude Mountaineers", *International Journal of Vitamin Nutrition Research,* Vol. 60, pp. 26-34, 1990
16. Cannon JG, Orencole SF, Fielding RA et al., „Acute Phase Response in Exercise: Interaction of Age and Vitamin E on Neutrophils and Muscle Enzyme Release", *American Journal of Physiology,* Vol 259, pp. R1214-19, 1990

17. Cutler RG, „Antioxidants and Aging" *American Journal of Clinical Nutrition,* Vol 53, pp. 373S-379S, 1991
18. Rimm EB, Stampfer MJ, Ascherio A et al., „Vitamin E Consumption and the Risk of Coronary Heart Disease in Men", *The New England Journal of Medicine,* Vol, 328 pp, 1450-56, 1993

Kapitel 6

1. „Ulcer Drugs make a Drink more potent", *Science News,* Vol. 141, p. 211, 1992
2. Anderson KE, Kappas A, „Dietary Regulation of Cytochrome P 450", *Annual Review of Nutrition,* Vol. 11, pp. 141-67, 1991
3. Beutler E, „Nutritional and Metabolic Aspects of Glutathione", *Annual Review of Nutrition,* Vol. 9, pp. 287-302, 1989
4. Bland JS, Barrager E, Greedy RG, Bland K, „A Medical Food-Supplemental Detoxification Program in the Management of Chronic Health Problems", *Alternative Therapies in Health and Medicine,* Vol, 5, pp. 62-71, 1995
5. Bland JS, Bralley JA, „Nutritional Upregulation of Hepatitic Detoxification Enzymes", *Journal of Applied Nutrition",* Vol. 44, Nr. 3 6 4 , 1992
6. Zhang Y, Tallalay P, Cho GC, Posner GH, „A Major Inducer of Anticarcinogenic Protective Enzymes from Broccoli: Isolation and Elucidation of Structure", *Proceedings of the National Academy of Sciences,* Vol. 89, pp. 482-95, 1972
7. Wilhelm H, „The Effect of Sylimarin Treatment on the Course of Acute and Chronic Liver Disease", *Zeitschrift für Therapie,* Vol. 10, Nr. 8, pp. 482-95, 1092
8. Etienne H, Hecouet F, Clostre F, „Mechanisms of Action of Ginkgo Biloba Extract on experimental Cerebral Oedema", *Presse Medicine,* Vol. 15, p 1506, 1986
9. Passwater RA, *The New Superantioxidant – Plus,* Keats Publishing Inc., New Canaan, Conn., 1992
10. Fay MJ, Verlangieri AJ, „Stimulatory Action of Calcium L-Threonate on Ascorbic Acid Uptake by a Human T-Lymphoma Cell Line", *Life Sciences,* Vol. 49, Nr. 19, pp. 1377-81, 1991

Kapitel 7

1. Crook W, *The Yeast Connection*, Random House, New York, 1983
2. Nolan JP, „Intestinal Endotoxins as Mediators of Hepatic Injury – An Idea Whose Time Has Come Again", *Hepatology*, Vol. 10, Nr. 5, pp. 887-91, 1989
3. Lane WA, *The Operative Treatment of chronic Intestinal Stasis*, James Nisbet & Co., London, 1915
4. Metchnikoff, E, *The Prolongation of Life*, G. P. Putnam's Sons, New York und London 1910
5. Hedges DJ, „Role of Intestinal Microflora in Host Defense against Infection", in *Human Intestinal Microflora in Health and Disease*, Academic Press Inc., pp. 311-31, 1983
6. Pavlov M, „The Anti-Toxic Function of the Liver", *The Lancet*, Vol. 2 No. 34, 1893
7. Hunter JO, „Food Allergy – or Enterometabolic Disorder?", *The Lancet*, Vol. 338, pp. 495-96, 1991
8. Andre C, Andre F, Colin L, Cavagna S, „Measurement of Intestinal Permeability to Mannitol and Lactulose as a Means of Diagnosing Food Allergy and Evaluating Therapeutic Effectiveness of Disodium Cromoglycate", *Annals of Allergy*, Vol. 59, pp. 127-29, November 1987
9. Rooney PJ, Jenkins RT, Buchanan WW, „A Short Review of the Relationship between Intestinal Permeability and Inflammatory Joint Disease", *Clinical and Experimental Rheumatology*, Vol. 8, pp. 75-83, 1990
10. Yolken RH, „Antibody to Human Rotavirus in Cow's Milk", *New England Journal of Medicine*, Vol. 312, pp. 605-610, 1985
11. DuPont HL, Ericsson CD, „Prevention and Treatment of Traveller's Diarrhea", *New England Journal of Medicine*, Vol. 328, Nr. 25, pp. 1821-27, 1993
12. Klimberg VS, Sallium RM, Kasoer M et al., „Oral Glutamine Accelerates Healing of the Small Intestines and Improves Outcome after Whole Abdominal Radiation", *Archives of Surgery*, Vol. 125, pp. 1040-45, 1990

Kapitel 8

1. Holmes GP, Kaplan JE, Gantz NM et al., „Chronic Fatigue Syndrome: A Working Case Definition", *Annals of Internal Medicine*, Vol. 108, pp 387-89, 1988
2. Cheney PR, „Chronic Fatigue as a Metabolic Disorder", *The CFIDS Chronicle*, Sommer 1993
3. Boulware DW, Schmidt LD, Baton M, „The Fibromyalgia Syndrome: Could You Recognise and Treat it?", *Postgraduate Medicine*, Vol. 87, Nr. 2, pp. 211-214, 1990
4. Bankhead CD, „Fibromyalgia May Really Be in the Muscle, Not the Mind", *Medical World News*, P. 34, 12. September 1988
5. Cox IM, Campbell MJ, Dowson D, „Red Blood Cell Magnesium and Chronic Fatigue Syndrome", *The Lancet*, Vol. 337, pp. 757-60, 30. März 1991
6. Aston JW, „Post-Polio-Syndrome: An Emerging Threat to Polio Survivors", *Postgraduate Medicine*, Vol. 92, Nr. 1, pp. 249-60, 1992
7. Henig RM, *A Dancing Matrix; Voyages Along the Viral Frontier*, Alfred A. Knopf, New York 1993
8. National Research Council *The Social Impact of AIDS in the United States*, National Academic Press, Washington, D. C., 1993

Kapitel 9

1. Mariotti S, Sansoni P, Barbesino G et al. „Thyroid and Other Organ-Specific Antibodies in Health Centenarians", *The Lancet*, Vol. 339, pp. 1506-08, 1992
2. Lemon HM, Wotiz HH, Parsons L, Mozden PJ, „Reduced Estriol Excretion in Patients with Breast Cancer Prior to Endocrine Therapy, *Journal of the American Medical Association*, Vol. 196, Nr. 13, pp. 112-20, 1956
3. Goldin BR, Adlercreutz H, Gorbach SI et al., „The Relationship between Estrogen Levels and Diets of Caucasian American and Oriental Immigrant Women", *American Journal of Clinical Nutrition*, Vol. 44, pp. 945-53, 1986

4 Messina M, Messina V, Setchell K, *The Simple Soybean and Your Health*, Avery Publishing Group, Graden City Park, N. Y., 1994

5 Cameron E, Bland J, Marcuson R, „Divergent Effects of Omega-6 and Omega-3 Fatty Acids on Mammary Tumor Development in CH3 Mice treated with DMBA", Nutrition Research, Vol. 9, pp. 283-293, 1989

Kapitel 10

1 Bjarnason I, Williams P, So A et al. „Intestinal Permeability and Inflammation in Rheumatoid Arthritis: Effects of Non--Steriodal Antiinflammatory drugs", *The Lancet,* Pp. 1171-74, 24. November 1984

2 Jaszewski R; „NSAIDS and Gastric Mucosal Injury" in *Gastritis,* Kozol RA Hrsg., CRC Press Inc., Boca Raton, Florida, 1993

3 McCord JM, Keele BB, Fridovich I, „An Enzyme-Based Theory of Obligate Anaerobics: The Physiological Function of Superoxide Dismutase", *Proceedings of the National Academy of Sciences,* Vol. 68, Nr. 5, pp. 1024-27, 1074

4 Nelson N, Kelly R, Nelson R, „Prostaglandins and the Arachidonic Acid Cascade", *Chemical and Engineering News,* August 1992

5 Kjeldsen-Kragh J, Haugen M, Borchgrevink CF et al., „Controlled Trial of Fasting and One – Year Vegetarian Diet in Rheumatoid Arthritis", *The Lancet,* Vol. 338, pp. 899-902, 1991

6 Panush RS; Carter RL, Katz P et al., „Diet Therapy for Rheumatoid Arthritis"; *Arthritis and Rheumatism*, Vol. 26, Nr. 4, pp. 462-70, 1983

7 Matthews DM, Adibi SA, „Progress in Gastroenterology: Peptide Absorption", *Gastroenterology,* Vol. 71, pp. 151-61, 1967

8 Kassarijan Z, Russel RM, „Hypochlorhydria: A Factor in Nutrition", *Annual Reviews of Nutrition,* Vol. 9, pp. 271-85, 1989

9 Zioudrou C, „Opioid Peptides Derived from Food Proteins: TheExorphins", *Journal of Biological Chemistry,* Vol. 254, Nr. 7, pp. 2446-49, 1979

Kapitel 11

1 Lonsdale D, Shamberger RJ, „Red Cell Transketolase as an Indicator of Nutritional Deficiency", *American Journal of Clinical Nutrition,* Vol. 33, pp. 205-11, Februar 1990
2 Tucker DM, Penland JG, Sandstead HH et al., „Nutrition Status and Brain Function in Aging", *American Journal of Clinical Nutrition,* Vol. 52, pp.93-102, 1990
3 Zs-Nagy I, „Diet Antioxidants and Brain Aging: Hopes and Facts", in *The Potential for Nutritional Modulation of Aging Processes,* Food and Nutrition Press Inc., pp. 379-99, 1991
4 Lieber CS; „Alcohol, Liver and Nutrition", *Journal of the American College of Nutrition,* Vol. 10, Nr. 6, pp. 602-32, 1991
5 O´Carrol RE, Hayes PC, Ebmeier KP et al., „Regional Cerebral Blood Flow and Cognitive Functions in Patients with Chronic Liver Disease", *The Lancet,* Vol. 337, pp. 1250-53, 1991
6 Waring RH, Steventon GB, Sturman SG et al., „S-Methylation in Motoneuron Disease and Parkinson´s Disease", *The Lancet,* pp. 356-67, 12. August 1989
7 Williams S, „Neglected Neurotoxicants", *Science,* Vol. 248, p. 958, 25. Mai 1990
8 Fahn S, „The Endogenous Toxin Hypothesis of the Etiology of Parkinson´s Disease and a Plot Trial of High-Dosage Antioxidants in an Attempt to Slow the Progression of the Illness", in *Biochemistry and Health Implications,* The New York Academic Press, 1989
9 Calne DB, Eisen A, McGeer E, Spencer P; „Alzheimer´s Disease, Parkinson´s Disease and Motoneurone Disease: A Biotropic Interaction between Ageing and Environment?", *The Lancet,* pp. 1067-70, 8. November 1986
10 Clough CG, „Parkinson´s Disease: Management"; *The Lancet,* Vol. 337, pp. 1324-27, 1. Juni 1991
11 Steventon GB, Heafield MTE, Waring RH et al., „Xenobiotic Metabolism in Parkinson´s Disease", *Neurology",* Vol. 39, pp. 883-87, 1989
12 Heafield MT, Fearn S, Steventon GB et al., „Plasma Cysteine and Sulfate Levels in Patients with Motoneurone, Parkinson´s

and Alzheimer's Disease", *Neuroscience Letters*, Vol. 110, pp. 216-20, 1990

13 Steventon GB, Heafield MTE, Sturman S et al., „Xenobiotic Metabolism in Parkinson's Disease", *Neurology"*, Vol. 40, pp. 1095-98, 1990

14 Davis CD, Greger JL, „Longitudinal Changes of Manganese-Dependent Superoxide Dismutase and Other Indexes of Manganese and Iron Status in Women", *American Journal of Clinical Nutrition*, Vol. 55, pp. 747-52, 1992

Kapitel 12

1 Callahan D, *What Kind of Life?*; Simon & Schuster, New York, 1990

2 Gori, GB, Richter BJ, „Macroeconomics of Disease Prevention in the United States", *Science*, Vol. 200, pp. 1124-29, 9. Juni 1978

3 Weaver CM, Schmidl MK, Wotecki CE, Bidlack WR; „Research Needs in Diet, Nutrition and Health", *Food Technology* (Supplement), Vol 47, Nr. 3, pp. 14s-17s, 1993

4 Rodin J, „Aging and Health: Effects of the Sense of Control", *Science*, Vol. 233, pp. 1271-1276, 19. September 1986

5 Eisenberg DM, Kessler RC, Foster C et al., „Unconventional Medicine in the United States: Prevalence, Costs and Pattern of Use", *The New England Journal of Medicine"*, Vol. 328, pp. 246-52, 1993

6 Cassileth BR; Lusk EJ, Guerry DP et al., „Survival and Quality of Life among Patients Recieving Unproven as Compared with Conventional Cancer Therapy", *The New England Journal of Medicine"*, Vol. 324, pp. 1180-85, 1991

7 Leaf, A, „Preventive Medicine for Our Ailing Health Care System" *Journal of the American Medical Association*, Vol. 269, No. 5, p. 616, 1993

Anhang II

Index

Symbole

5-alpha-Reductase und Ernährung	205

A

Acetaminophen	137
Acetaminophentest	140
Acidophilus	156
Acquired Immunodeficiency Syndrome s. AIDS	
Adrenalin	107
Adrenaltherapie	36
Advanced Glycation Products	95
aerobe Kapazität	39
AIDS	189
und Gastrointestinaltrakt	190
Risikofaktoren für	189
aktiver Transport	166
Aldehyd-Dehydrogenase	145
Alkohol	145
und Toxinbelastung	123
Verarbeitung in der Leber	145
Alkohol-Dehydrogenase	145
Alkoholismus	
und Ernährung	232
und Nervensystem	232
Alkoholkater, Symptome des	40
All-trans-Beta-Karotine	119
Allicinase	89
alpha-Linolensäure	202, 224
Alter,	
chronologisches	254
funktionelles	254
Altersdiabetes	198
Altersdiabetes Ursachen des	197
Aluminiumantagonisten	241
Alzheimerpatienten	240
und die Leber	240
Alzheimersche Krankheit	227
und Aluminium	240
und Parkinsonismus	236
und Toxine	234
Aminosäuren	87
Amylose	91
Anabolismus	212
Anthozyanidine	149
Antikörper	178
Antioxidantien,	
biologische	105
Bedarf	119
Gleichgewicht der	120
und sportliche Aktivität	127
antioxidatives System	105
Arthralgien	210
Arthritis	
und Toxinbelastungen	215
Arthrose	
und Toxinbelastungen	215
Aspirin	210
Autoimmunthyreoditis	196
Autoantikörper	196
und das Altern	196
Autoimmunerkrankung und das Altern	197
Autointoxikationshypothese der Krankheit	158
Autotoxikose und Verstopfung	96

B

B-Lymphozyten	178
Ballaststoffe,	83
lösliche	96
und Darmflora	83
und der Alterungsprozess	96
und kurzkettige Fettsäuren	172
unlösliche	96
Beta–Karotin	85, 119
Bifidusbakterien	156
bioaktive Peptide	87
bioaktive Proteine	87
biochemische Individualität	23
Bioflavonide	106, 120 148
„Biological Response Modifier"	25, 83 224
biologische Ranzidifikation	104, 116 122
im Blut	122
biotransformierte Intermediate	137
Body Total Center	12
Brustkrebs und Fette	201

C

Cameron, Ewan M.D.	201
Camphylobacter	156
Candida albicans	155, 157 163
Candidainfektion, Ursachen der	155, 163
Candidiasis	36
Center for Disease Control	183
CFS	37
und Ernährung	190
und Fibromyalgien	182
und Immunzellen	192
und Virusinfekte	187
Chorea Huntingdon	237
chronische Leiden, Progression der	27
Chronisches Erschöpfungssyndrom s. a. CFS	177–194 181
Symptome des	182
und Magnesium	184
Cimetidin	44
Clostridien	156
Coenzym Q 10,	124
Wirkung von	124
Cyanohydorxybuten	88
Cystein	106, 124 139
Cytochrom 450 mixed-function Oxidase	123, 137
Cytochrom P450-Aktivtät und Allergien	144

D

d-alpha-Tocopherol s. a. Vitamin E	119
Darmerkrankungen und oxidativer Stress	165
Darmflora, altersabhängige Veränderungen der	164
Darmfunktion und parenterale Ernährung,	162
Darmkeime, parasitäre	156
und Darmkrebsrisiko	207
Darmschleimhaut	160–165
Funktion der	160
Dehydroascorbat	150
Designer Foods	253
DHT	205
und Prostathyperplasie	205
Diabetes und Verjüngungsprogramm	198

Anhang II

Diazinon 43
„Dietary Supplement Health and Education Act" (DSHEA) 252
Dihydrotestosteron 205
   s. a. DHT
Distress-Syndrom 36
Docosahexaensäure 224
Dopamin 231
Dysbiose, 155
   begünstigende Faktoren 159
   und rheumatoide Arthritis 160
   und Autoimmunleiden 160
   und Dickdarmkrebs 170
   Ursachen der 156

E

E. coli H7 157
Eicosapentaensäure 202, 224
Eiswassertest 111
Elektroenzephalogramm 229
Eliminations–Provokations–Kost 98
endokrine Drüsen 195
endokrines System,
   Definition des 195
Endometrium 200
Endorphine 222
Endospermium 91
Endotoxikose 155
Endotoxine 40, 45
   52
   153–165
   und Parkinsonismus 239
Entamöba histolytica 168
enterometabolische Störung 162
Entgifter,
   langsame 146
   pathologische 146
   schnelle 146
entzündliche Prozesse und das Verjüngungsprogramm 209, 223

entzündliche Prozesse
   und essentielle Fettsäuren 224
   und Magensäure 223
Entzündungskaskade 214, 215
Entzündungssymptome 209
Epstein-Barr-Syndrom 181
Epstein-Barr-Virus 37
   und CFS 193
   und Fibromyalgien 193
Equol 200
Erkrankungen, chronische 220
Ernährung
   und Arthritis 222
   und Entzündungsprozesse 214
   toxische 198
Ernährungstherapie
   bei AIDS 190
Escherichia coli 156, 162
Eubakterien 156
Exorphine 222
   und psychische Probleme 222
Exotoxikose 155
Exotoxine 40, 45
   und Parkinson 239

F

Faktor X 95
Federal Drug Administration (FDA) 24
Felden 180
Fettsäuren,
   mehrfach ungesättigte 128
   mehrfach ungesättigte
   und DHT 205
Fibromyalgie, 182, 210
   Symptome der 184
   und „Muskelvergiftung" 184
„Filmriss" nach Alkoholkonsum 39
Flavone 149

Flavonoide	87	Ginkgolide	149
Flavonole	149	Glucose	90
Flavonone	149	Glucosinolate	88
freie Radikale	108	Glutamin	139
und das Altern	116	Glutathion	106, 124
und degenerative Erkrankungen	109		139
		Glutathionperoxidase und antioxidative Vitamine	243
Fructo-Oligo-Saccharide	171		243
und Darmflora	171	Gluten	56, 59
funktionelle Medizin	21	und Lochdarmsyndrom	167
		Glutenallergie	59, 97

G

Gamma-Aminobutyrsäure 231
Gamma-Linolensäure 202
Gardia lamblia 168
gastrointestinale Probleme
    und Arthritis 211
    und das Immunsystem 211
    und Kopfschmerzen 211
Gastrointestinaltrakt 153
Gehirnfunktion
    und B-Vitamine 228
    und Entgiftung 233
Gehirnfunktion
    und Ernährung 229
    und Neurotransmitter 231
„Gemüse in der Pille" 89
Gene
    und Gesundheit 33
„Genome" 34
Geschmack 81
Gesundheit, geistige 227
Gesundheitskosten,
    explodierende, 258
    Senkung der 259
    Steigerung der 249
Gesundheitsspanne 249
Getreide, glutenfreie 59
Getreide, glutenhaltige 59
Ginkgo biloba als Antioxidans 149

Glycin 139
Glycolipide 87
Glycoproteine 87
glykämischer Index 93

H

Halcyon 182
Harman, Denham 115
HealthComm Clinical Research Center 12
Heilkrise 107
Heiße Brüter 111
    und Herzinfarktrisiko 111
Hepatitis 136
Herpes zoster 188
Herpesviren 187
Hesperidin 148
Hormongleichgewicht 195–208
    durch Nahrungsmittel 201
Hormonspiegel
    und Krebsrisiko 199
Hülsenfrüchte 56
Human Immunodeficiency Virus (HIV) 189
Hydroxylradikal 105, 109
     139
Hypochlorhydrie 223
Hypochlorit 105

I

Ibuprofen	210
idiopathische Symptome	48
Immunglobuline	98
„*Immuno Symptom Checklist*"	98
Immunsystem,	36
hyperaktives	179
hypoaktives	179, 177
und Allergien	214
und Ernährung	178
und EBV-Infektionen	179
und Fibromyalgien	179
und Rheuma	214
und Toxikosen	214
Zellarten des	178
Immuntoxikologie	37
Indol-3-Carbinol	88
inflammatorische Kaskade	214
„*Inner Health*"™	174
Interferone	217
Interleukine	217
Isoflavone	87, 201

K

Kadaverin	160
Kalziumablagerungen	
als Entzündungsfolge	215
bei Arthrose	215
bei Atherosklerose	215
Kalziumascorbat	150
Karotenoide	120
Karotine	106
Karotinoide	81, 84
	87
Kasein	56
und Lochdarmsyndrom	167
Katabolismus	212
Katalase	105
klinische Ökologie	37
Koffeintest	140

Kohlenhydrate,	90
einfache	90
komplexe	90
und der Alterungsprozess	95
Kohlsaft	87
Konjugationsprozesse	139
Konsumerdrogen	
und CFS	193
konventionelle Medizin,	
Legitimation der	32
Kost, optimale	22
Kreatinin-Sulfat-Ratio	169
Krebs	116
Krebsbehandlung,	
Erfolge der	255
Krebsrisiko	200
und Östrogenspiegel	200
Kreuzblütler	87
und das Verjüngungs-	
programm	88
und die Leberfunktion	147
Krippentod	18
Kuhmilch-AK-Komplex	174
bei Reisediarrhö	174
Kupfferzellen	161
Kurativmedizin	256
kurzkettige Fettsäuren	96
und Dysbiose	171

L

L-Dopamin bei Parkinson	237
L-Glutamin und Darm-	
funktion	174
Lactalbumin und	
Lochdarmsyndrom	167
Laktulose - Test	166
Lane, Arbuthnot	158
Leaky Gut Syndrom	161
s. a. Lochdarmsyndrom	
und Ernährung	211

Leaky Gut Syndrom
    und Nährstoffe   211
    und Magensäure   223
    und NSAR   211
    und Stress   211
Leber   134–151
    Funktion der   135
    und Gehirn   241
    und Albumine   136
    und Cholesterin   136
    Wirkung einzelner Nährstoffe   142
Leberenzyme
    und Spurenelemente   241
Leberfunktion
    und Blutwerte   142
    und Gemüse   147
Leberleiden,
    unbekannte   136
    unbekannte Ursachen der   136
Leberzirrhose   123
Leukotriene   214, 217
Lignane   87
Lignine   84, 200
Lindan   124
Linolensäure   202
Lipidperoxide   129
Lipofuscin   231
Listerien   156
Lochdarmsyndrom und   161
    s. a. Leaky Gut-Syndrome
    Autoimmunstörungen   161
    Fibromyalgien   170
    Immunsystem   222
    Nahrungsmittelallergien   167
    rheumatische Beschwerden   169
    und *Spondylitis ankylosans*   162
Lutein   85
    und Maculadegeneration   85

M

Magnesium-Kalium-ATPase-Pumpe   192
Makrophagen   178
Malabsorption   167
Mangan   241
Manganmangel
    und Superoxiddismutase   241
Mannitol - Test   166
Mariendistel   149
    und Leberfunktion   149
Mediatoren   217,
Medical Outcome Survey   42
Medikamente
    und Leaky Gut Syndrom   217
Melatonin   112
Metchnikoff, Elie   158
Methionin   124
    139
Mineralstoffzufuhr,
    tägliche sichere   242
Mitochondrien   109, 126
    184
    und Stress   110
    und Toxine   110
Molybdän und Entgiftung   242
Monozyten   178
MTP und Parkinsonismus   235
Multiple Sklerose   116
Muskelkater   39
Myalgien   210
myelitische Enzephalitis   37
Mykosen   37
Myrosinase   88

N

Nahrungsmittel, synthetische   83
    und Entzugssymptome   58
Nahrungsmittelallergien   37, 58
    97

Nahrungsmittelallergien
 und Antikörper 97
 und CFS 193
Nahrungsmittelpyramide,
 neue 56
*National Food Labeling and
Education Act (NFLEA)* 251
neurodegenerative
 Erkrankungen 228
neurologische Erkrankungen,
 Ursachen der 239
Neuromodulatoren 231
neuroprotektive Therapie 227
Neurotransmitter
 und Tryptophan 231
Neurotransmitter
 und Tyrosin 231
Neutrophile 178
NSAR, 210
 Todesfälle durch 211
Nukleotide 87
Nystatin 164

O

Omega-3-Fettsäuren 202, 185
 224
 und Krebsrisiko 203
Omega-6-Fettsäuren 202
 und Entzündungen 224
 und Krebsrisiko 203
Organchlor-Pestizide 124
Ornish-Programm 31
Östradiol 199
Östriol 199
Östrogenstoffwechsel
 und Brustkrebs 199
Östron 199

P

Paracetamol 45

Parkinsonsche Erkrankung 227, 240
 Anzeichen der 237
 Prävention der 237
 Progression der 238
 und Alzheimer 236
 und die Leber 240
 und Entgiftungspotentiale 239
 und Toxine 234
pathologische Entgifter
 und Alkohol 147
Pavlov, M. 161
Peptide 222
peristaltische Bewegung 163
Peroxidase 105
Pestizide, Belastung durch 123
Pflanzensterole 87
Phase I-Entgiftung 137
Phase II-Entgiftung 138
Phenylisothiocyanat 88
Phospholipide 87, 231
„*Physician's Desk Reference*" 44
Phytochemikalien 25, 84
Phytonährstoffdiät 9, 55
 empfohlene Nahrungsmittel 64
 erlaubte Nahrungsmittel 63
 verbotene Nahrungsmittel 63
 und antioxidative Vitamine 59
 und Mineralstoffe 59
 und Nahrungsmittelallergien 58
 und Säfte 60
 und Spurenelemente 59
Phytonährstoffe, 25, 84
 Rolle der 84
 und Herzerkrankungen 86
 und Krebs 86
Phytonährstoffkonzentrate 89
Phytoöstrogene 201
Polyphenole 84, 87
 106
Post-Polio-Syndrom 187
 und CFS 187

Präventivmedizin	256
Prostatavergrößerung, gutartige	206
s. a. BPH	
Preiselbeere	87
Pritkin, Nathan	251
Proanthozyanidine	149
probiotische Keime	
und Candidamykosen	164
Prostatakrebs	
und 5-alpha-Reductase	205
Prostatakrebsrisiko	205
prostataspezifisches Antigen	206
s. a. PSA	
Proteus	156
Prozac	180, 182
PSA	206
Putrescin	160
Pycnogenol als Antioxidans	149

Q

Quercetin	148
Quinone	106

R

RDA	86
reaktive Oxyspezies	105
Recommended Daily Allowances	23
Redoxsystem	120
Reis	56
Vorteile von	91
Reiskleie	92
Reisstärke	91
Reiswasser	92
Rheuma	
und Ernährung	221
und Entgiftung	221
rheumatoide Arthritis	116
RRR-alpha-Tocopherol	119
Rutin	148

Rezepte der Phytonährstoffdiät:

Bananen-Papaya-Smoothie	281
Basilikum-Paprika-Dressing	269
Bauernomelett ohne Ei	266
Borschtsch	268
Dünne Pommes Frites	277
Eichelkürbisringe	277
Erbsensuppe	275
Erdbeer-Bananen-Smoothie	286
Frischer Gemüsesaft	280
Fruchtambrosia	290
Frühstücksriegel, -flocken	263
Gebackene Äpfel	264
Gebackener Apfel mit Cashewkruste	271
Gefüllte Tomaten	273
Gesunder Krautsalat	272
Himmlisches Quinoa	279
Hühnchen-Broccoli-Pfanne	269
Hühner-Gemüsetopf	278
Hummousaufstrich, Hummousdip	285
Irisch Stew	282
Karottensalat	277
Kartoffelpfannkuchen aus dem Ofen	284
Kartoffel-Dill-Salat	288
Leinöldressing	275
Lüsterne Linsensuppe	280
Maissalat „Santa Fe"	281
Mandel-Mandarinen-Salat	270
Marinierter Tunfisch mit Gemüse	263
Melonensmoothie	276
Minzekarotten	266
Müsli	268
Reis mit Erbsen	267
Reissalat „Sommertag"	287
Risi Bisi	274
Rohkostsalat	267

Anhang II

Roter Kartoffelsalat	
„Vinaigrette"	265
Schnelle Quinoakasserole	270
Schwarze Bohnen mit	
gelbem Reis	289
Schwarze Bohnen	
mit Tomaten	279
Soja-Bananen-Shake	272
Spinatsalat mit Erdbeeren	276
Tortilla Chips	282
Truthahn „Sommergarten"	283
Vegetarisches Chili	286
Würzige Kartoffelmuffins	273

S

Säfte, frisch gepresste	81
Sägepalme	206
und BPH	206
Salmonellen	156
Sauerstoff	104
Sauerstoffradikale	105
Säure-Basen-Haushalt	107
Schilddrüse	196
Schilddrüsenstörungen	37
Schmerzen	209
Schnelle Entgifter	146
sekretorische Immunglobulin	
A - Antikörper	163
Seldane	44, 137
Selye, Dr. Hans	36
Serie-Sieben-Test	111
SIDS	18
Silymarin	
als Antioxidans	149
Singulettsauerstoff	105
Sojabohne	201
Sojaprodukte	87
Speiseöl	128
Spelz	60
Sprue	97

Staphylokokken	156
Stärke	90
Stoffwechselgleichgewicht	212
Streptokokken	156
Stress, oxidativer	30, 103
Anfälligkeit für	114
und Coenzym Q10	124
und Schlaf	112
und Toxine	123
Stress, psychischer	107
und die Darmwand	213
und Krankheit	219
Ursachen des	213
Verarbeitung des	213
Stress-Status, individueller	124
Stresshormone	108
Stuhluntersuchung	168
Sulforaphan	88, 148
Sulfoxidase	243
„*Super Foods*"	253
Superbakterien	157
Superoxid	105
Superoxiddismutase	105, 241
	243
und antioxidative Vitamine	243
Superoxidradikale	139
Symbionten	156
symbiotische Beziehung	154
Synthroid	180
System, endokrines	195
System, hormonelles	195

T

T-Lymphozyten	178
Tagamet®	44
Taurin	139
Terpene	87
Tests, biologische	42
Threonsäure	150
Tocopherylacetat	119

Tocopherylsuccinat	119		Vitamin E	
Tocotrienole	92, 173		synthetisches	119
und Cholesterin	92		täglicher Bedarf	118
Tod, natürlicher	249		und Cholesterin	117
Topinamburknolle			und Herzkrankungen	129
und Dysbiose	171		und Sport	127
Toxikose, metabolische	41, 48 210		Vitamine, antioxidativ wirkende	85
Toxine	40		Vollwertkost,	
Toxizität, intestinale	161		Faktoren der	57
Transferrin	240		Vorbelastungen, genetische	34

U

W

Umweltgifte				
und amyotrophe Lateralsklerose	235		„Walking Wounded Syndrom"	41, 35 210
und multiple Sklerose	235		Wernicke-Enzephalopathie	232
und Neuropathien	235			
und Parkinsonismus	235			
Umweltmedizin	37			

X

Xenobiotika	62

V

Y

Verjüngsprogramm,			*Yersinia enterocilitica*	162
Grundlagen des	17		Yuppie-Grippe	37
und körperliche Aktivität	61			

Z

Verjüngungsprogramm-Fragebogen, Auswertung des	134		Zellmembran,	
Vibrio cholerae	160		Aufbau einer	185
Virus	188		und Antioxidantien	187
virusbedingtes Erschöpfungssyndrom	37			
Virusinfektionen				
und das Immunsystem	190			
Zunahme der	188			
Vitalstoffbedarf, täglicher	23			
Vitamin C,	120			
Vitamin E,	117, 120			
Bedeutung von	117			
natürliches	119			

VIER FLAMINGOS
Die Nahrungsergänzung:

Unsere Produktreihe „Spezial" erfüllt folgende Voraussetzungen:

- Bestmögliche Qualität
- Höchstmögliche Bioverfügbarkeit
- Verzicht auf alle handelsüblichen, aber überflüssigen und z.T. gesundheitlich bedenklichen Zusatzstoffe wie Zucker, Geschmacksverstärker, Säuerungsmittel, Farbstoffe usw.
- Dadurch bestmögliche Verträglichkkeit für Allergiker

Acerola Spezial ist ein gesundheitsförderndes Lebensmittel, frei von synthetischen Geschmacksstoffen und empfehlenswert als Nahrungsergänzung in Phasen erhöhten Vitamin C-Bedarfs, insbesondere bei Frühjahrsmüdigkeit, Wetterfühligkeit, Streß und allgemeinen körperlichen Belastungen. Acerola Spezial enthält ausschließlich natürliches Vitamin C aus der Acerola - Kirsche.

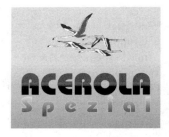

Spirulina Spezial ist ein bedeutsames Nahrungsergänzungsmittel. Es stellt ein basisches Ernährungskonzentrat dar. Spirulina Spezial ist ein einzigartiges pflanzliches, leicht verdauliches Lebensmittel mit einer idealen Kombination wichtiger Nähr- und Vitalstoffe. Seine Besonderheiten sind u. a. der sehr hohe Anteil an allen essentiellen Aminosäuren, Vitamin A, allen B- Vitaminen und Eisen und der höchste pH- Wert aller Nahrungsmittel.

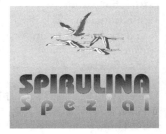

Yucca Spezial ist eine natürliche Nahrungs-ergänzung, die besonders reich an Saponinen, Enzymen und Vitaminen, Mineralien und Spurenelementen ist, und empfehlenswert auch als Unterstützung bei Fastenkuren und zur Entschlakkung.

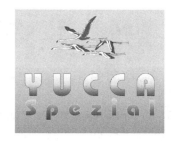

Kalzium Spezial ist ein Nahrungsergän-zungsmittel mit sehr hohem natürlichen Kalziumgehalt in Form von Hydroxyapatit (Grundsubstanz von Knochen). Dem Kalziumanteil der Nahrung kommt eine hohe Bedeutung für gesunde Knochen und dem Körper allgemein zu.

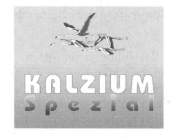

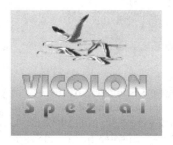

Vicolon Spezial ist eine vegetarische Kapsel, die unsere Darmflora ins Gleichgewicht bringt. Umwelteinflüsse, Streß, Vergiftungen, Antibiotika und Hormone, aber auch ungesunde Ernährung, Alkohol und Nikotin schädigen das empfindliche Ökosystem unseres Darms.
Vicolon Spezial:
- natürliche Stärkung der erwünschten Keimbesiedelung des Darms
- gesundheitsfördernd und dauerhaft stabilisierend
- Gegenspieler der für uns schädlichen Keime
- ausgesuchte, stärkende Algen als reichhaltige Quelle von natürlichen Vitalstoffen

Neben den Milchsäure- und Bifidokeimen enthält die Vicolon Spezial-Kapsel den Lactobazillus Rhamnosus, der als absolut gesundheitsfördernd eingestuft wird.

Für nähere Informatio-nen fordern sie bitte unser Verlagsprogramm an!

VIER FLAMINGOS
Bücher, die ihr Leben verändern können...

Vier Flamingos ist der Medizin- und Gesundheitsverlag, der wie kein anderer das Ziel hat, einzigartige Bücher herauszubringen, die sich durch überragende fachliche Kompetenz, aber einfache und deutliche Darstellungsweise der Themen hervorheben.

"Revolution in der Küche"
Rheuma, Allergien, Krebs, chronische Erkrankungen: Hoffnung auf Besserung und Heilung oder auch Vorbeugung durch säurefreie und allergiearme Ernährung. In verständlicher Theorie und nachvollziehbarer Praxis zeigt dieses Buch einen Weg aus der Krankheit zur Gesundung. Die logische Ergänzung zu unserer Rheuma- und Immunbuchreihe!
360 Seiten DM 48,-

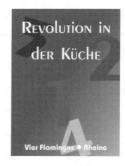

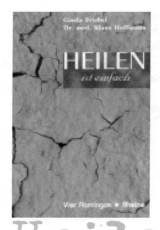

Die heilende Wirkung von bestimmten Erdarten ist dem Menschen schon seit Jahrtausenden bankannt. Noch im antiken Griechenland war das Wissen über die heilende Erde medizinisches Allgemeinwissen, man kannte sogar mehrere unterschiedliche Arten der Heilerde, die zu verschiedenen Zwecken Verwendung fanden. Heute ist der Gebrauch von Heilerde in der Medizin bestenfalls noch bei den wenigen Naturvölkern unseres Planeten Bestandteil der Volksmedizin. Das Buch „Heilen ist einfach" bietet Medizin, die auf das Ursprüngliche und im wahrsten Sinne Einfache reduziert wird. Heilung auf die einfachste und kostengünstigste Weise, wie es die Natur und unsere Vorfahren vorgemacht haben.

172 Seiten DM 15,-

"Dem Körper eine Chance" von Toni Mathis

Der Therapeut Toni Mathis hat der „kranken Gesellschaft" den Kampf angesagt. Mit seiner „Gesundheitswoche" verhilft er auch scheinbar aussichtslosen Fällen wieder zum Wohlgefühl im eigenen Körper. Spitzensportler und Topmanager schwören auf den Österreicher genauso wie Hausfrauen oder Senioren. „Geh' zum Toni", sagen viele, wenn der Arzt nicht mehr weiter weiß.

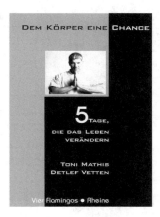

Der renommierte deutsche Journalist Detlef Vetten hat eine „Gesundheitswoche" bei Toni Mathis protokolliert und die Biographie des „Mannes mit den goldenen Händen" aufgeschrieben. Und er zeichnete auf, was Mathis über den Umgang mit dem eigenen Körper zu sagen hat. Tips, die überlebenswichtig sein können.

280 Seiten, zahlreiche Abbildungen DM 38,-

"Toni Mathis - kein Guru, kein Zauberer, wohl aber Heilender. Ein Therapeut, der lebensnah und naturverbunden seiner Berufung folgt: Mit Demut, Können und Optimismus."

Harry Valerien

wellness

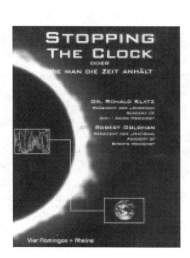

Schon seit Anbeginn aller Zeiten sucht der Mensch nach dem "Jungbrunnen", jenem wundersamen Wasser, das uns niemals altern läßt. Zwar hat sich die durchschnittliche Lebenserwartung mit Hilfe moderner medizinischer und biotechnischer Verfahren in den letzten 100 Jahren nahezu verdoppelt und auch eine Lebensspanne von 150 Jahren wird bald nichts außergewöhnliches mehr sein, aber diese Entwicklung hat ihren Preis: So nimmt die Zahl altersbedingter Erkrankungen wie Diabetes, Rheuma, Herzerkrankungen und Gedächtnisstörungen ständig zu.

Wer will schon gerne 150 Jahre alt werden, wenn er seine letzte Lebenshälfte krank oder behindert verbringen muß!

Dieses Problem greifen die Autoren und Ärzte Dr. Robert Goldman und Dr. Ronald Klatz in ihrem Buch "Stopping the Clock – Wie man die Zeit anhält" auf. 418 Seiten DM 42,-

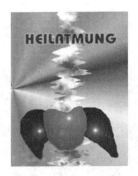

Prof. Dr. Lothar G. Tirala "Heilatmung - Gesundheit ohne Medikamente"

Der Internist Prof. Dr. L. Tirala entwickelte in den dreißiger Jahren eine spezielle Form der Atemtherapie zur Behandlung von Herzerkrankungen und Bluthochdruck, die er nach dem II. Weltkrieg regelmäßig als Chefarzt eines Sanatoriums in Wiesbaden durchführte. Über seine Erfolge, die sich nicht nur bei diesen Krankheiten, sondern weit darüber hinaus zeigten, berichtet dieses - früher lang vergriffene - Buch. 218 Seiten DM 42,-

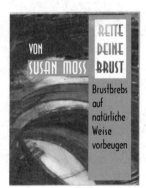

Brustkrebs ...

...kann man vorbeugen

Er kann durch die körpereigenen Heilungs- und Reparaturkräfte geheilt werden, indem man vollkommen natürliche Mittel benutzt, um diesen Vorgang zu unterstützen: Ernährung, körperliches Training und spirituelle Aktivität, durch das Vermeiden negativer sozialer Verhaltensmuster sowie durch Gruppentherapie. Dieses Buch zeigt Ihnen ein komplettes Gesundheitsprogramm, um diese heimtückische Krankheit zu heilen und ihr vorzubeugen. Ein holistischer Weg um gesund zu werden und zu bleiben.
242 Seiten DM 38,-

Vier Flamingos Verlag
Münsterstr. 86 D-48431 Rheine
Postfach 1554 D-48405 Rheine
Tel: 05971/13015 + 16   Fax: 05971/13017
E-Mail: flamingo@st-oneline.de
http://www.4flamingos.de